妊娠力を取り戻そう！

2017-vol.48

妊娠力を取り戻そう！

みんな持っている妊娠力。
でも、弱まっていたら取り戻そう！
できることは毎日の生活の中にある。

不妊治療情報センター・funin.info

http://www.funin.info

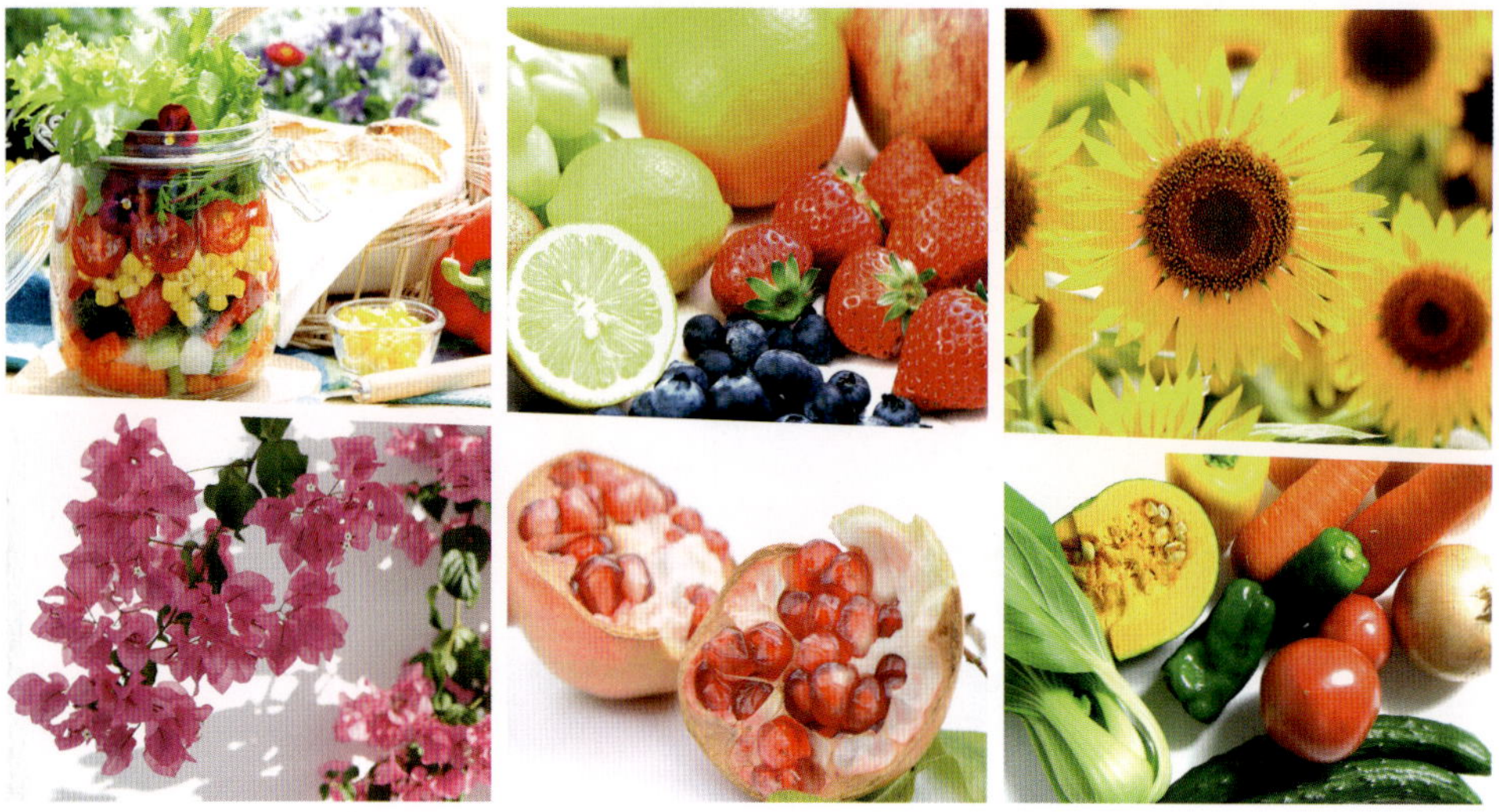

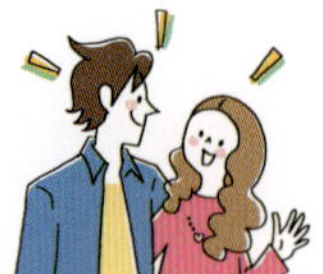

勉強会の案内をしている治療施設を紹介します。治療に先がけて説明会で得られる情報や知識は、とても貴重で有意義！

Funin Seminar

治療に先がけて説明会で得られる情報や知識は
とても貴重で有意義！
勉強会の案内をしている治療施設を紹介

IVFセミナー&説明会 実施施設紹介

企画・編集／不妊治療情報センターfunin.info（CION corporation） 代表 谷高哲也
制作スタッフ／松島美紀、織原靖子、土屋恵子、織戸康雄　ケイズプロダクション　イラスト／植木美江　ほか

VOL.48 i-wish... ママになりたい

妊娠力を取り戻そう！

CONTENTS

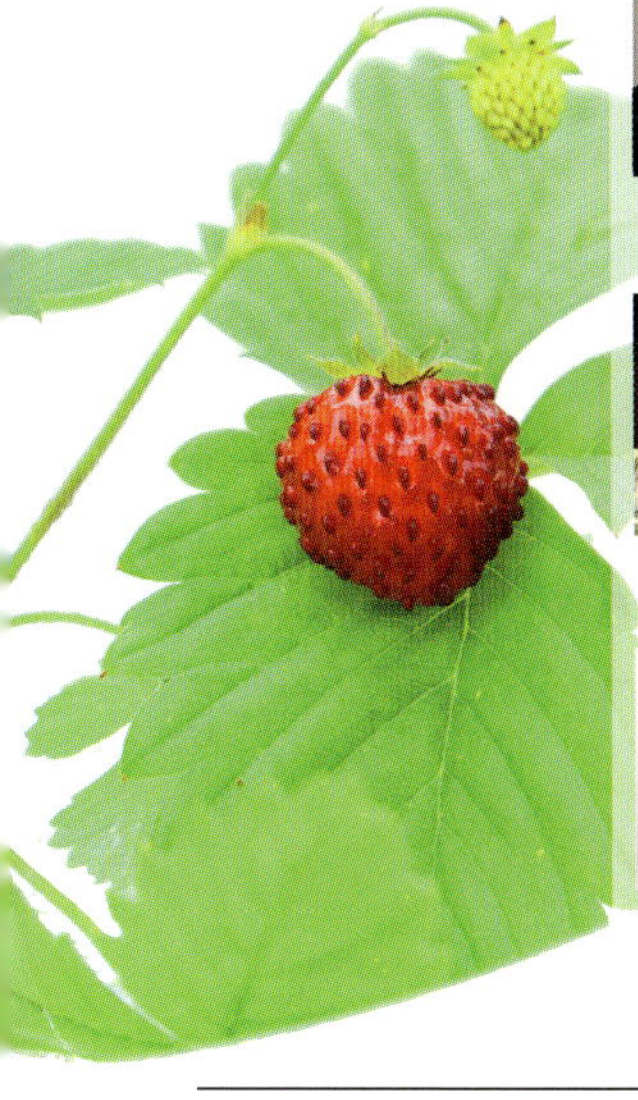

妊娠しやすいからだづくり

妊娠力を取り戻そう！

妊娠力は、基本的に誰にでも備わっています。

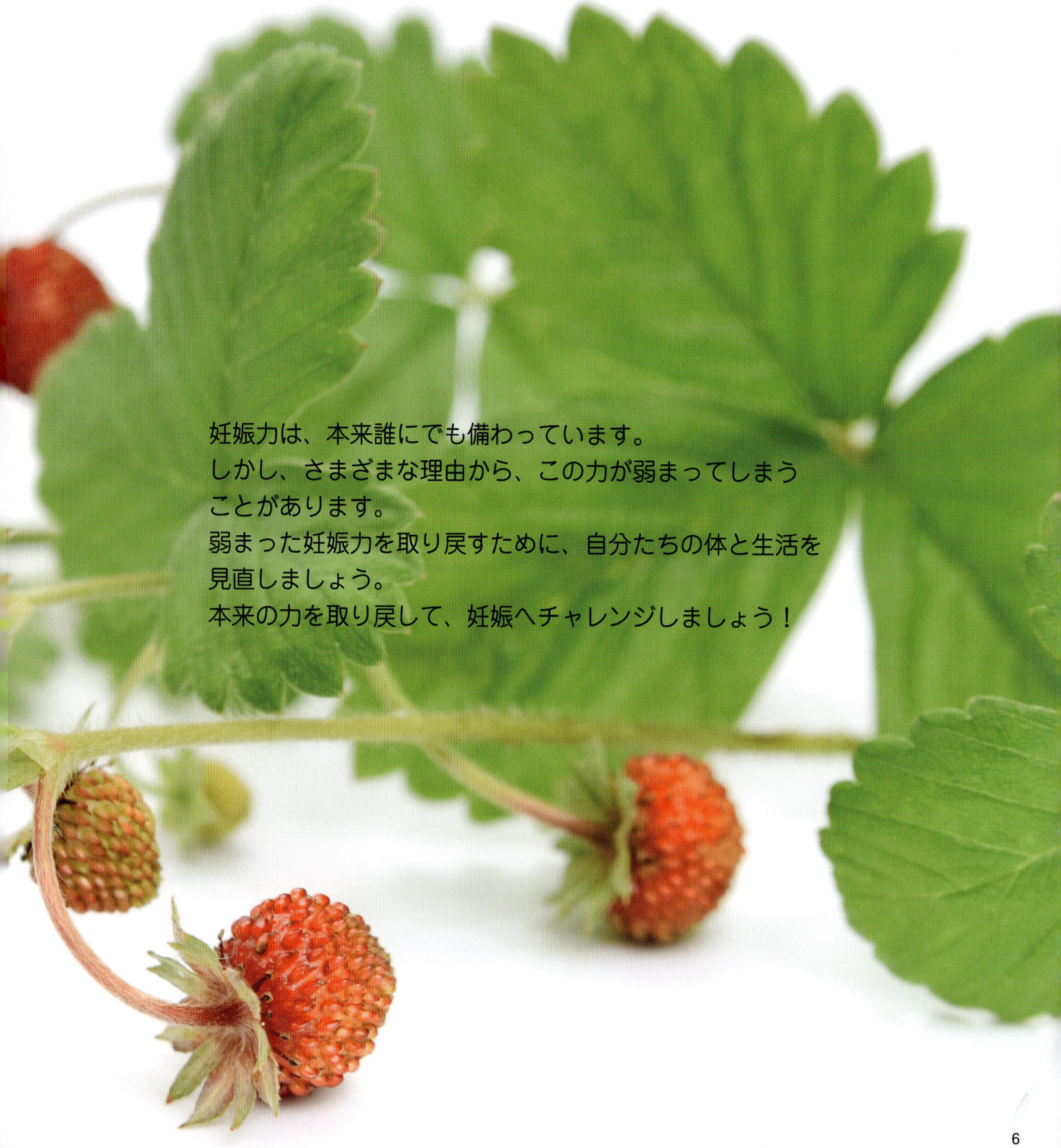

妊娠力は、本来誰にでも備わっています。
しかし、さまざまな理由から、この力が弱まってしまうことがあります。
弱まった妊娠力を取り戻すために、自分たちの体と生活を見直しましょう。
本来の力を取り戻して、妊娠へチャレンジしましょう！

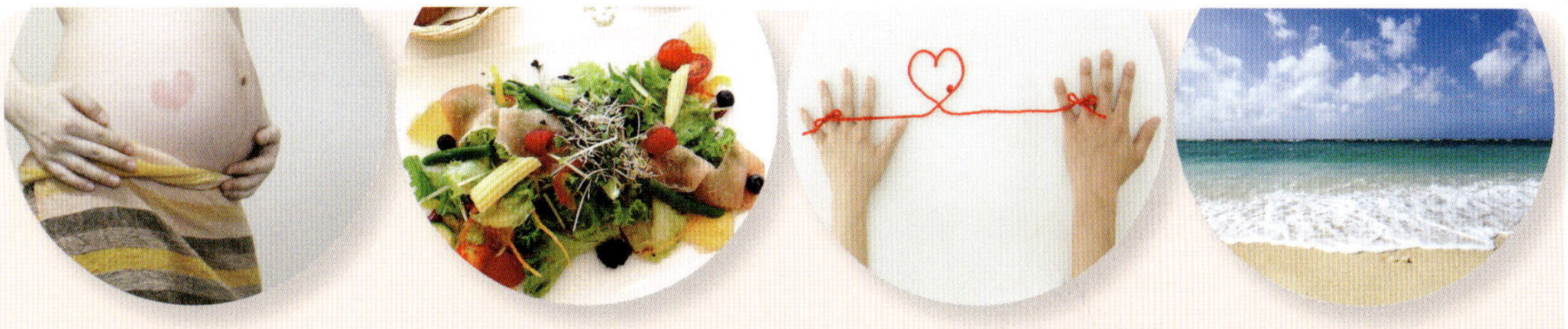

MENU

..........*.....*.....*.....*.....*

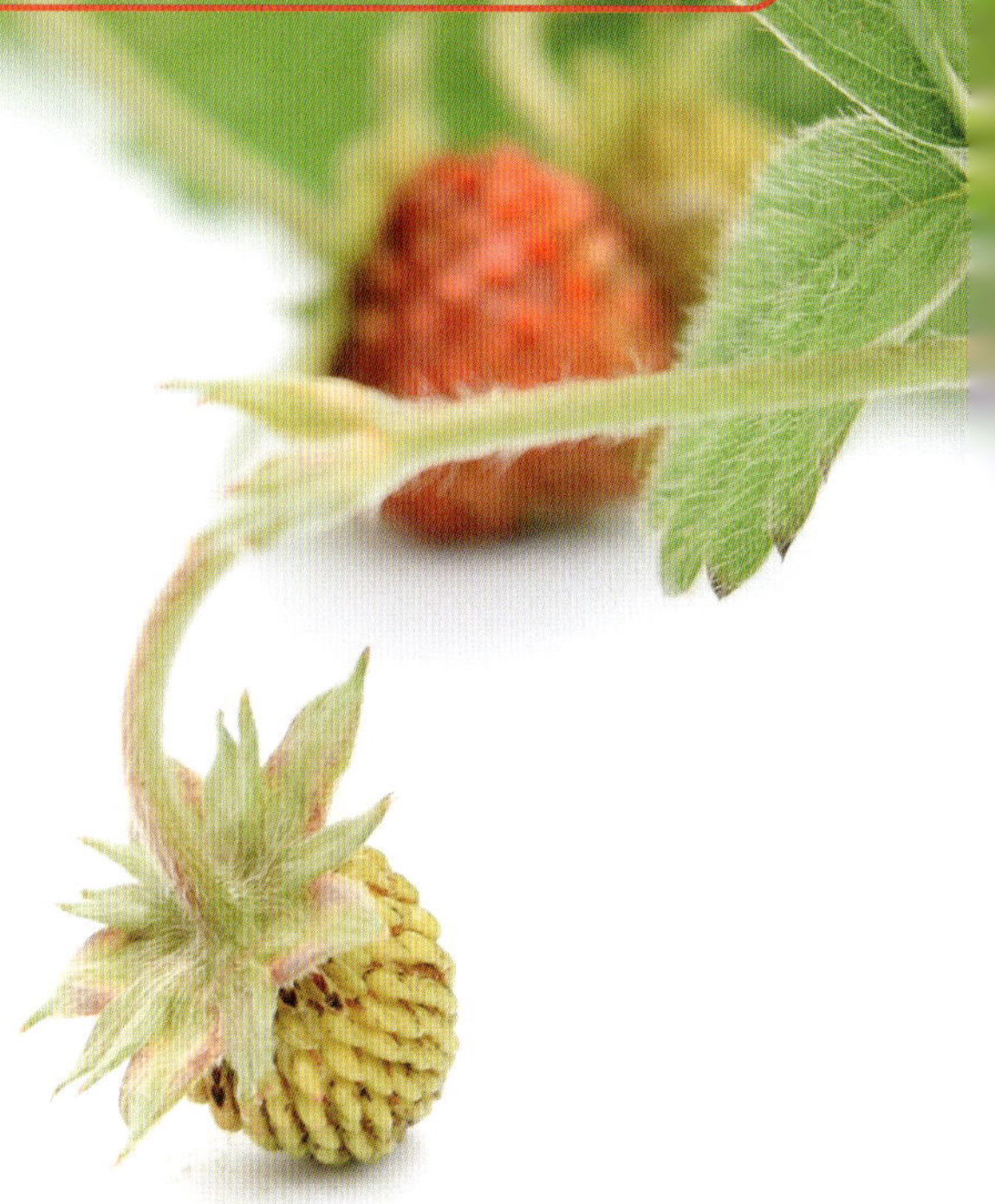

Prologue

妊娠力を取り戻そう！

妊娠力は、誰にでも備わっているもの

妊娠力は、本来、誰にでも備わっているものです。でも、その妊娠力がさまざまなことから弱まってしまう場合があります。

例えば、栄養の偏りやカロリーの過剰摂取。タバコや過度の飲酒。肥満や痩せ、そして運動不足やストレスなどです。

ただ、これらはみんながみんな、同じように同じだけ影響を受けるというわけでなく、多く受ける人もいれば、あまり影響を受けない人もいるというように個人差があります。差こそあれ、その影響から妊娠力の低下は、起きていると考えられます。

今は不妊治療も進んでいるから、「妊娠力が弱まった時には、不妊治療で助けてもらえばいい」と思われるかもしれません。

ですが、不妊治療は、妊娠を難しくしていることや妨げていることから妊娠へとサポートまたはアシストしていく医療です。

例として、卵管が詰まっていれば、卵子と精子は出会えないため、体外で受精をアシストし、胚の成長をサポートします。

精子の数が若干少なければ、人工授精で精子を子宮腔内に注入して泳ぐ距離を短くするサポートをし、もっと少ない状態であれば体外受精で受精をアシストします。

不妊治療は「妊娠しやすいからだづくり」や「妊娠力を取り戻す」という、母体の健康や体質を改善することとは違います。

実際に不妊治療に臨むときにも、妊娠力が高ければ少ない治療回数、または短い治療期間で妊娠することができるでしょう。逆に、妊娠力が弱まっていれば、何度も何度も治療が必要になるかもしれません。

では、どのようにしたら弱まった妊娠力を取り戻すことができるのでしょう。

体に良いもの 良くないもの

人は、年齢によって肌や髪の色艶が衰え、同じように筋肉や内臓機能も衰えていきます。これらは自然な成り行きで、誰にも止めることができません。

ただ、良くないことをすれば、衰える速度が速くなり、良いものを摂り、良くないものを省いていけば、衰える速度は緩やかになるでしょう。努力することで、肌や髪の質が良くなったり、筋肉や内臓が元気になって体の調子が良くなったり、以前よりも疲れにくく

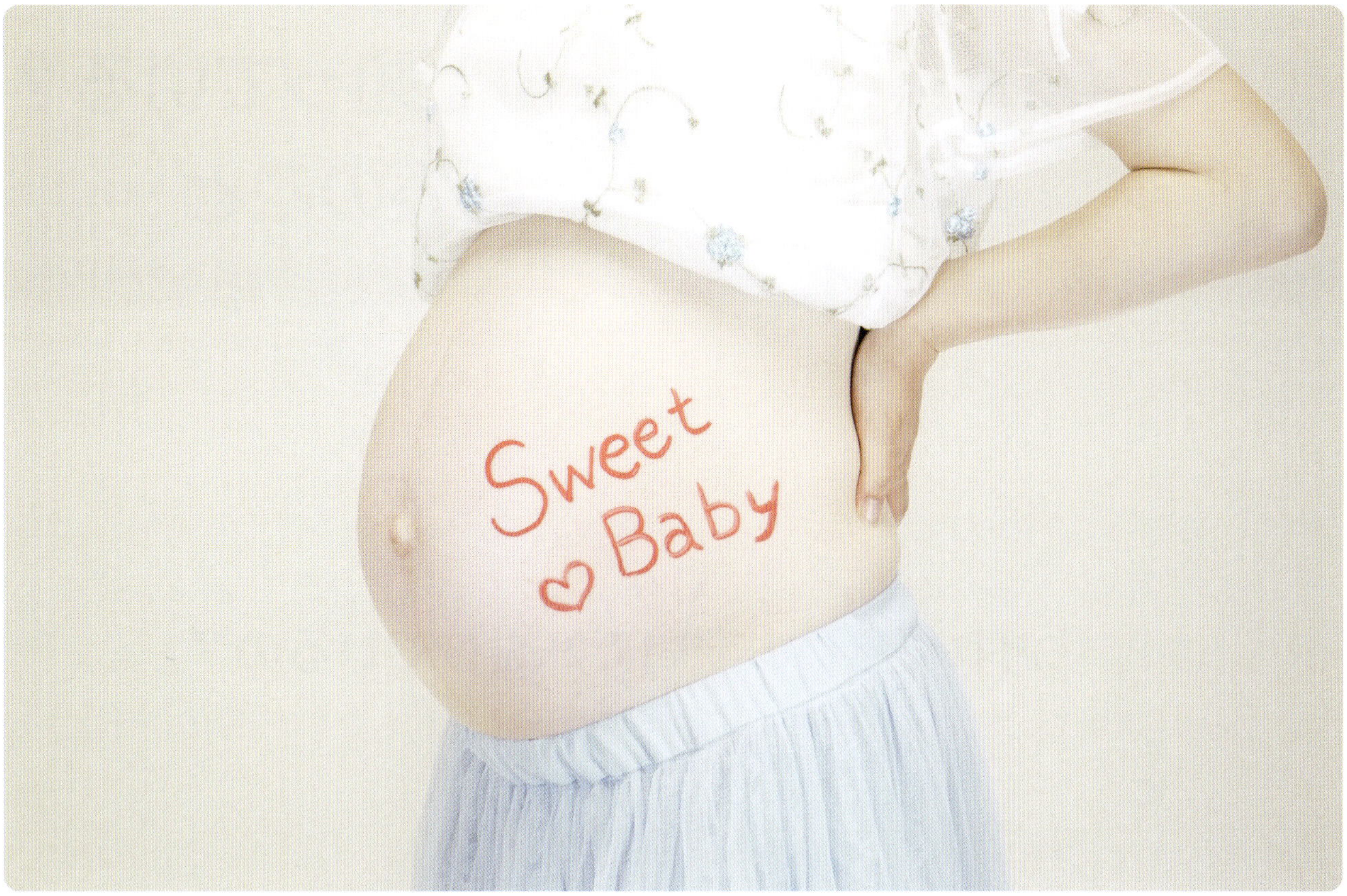

なったりと実感できるようになるかもしれません。また、それを日々気をつけることで衰える速度を緩やかにすることもできるでしょう。

妊娠力にも同じことがいえます。妊娠力は、年齢を重ねるに従って弱まっていきますし、体に良くないことをすれば、さらに加速します。良いものを取り入れ、良くないものを省けば、本来の力を取り戻すことができるでしょう。

妊娠力を取り戻せてる？取り戻せてない？

ただ、努力していることが妊娠力を取り戻すことにつながっているかどうかを実感することは難しいことです。そのため、「妊娠しなかった」という結果だけで妊娠力を判断するのではなく、月経周期が安定してきたことや、不妊治療中であれば卵の成長が順調になったり、採卵できた卵子の数が増えたり、胚盤胞に育つ胚が多くなったりということで感じることができるでしょう。

努力が、妊娠力のアップにつながっているかどうかを実感することと、また、今の自分の妊娠力がどれくらいなのかを知ることは大変難しいものです。

そのため「今の私の妊娠力は、弱まっている状態」と捉えて、これを取り戻すためには、何が必要か、何が大切か、何がいらないのかを体の状態や生活から見直していきましょう。

男性にも必要妊娠力！

妊娠力については、女性だけに必要な話ではありません。男性についても同じように必要です。

男性の妊娠力とは、女性の妊娠する力に対して、妊娠させる力になります。

肥満が与える影響や、タバコ（喫煙）が与える影響が、女性の妊娠力に対して問題となるように、男性の妊娠させる力にも問題になるのです。

男性は、赤ちゃんが授かるために、女性に精子を託し、預けるわけですから、質のいい精子を届けられるよう、問題となることは避けて、いいものを取入れるよう生活を見直しましょう。

そして、託したら託しっぱなしにするのでなく、その後も配偶者としてしっかり女性をサポートしましょう。

1 ちゃんと知っている？ 妊娠のこと

1-1

どれくらいの期間で妊娠しているの？

女性が妊娠できる期間はどれくらいあるの？

女性にとって、結婚や妊娠・出産は、人生の中でもビッグイベントです。それは、男性にとっても同じです。

ただ、結婚は何歳でもできますが、妊娠はそうはいきません。とくに女性には妊娠に適した期間があり、その時期を過ぎると妊娠することができなくなります。

女性は、初経（初潮）が起こることで妊娠する準備が始まり、閉経になると妊娠はできなくなります。ですから、妊娠できる期間は一般的な初経年齢の12歳頃から閉経年齢となる50歳頃の約38年間が考えられます。しかし、初経から順調な排卵のある月経周期になるのに5年ほどかかり、また閉経の10年ほど前からは妊娠が難しくなることから、17歳頃から40歳頃までの約23年間が初経から閉経まで見た妊娠可能期間となるでしょう。

それに対し、はじめての子どもが生まれる時の女性平均年齢は30.7歳（平成27年度人口動態／厚生労働省）と発表されています。これを加味して、現代の女性が妊娠・出産に関わるのは20代後半からとみることができるでしょう。

男性の場合は？

では、男性はどうでしょう？

男性の場合、思春期になると精通を迎えます。初めて精通を経験するのは12歳くらいです。

精通は、射精ができるようになることですが、最初は知らない間に漏れ出るという状態が多く、性行為やマスターベーションによらずに射精してしまうことを遺精、寝ている間に起こるものを夢精（夜間遺精）といいます。

精通は、精巣で精子がつくられるようになったことを意味し、これ以降、男性は一生涯精子をつくりだすことができるようになります。

ただ、精子をつくる能力（造精能力）については個人差も大きく、体調やストレスなども関係しているため、いつも同じ状態で精子がつくられているわけではありません。また、年齢を重ねると衰えてくるため、精子数は減少する傾向にあります。

35歳くらいから精子の質が低下してくるというデータもありますが、基本的には一生涯、精子はつくられるため、男性は何歳になっても女性を妊娠させる可能性があります。

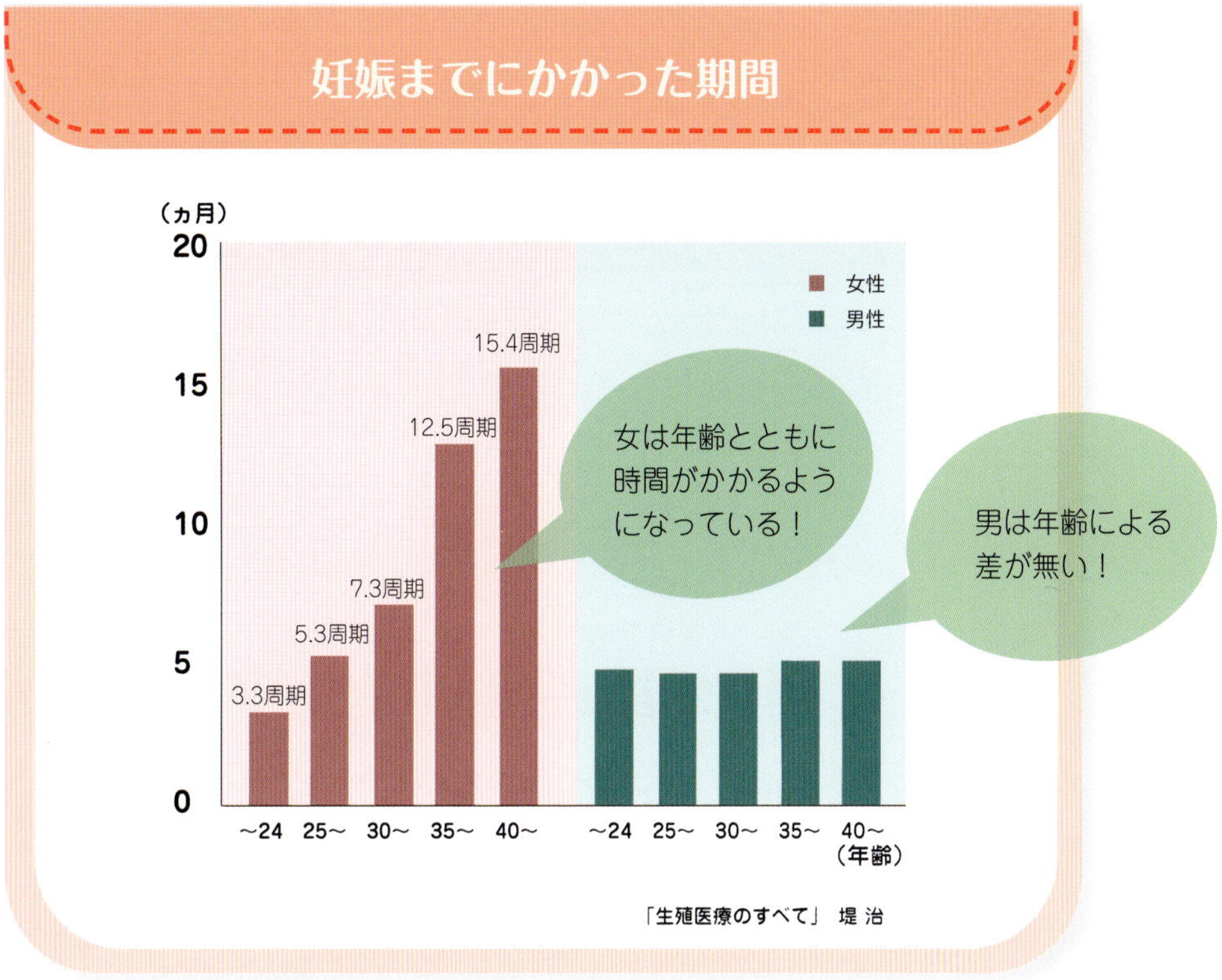

「生殖医療のすべて」 堤 治

厚生労働省の発表によると、2015年の男性の平均寿命は80.75歳です。つまり男性が女性を妊娠させることができる期間は、12歳以降の約68年間と見ることもできますが、現実的にはその間ずっと男性機能が充実しているというわけではありません。

一般的にストレスが多い時期といわれる40代後半から性欲が減退してきたり、ホルモンバランスが崩れることから男性更年期障害が起こったりすることで男性機能の低下が起こる方もいます。そのため40歳を過ぎる頃から妊娠させる力の個人差も大きくなるとみられています。

妊娠するまでに、どれくらいの期間がかかる？

20代から30代前半の妊娠適齢期の女性が、1回の排卵時で妊娠する確率は25～30%といわれています。そのことからすると、この年代の女性100人のうち25～30人が1回の排卵で妊娠することになります。では、その他の年齢ではどうでしょう？女性の年齢と妊娠するまでの期間が分かる参考グラフを上記に紹介しました。

「生殖医療のすべて」（著：堤治）では、妊娠までに要した期間を24歳以下、そして25歳以上から5歳幅で見ることができます。このグラフから、女性は年齢が上がるにつれて妊娠するのにかかる期間が長くなり、35歳以上になると妊娠までにかかる期間が急に伸びて、年齢の影響があることがわかります。

一方、男性はあまり差がなく、年齢の影響はあまりないということがわかります。

このグラフから、女性の年齢と妊娠力との関係、また男女の妊娠力の差が感じられます。

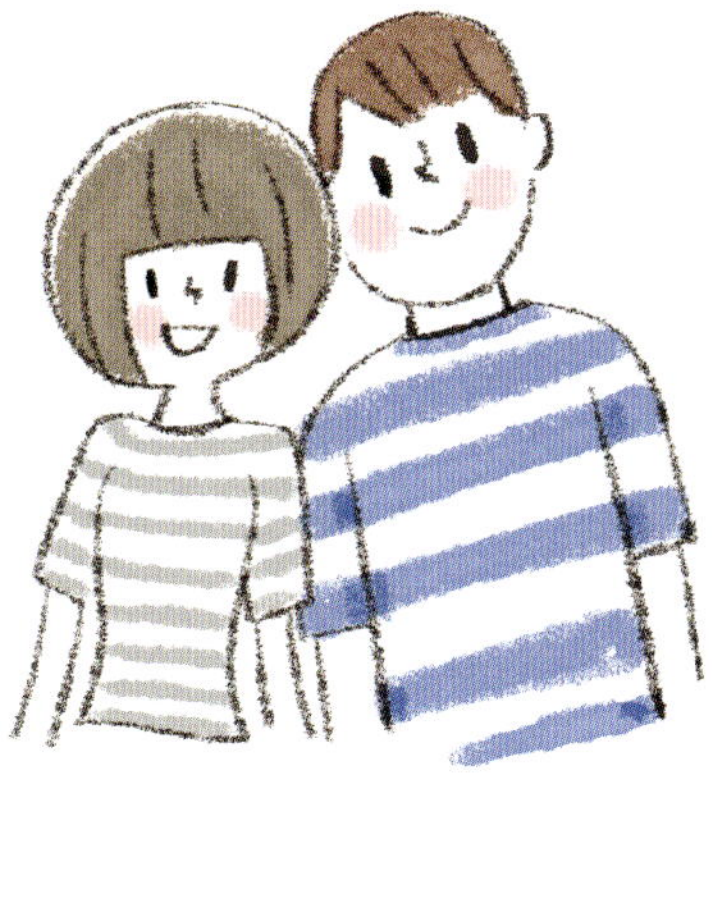

1-2

排卵日に合わせた性生活
妊娠する確率はどれくらい？

**排卵日に合わせた性生活
どれくらいの確率で
妊娠できるのでしょう？**

妊娠適齢期（20代から30代前半）の女性が、1回の排卵で妊娠する確率は25～30％で、年齢が上がるにつれて妊娠率が低下することや、妊娠までにかかる時間が長くなることを話しました。

多くの夫婦にとって、妊娠は性生活の延長線上にあり、実際に出産につながっています。しかし、「なかなか妊娠しないな」という夫婦は、基礎体温を測って排卵日を予測したり、市販の排卵日予測検査薬を利用しながら性生活のタイミングを合わせてきた方もいることでしょう。

では、実際に排卵と性生活のタイミングにおける妊娠率は、どのように関係しているのでしょう。

ヒューマンリプロダクションという医学雑誌に発表された2002年のデータに、大変興味深いものがあります。

排卵日の8日前から2日後までの性生活で、排卵日をゼロ日として、いつが妊娠する確率が高いかを女性の年代別にグラフ（表1）にしたものです。

このグラフを見ると、排卵日2日前の性生活での妊娠率が高くなっていることがわかります。

これには、卵子と精子の寿命が関係していると考えられ、排卵日の2日前に性生活を持った場合、排卵されてくる卵子を精子が待ち構えている状態になります。排卵日当日の性生活の場合では、排卵の時間によっては卵子の受精能力が弱まってきてから精子と出会うタイミングになることが考えられ、それが妊娠に結び付きにくくなるのでしょう。

排卵日の6日前でも妊娠しており、排卵日に近づくに連れ妊娠率が上がっています。これは、精子の寿命が関係していると考えられます。

また、夫婦が同年代のケースと、男性が女性よりも5歳以上年上のケースに分けた、年代別の紹介グラフ（表2）では、男性の妊娠させる力も年齢とともに低下することがわかります。その低下は40歳以上から特に見られます。また、これは妻の年齢との関係もあるでしょう。このことから、夫婦が何歳であっても、なるべく正確に排卵日を特定し、その2日前くらいには性生活が持てるように工夫するといいでしょう。

ただ、排卵日を特定するのが難

排卵日と性生活のタイミングと妊娠

表1

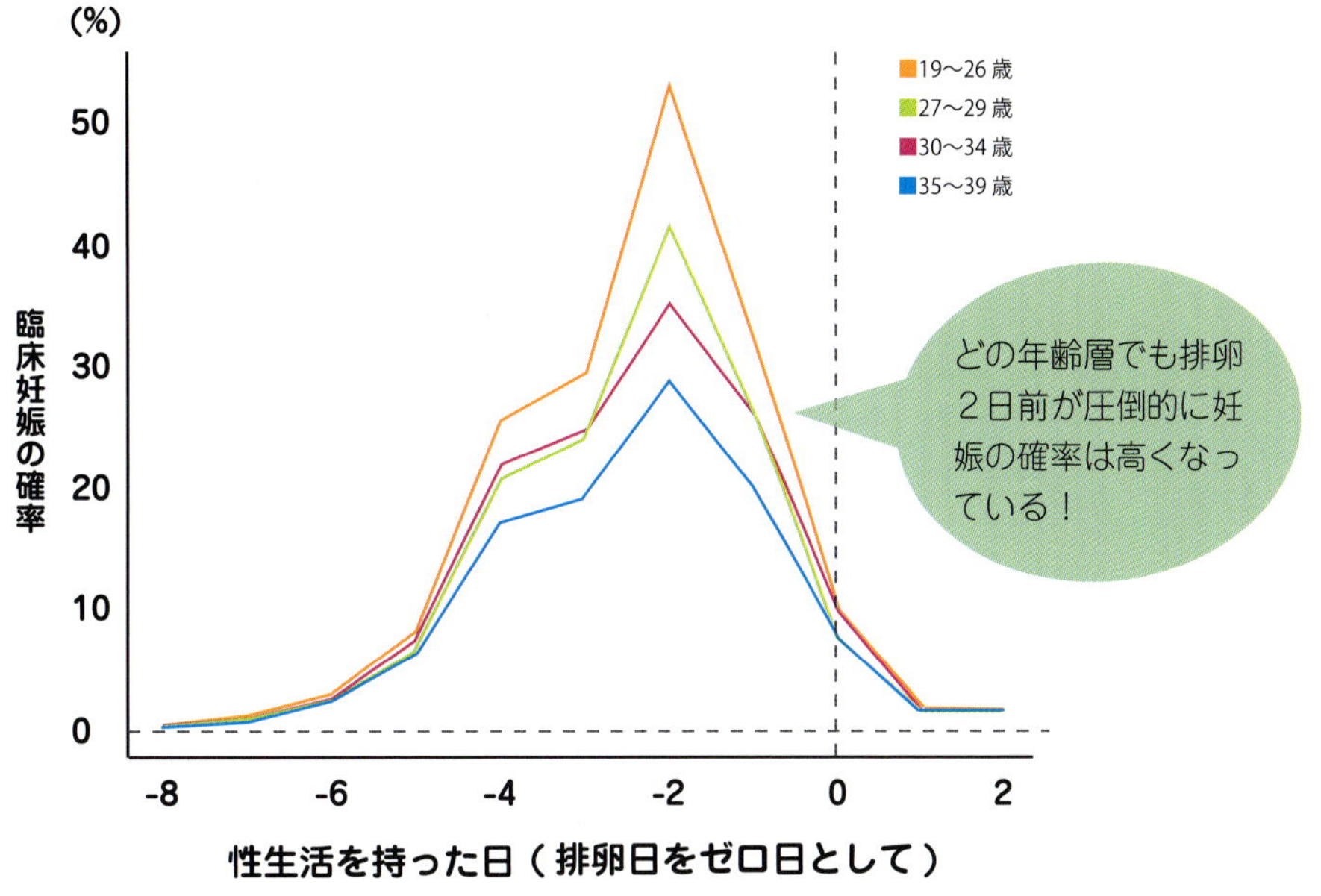

表2

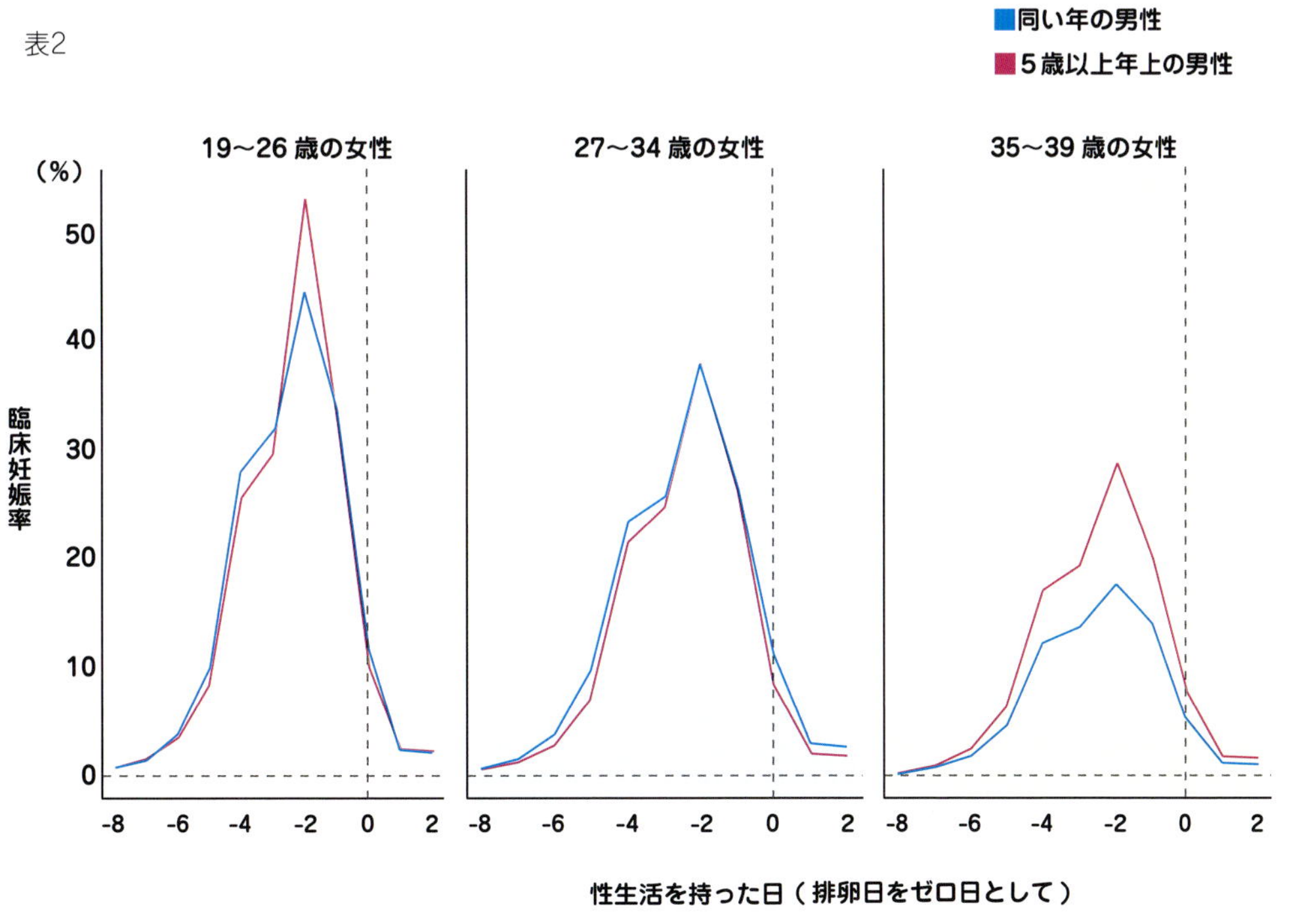

Human Reproduction Vol.17, No.5 pp. 1399-1403, 2002

しい場合には、排卵日までの間に2、3日に一度の性生活を持つのがいいでしょう。

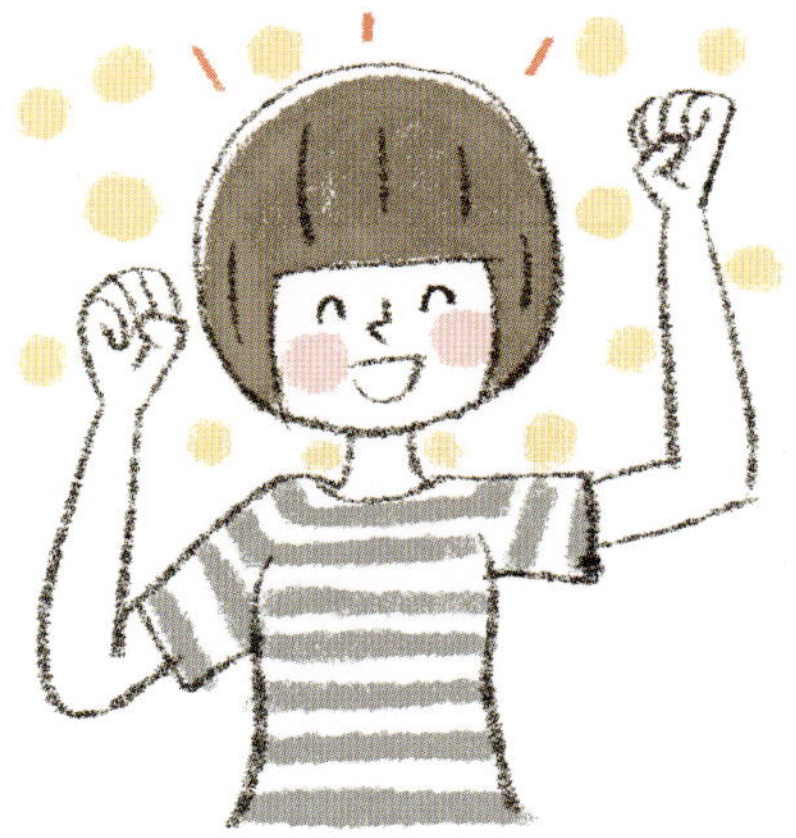

1-3

自分の状況を知っている？
年齢とともに妊娠は難しくなる

妊娠力を取り戻すために

妊娠力を取り戻すためには、まず自分の状態を客観的に知ることです。それには、妊娠の仕組みと、それを難しくさせている原因や要因を知っておくことも必要でしょう。また自分の生活を振り返り、そこに参考となる医学的な情報を知ることも大切になってきます。それらを知ることで、自分がおかれている状況を知ることへとつながっていきます。

一番の心配は女性の年齢 卵子の質と染色体異常

妊娠には、女性の年齢が大きく関係していることが、これまでの話からもわかっていただけたことと思います。

この女性の年齢と妊娠の関係には、卵子の質が大きな意味を持っています。一般的に、30代後半になると妊娠率が下がり始め、38歳を過ぎるとさらに下がり、40歳を過ぎるとさらに下がります。

その理由は、年齢を重ねるごとに質のいい卵子の排卵が少なくなることで、これが妊娠するまでにより多くの時間がかかる要因になっています。

では、卵子の質って何でしょう。

卵子の質には、染色体の問題が関係してきます。

卵の染色体の数は46本です。減数分裂という染色体の数を減らす細胞分裂（続けて2回起こる）の第1回目を完了させ、2回目の減数分裂の中期で休止した状態で卵子は排卵されます。

卵は、この減数分裂に失敗しやすいため、排卵された卵子の染色体数が正常なら23本のところ、22本や24本になることがあり、それは何歳であっても起こります。

このような染色体異常は、排卵された卵子の約25%に起こるといわれ、月経周期の4周期に1回は卵子に染色体異常が起こっている割合になります。この確率が年齢とともに上がることで、妊娠が難しく、また流産しやすくなっていきます。

卵子も歳をとる

卵子は歳を取ります。例えば、あなたが20歳なら、排卵されてくる卵子も20歳です。あなたが40歳なら、排卵されてくる卵子も40歳なのです。

あなたが20年の歳を重ねたよう

に、卵子も20年という歳を重ねているということです。20歳の頃と比べれば、あなたの体力も筋力も、肌の張りや髪の艶も落ちているのと同じように卵子も加齢による影響が起こるのです。

卵子の元気さには、ミトコンドリアが関係しています。

卵子には、核と細胞質があり、核には遺伝子が詰め込まれています。そして細胞質にはミトコンドリアがあり、これがエネルギーを作り供給しています。

このミトコンドリアが年齢とともに減ることで卵が成熟できずに排卵に至らなかったり、いわゆる元気のない卵子が排卵される月経周期が年齢とともに増えることにより、卵子に起こる染色体異常とともに卵子の質の低下の要因になっているといわれています。

自己卵子と提供卵子の胚移植あたりの生産率

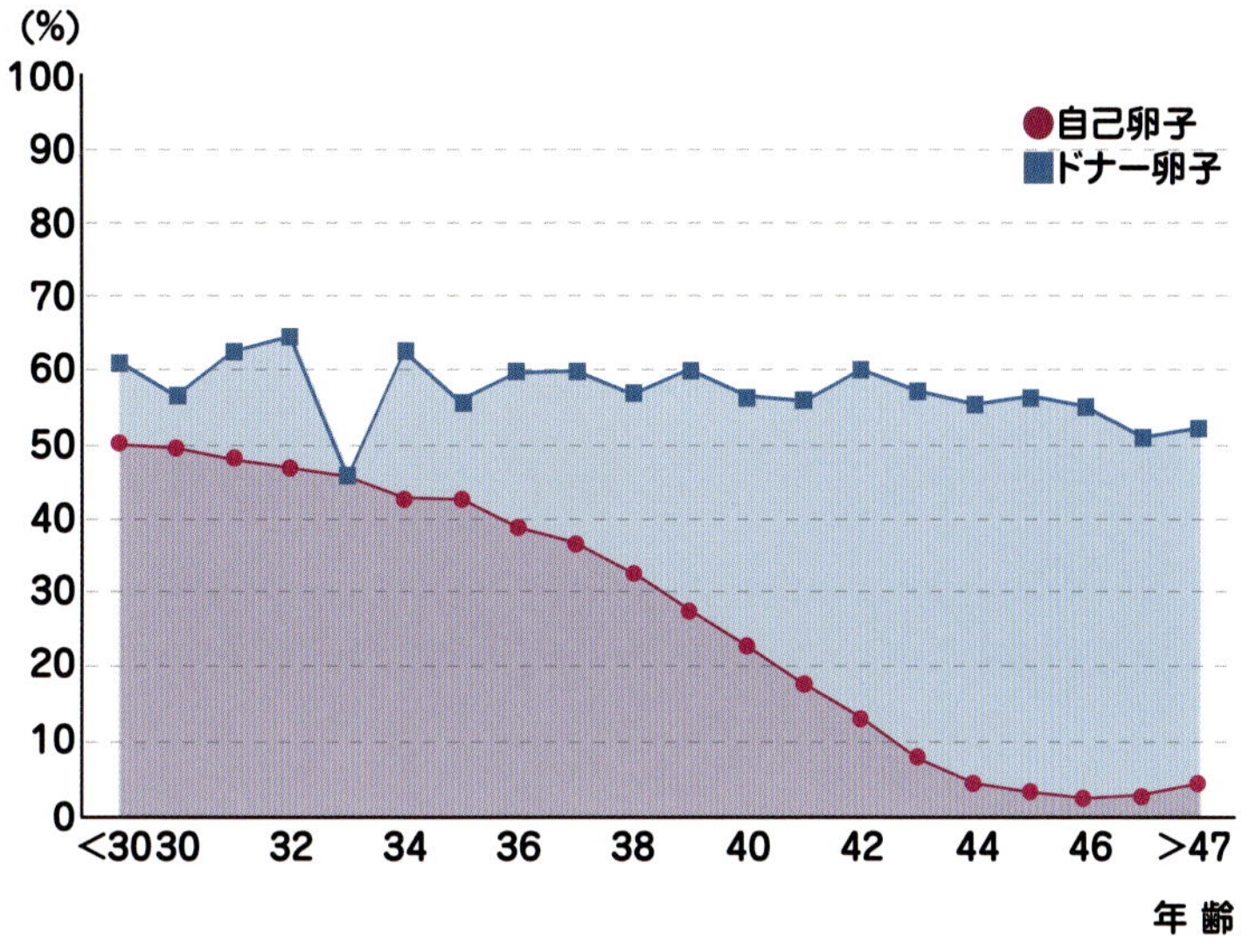

CDC 2014 ART Success Rates in USA

年齢による卵子の質の低下が、赤ちゃんを授かることに影響しているとのことがアメリカ疾病予防管理センター（CDC）から毎年発表されるデータからわかります。

自己卵子とドナー卵子の胚移植あたりの生産率（赤ちゃんが生きて産まれる確率）を見ると、自分の卵子の場合は、年齢を重ねるに伴って生産率は低下しますが、ドナー卵子の場合は、年齢による生産率の低下は認められません。

つまり若いドナー卵子であれば、女性が年齢を重ねても赤ちゃんを授かることができ、妊娠力の低下は加齢による卵子の質の低下が要因になっていることがわかります。

女性の年齢と卵子の数

女性は、一生分の卵を卵巣に蓄えて生まれてきます。その数は、約200万個です。そして、その数は自然に減少し、初経を迎える思春期の頃には約20～30万個にまで減少しています。そのスピードは、1カ月に約1000個、1日あたり30～40個の減少といわれています。この自然現象は、月経のあるなしに関わりません。そのため、ピルなどで月経を止めていても卵は減少しています。

今、卵巣にどれくらいの卵が残っているかを知るためには、AMH（抗ミュラー管ホルモン）の値を検査することでおおよそがわかります。

AMHは、発育途中の卵から分泌されるホルモンで、検査の値が高ければ卵が多いことがわかり、卵巣に残されている卵も多いと予測でき、値が低ければ残りの卵も少ないと予測できます。これは、妊娠にチャレンジできる期間がどれくらいあるかの指標になります。そして、AMH値が極端に低い場合は、閉経が近いことを示しています。

1-4

セックスできれば安心？
射精ができれば大丈夫？
それだけでは不十分な精子のこと

運動する精子がいる？

妊娠するためには、卵子とともに精子が必要で、その質が重要です。もちろん精子がなければ受精は叶いませんが、あればいいというものでもありません。

性生活を持って男性が十分に勃起でき、女性の膣内で射精ができるかどうかが、妊娠を目指す上でのポイントの1つですが、それだけでは不十分で、運動する精子の数が十分であることが必要です。

射精される精液は精子と精漿の混合物で、98～99％が精漿で、1～2％が精子になります。この1～2％の精子の数は、1億～3億個といわれています。

そんなに大量の精子がいれば大丈夫だろうと誰しも思うかもしれませんが、精子がいるというだけでなく、運動する精子がいることが重要で、なかでも高速でまっすぐ泳ぐ精子がいるかどうか、そしてそれらの精子に染色体異常がないかどうかということも重要なのです。

精子の質が重要な理由

精子は、ヒトの細胞の中でも一番小さな細胞で、また自力で移動することができ、持ち主の体を離れて3日以上生きることができる細胞の中でも特別な存在です。

精子は、頭部、中片部、尾部で構成され、頭部には遺伝子、中片部にはエネルギーをつくるミトコンドリア、尾部には移動するためのしっぽがあります。

質の良い精子は、染色体に過不足がなく、ＤＮＡや遺伝子に問題がないこと、卵子に到達するだけの十分な体力があることなどがあげられます。染色体に異常がある場合は、卵子に進入できても受精が完了しないことや、受精しても胚が成長しない、あるいは着床しなかったり、流産になりやすくなると考えられます。

また、通常の細胞が持つＤＮＡ修復酵素を持っていないことも特別な理由にあげることができます。

精子にはＤＮＡ修復酵素がないため、ＤＮＡに傷のある精子も多くあります。ＤＮＡに傷がある精子が卵子と受精した場合、卵子のＤＮＡ修復酵素がこれを補います

精子の構造と男性に不妊原因がある割合

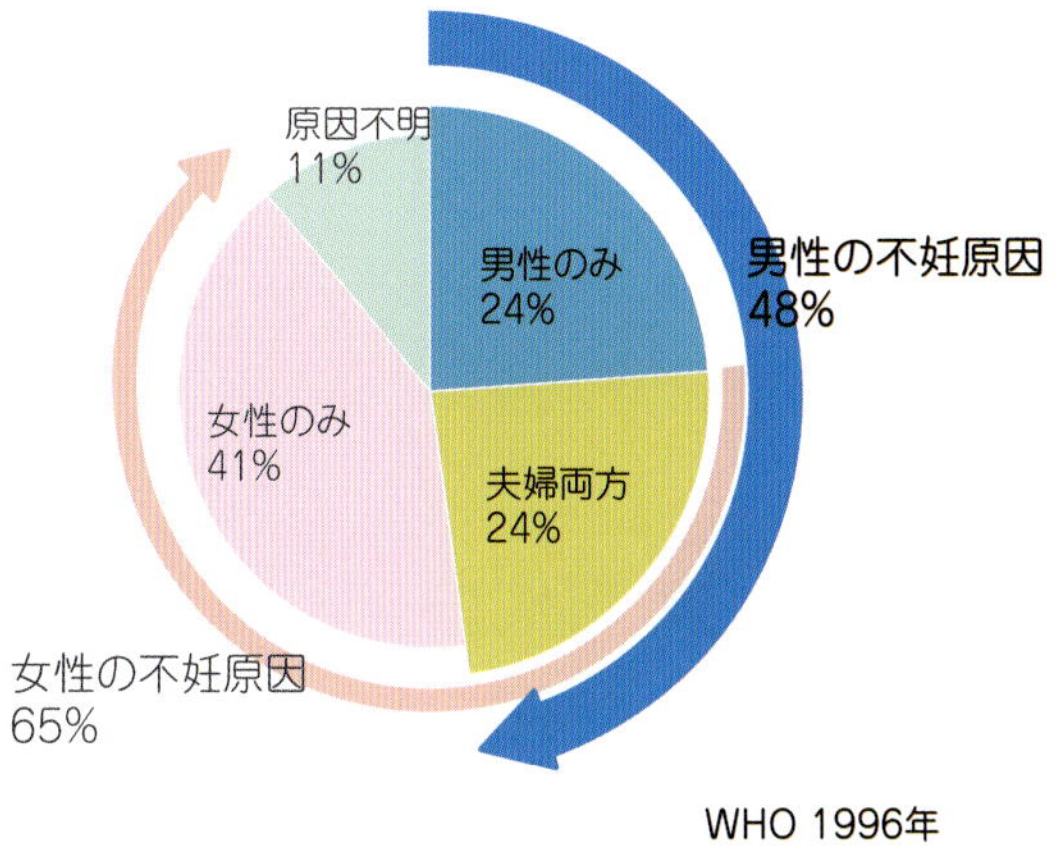

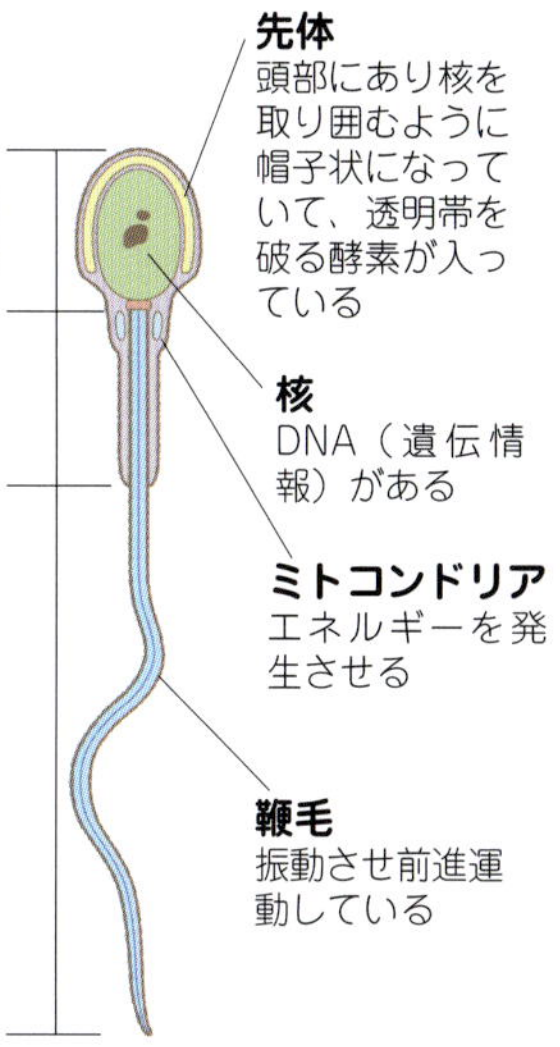

が、修復するDNAが多い場合や卵子の質が低下している場合などは、精子由来のDNAを修復しきれずに受精が完了しないことや受精できても胚が成長できないこともあります。

精子は、卵子に人となる染色体の半分の数を届けること、そして遺伝情報を届けることが役目で、卵子へと到達するために必要なものしか持ち合わせていません。

そのため、卵子のように多くの細胞質を持たず、DNA修復酵素も持たず、ミトコンドリアも卵子へ進入するまでの役割で、父性ミトコンドリアは子どもへと受け継がれないため、受精後は卵子のミトコンドリアのみが働いて、胚を成長させていきます。

卵子に到達し、進入することができる力を十分に持ち合わせた染色体やDNAに問題のない質の良い精子であれば、卵子の負担も少なく済むというわけなのです。

精液検査を受けましょう！

多くの男性は、射精ができていれば問題ないと思い、さらにセックスができて女性の腟内で射精ができれば大丈夫と思い、問題がないと考えがちです。しかし、不妊症の原因の半分は男性にあり、赤ちゃんを授かるために男性も大事な役割を担っていることを忘れないようにしましょう。

子どもを望むのであれば、一度は精液検査を受けてみましょう。精子に問題がなければ安心でしょうし、問題があっても、それは子どもを授かるための方法を見つけることにつながった、と考えることができます。

ブライダルチェックとして、また不妊ドックとして、一度は精液検査を受けておくことをお勧めします。

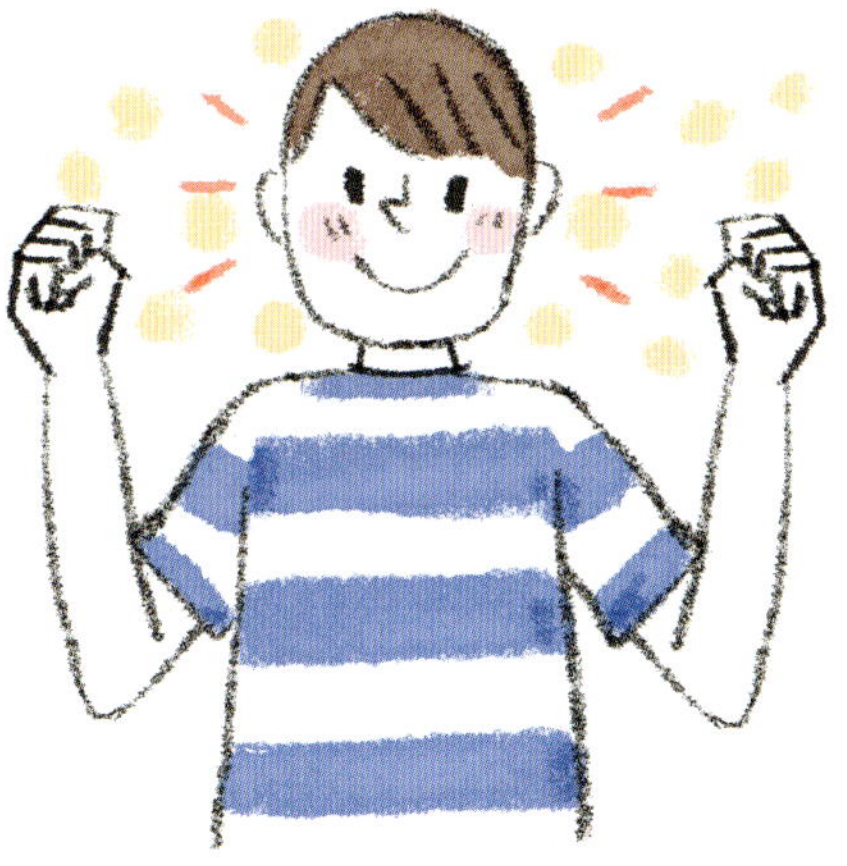

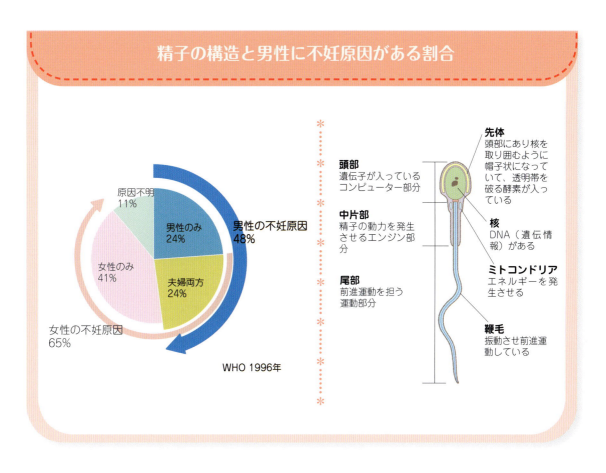

1-5

妊娠する女性と妊娠させる男性 命を育む女性と預ける男性

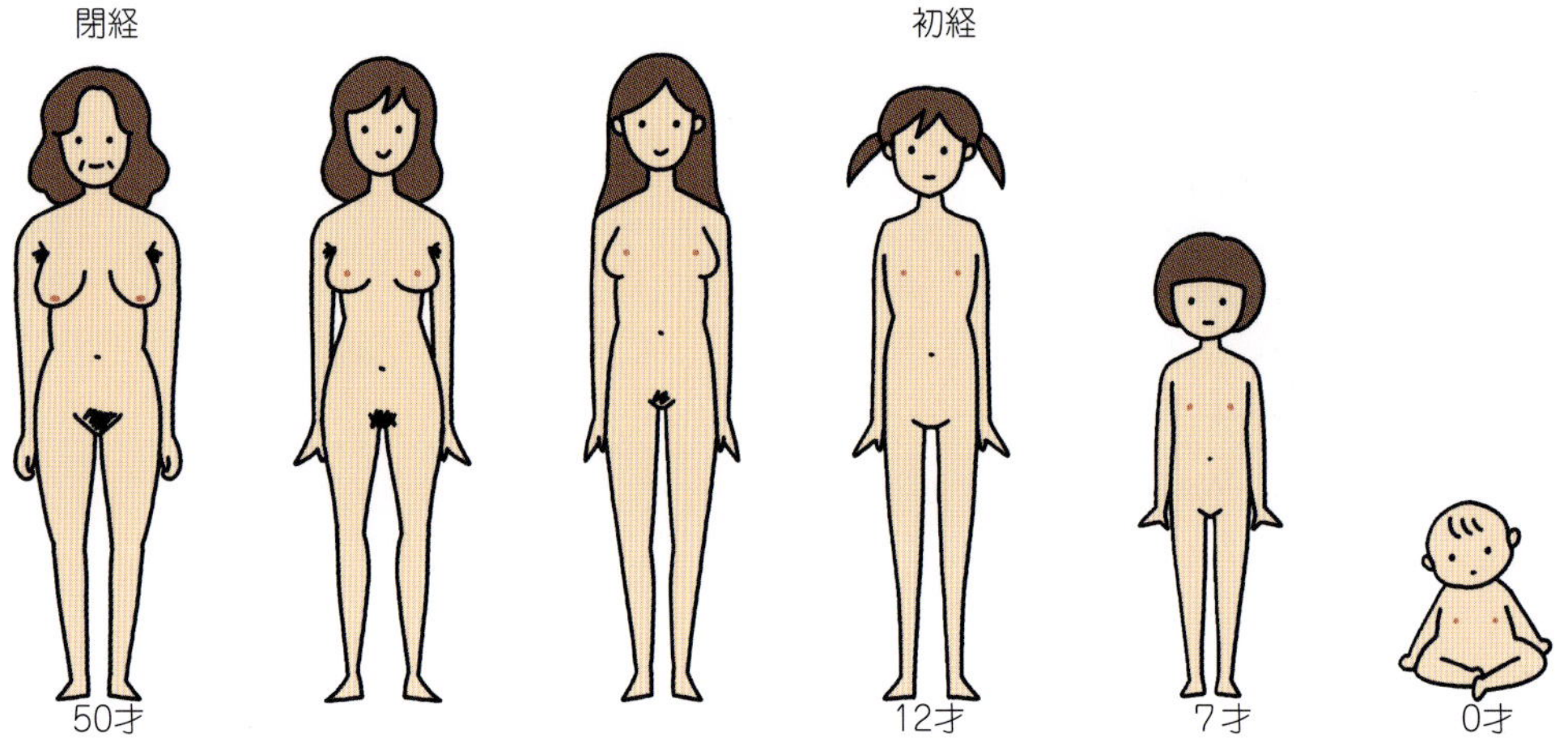

男女の違い 妊娠、出産への思いの違い

女性は卵巣で卵子を育て精子を受け入れて妊娠し、胎児を育み出産します。男性は、女性が妊娠するために精子を送ります。

個人差はありますが、とくに妊娠して出産することのできない男性にとって、女性の妊娠や出産に対する思いを理解できないこともあるでしょう。

例えば、2人目、3人目の子どもを妊娠して出産する夫婦は、これまでの経験から、女性の体がどう変化し、胎児がどう育っていくか、また子どもが生まれる喜びも知っているでしょう。そして、次の子を望む妻の気持ちも、それまでの経験からある程度理解することもできるでしょう。しかし、経験のない男性は、女性が妊娠したい、出産したいという思いがなかなかわからないかもしれません。

妊娠や出産という命を育むことに対する女性の思いは、体の構造や月経周期、ホルモン環境などが大きく影響しています。その逆に、妊娠や出産に対する男性の思いは、精子をつくることに周期性がないことや、射精してしまえば、それ以降は直接的、積極的に妊娠、出産に関わらなくても、自分の子どもが生まれてくるため、希薄になってしまうのかもしれません。この違いをお互いが理解するためには、知識で補うことも大切です。

卵が育つ 卵子が排卵される

女性は、生まれた時から卵巣に卵（原始卵胞）を持っています。これは、数を増やすことのできない、とても長生きできる細胞で、この卵の中に卵子があります。

この卵ができるのは胎児期で、初めは卵祖細胞という体細胞分裂（同じ細胞をつくる分裂）を繰り返して数を増やすことのできる細胞でした。この卵祖細胞は、妊娠が成立して間もなく、胎芽から胎児へと成長する過程で、卵巣ができ始める頃からつくられ始め、数を増やします。そして、妊娠20週頃にピークを迎え、その数は約500～700万個、その後は自然に減少します。そして、生まれる前に細胞の数を減らす減数分裂を始め、その途中で休眠した原始卵胞になります。こうして、約200万個の卵を卵巣に蓄えて生まれます。卵は、その後も減少し、初経を迎える頃には約20～30万個、

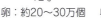

卵子と精子になるまで

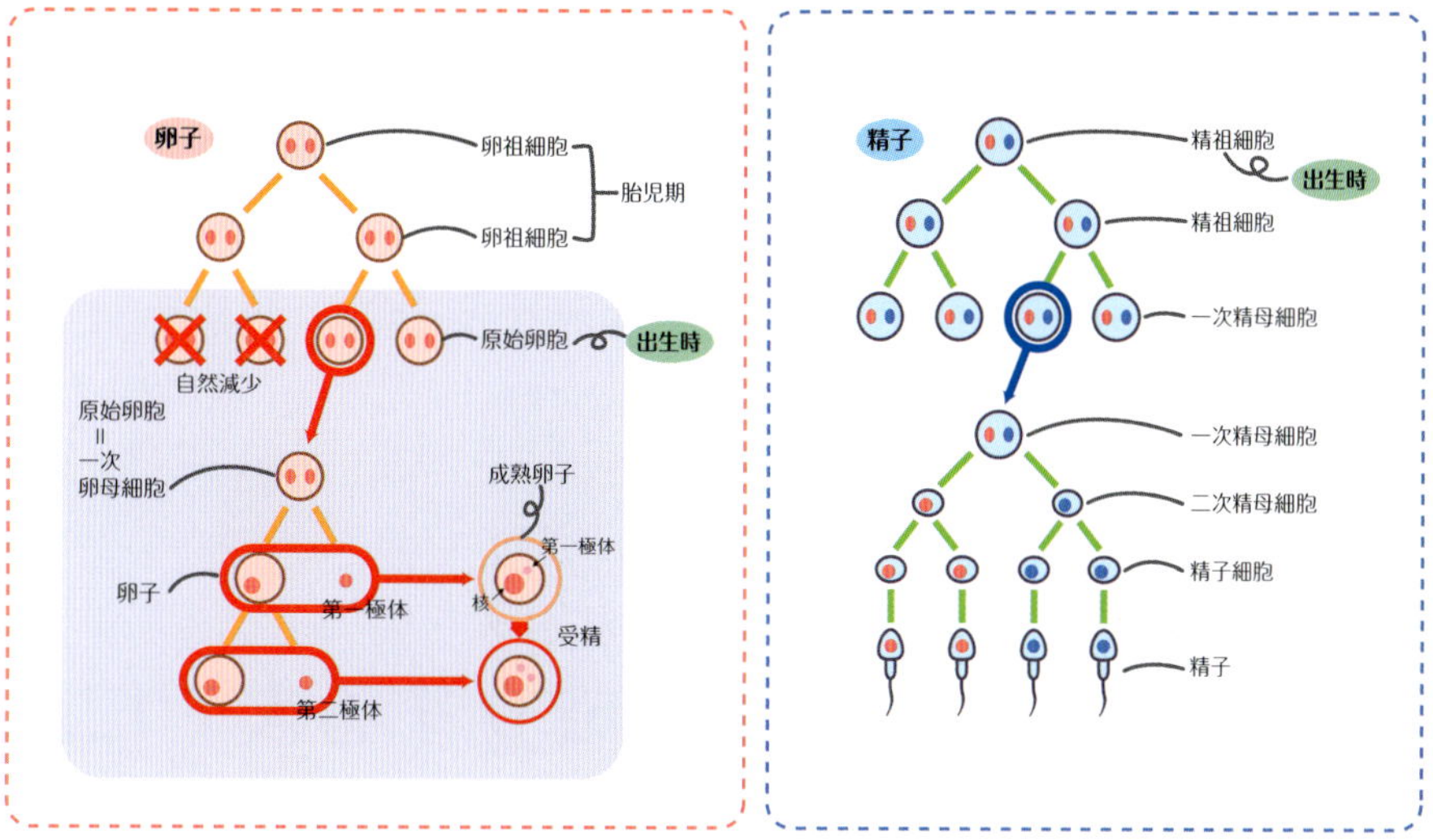

女性の卵巣にあるのは、原始卵胞です。１個の原始卵胞は、２回の減数分裂を経て、１個の卵子に成長します。

男性の精巣にあるのは、精祖細胞です。精祖細胞は数を増やすことができます。１個の精祖細胞は、２回の減数分裂を経て、４個の精子に成長します。

そのスピードは月におよそ１０００個といわれています。

この初経を迎える頃、休眠から目覚めた卵は、だんだんと成長し、卵胞内に卵胞液を蓄えた胞状卵胞へと成長します。この間、月経周期中のホルモンに影響を受けずに育ちます。

約5ミリに育った卵（胞状卵胞）は排卵周期に入り、月経周期の始めには、十数個から二十個ほどの卵が、月経周期中のホルモンの影響を受けて成長します。その中でも一番大きく育った卵胞が主席卵胞となりさらに成長を続け、他の卵胞は閉鎖し、退縮して体に吸収されます。

卵が20ミリぐらいに成熟すると、中から卵子が排卵されます。卵子は、途中だった第一減数分裂を完了させ、第二減数分裂中期の状態で排卵されます。

女性が一生の間に排卵する卵子の数は約４００〜４５０個で、卵巣に蓄えた卵を使い切れば閉経を迎えます。女性の平均閉経年齢は約50歳ですから、卵の中には約50年生き続けることができるものがあるということになります。当然、卵も老化していき、卵子の質に影響を与えます。

卵子の質の低下には個人差はありますが、閉経の10年くらい前から起こりやすくなり、妊娠しにくくなることや、流産を起こしやすくなることにみられます。

精子を育てる

精子の基となるのは精祖細胞で、精巣の中にあります。精祖細胞は、体細胞分裂をして、同じ細胞を作り出すことができるため、男性は一生涯、毎日、精子をつくることができます。ただ、精子をつくる機能が年齢によって衰えてくるため、精子の数は40歳を過ぎたあたりから減少する傾向があり、最近では35歳くらいから精子の質が低下する男性がみられることがわかってきています。

精子も、精祖細胞から2回の減数分裂を経て、染色体数を半分に減らして成長し、1つの精祖細胞から基本的には4つの精子がつくられ、射精時には、精液中に約１億〜3億個の精子がいます。

また、精子は2回目の減数分裂の途中、またその直後にDNA修復酵素が失われるとされています。

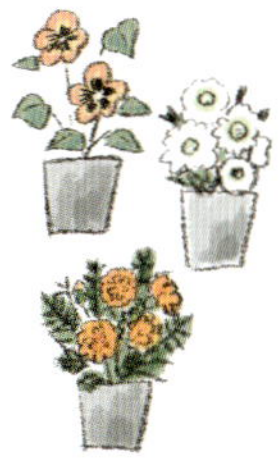

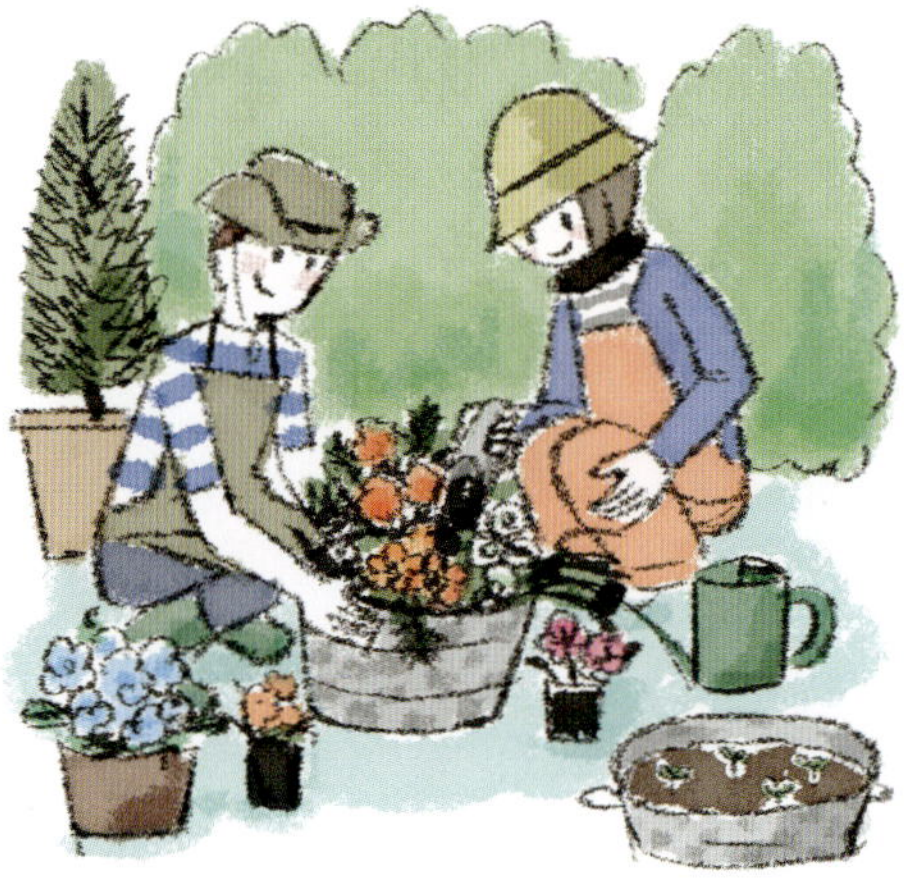

1-6

妊娠が成立するまでに起こること（1）

精子が受精の場へ着くまで

妊娠は、射精、排卵、受精、着床というおおまかな流れで進みます。

夫婦の性生活によって、女性の腟内に射精された精液は、はじめは精子を守るために凝縮して粘り気がありますが、30分ほどすると液体化してサラサラになり、精子が活発に動き、泳ぎだします。

一般的には、射精精液中に1億～3億個の精子がいるといわれていますが、中には死んでいるものもいれば、子宮頸管粘液に絡みつくもの、またフローバックして腟外へ出されるものなどもあります。

子宮頸管粘液は、排卵期以外は酸性で、これは細菌やウイルスなどが子宮へ侵入しないように守っているためです。この排卵期以外の時期は、精子も異物とみなされ、子宮頸管粘液の白血球によって生き残ることなく、死んでいきます。

しかし、排卵期近くになると子宮頸管粘液が増え、また酸性からアルカリ性に傾くことで精子が生きやすい環境に変化します。

排卵期に女性の腟内に放たれた精子は、子宮頸管粘液を潜り抜け、子宮へと上がり、子宮の壁を伝うようにして卵管を目指します。そして子宮から卵管を泳ぐ過程で受精能（卵子と受精できる力）を獲得（キャパシテーション）し、尻尾を激しく振るようになります（ハイパーアクチベーション）。

精子の泳ぐ距離は、子宮内腔から卵管膨大部までの約18センチ。そのスピードは1分間に約5～6ミリで、射精後1時間～1時間半程で卵管膨大部に到達します。中には15分程で到達するものもいるといわれていますが、この間にも力尽きて死んでいくものが多く、卵管膨大部に到達するのは1000個程度といわれています。

卵子が排卵されるまで

女性の月経周期は、月経期、卵胞期、排卵期、黄体期に分けられ、28～35日周期が正常範囲とされています。

月経周期始めには、約5ミリに成長した十数個から二十個ほどの卵がエントリーされ、月経周期中に起こるホルモン変化の影響を受けて成長するようになります。

＊月経期

月経周期の始まりは、出血が始まった日が1日目です。この時には、脳の下垂体から分泌されるFSH（卵胞刺激ホルモン）によっ

ホルモンの流れ

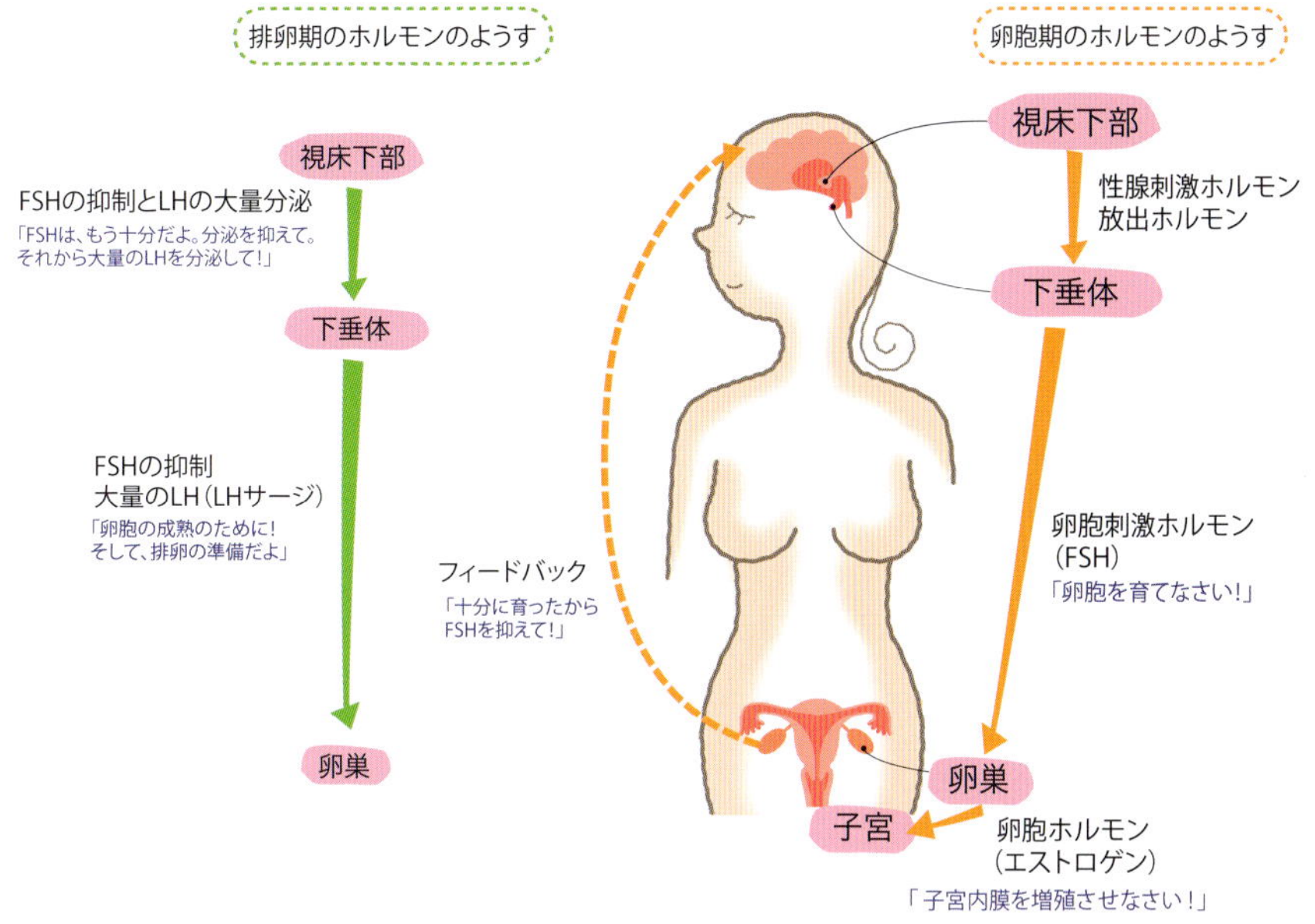

て、卵が成長していきます。

＊卵胞期

月経周期10日目頃になると、そのうちの1個が主席卵胞となり（セレクション）、他の卵は成長を止め、退縮し、やがて体に吸収されます。

主席卵胞は、その後も成長を続け、これに従って卵を取り巻く顆粒膜細胞から分泌されるホルモンのエストロゲン（卵胞ホルモン）の量が増えてきます。十分に成長し、エストロゲン量も十分になると視床下部に「卵が十分に育った」とフィードバックします。

＊排卵期

視床下部はこれを受けて、下垂体にＦＳＨの分泌を弱め、ＬＨ（黄体化ホルモン）を大量に分泌します。これをＬＨサージといいます。このＬＨによって、卵は成熟し、卵子が排卵されます。

一般的に、ＬＨサージの約36時間後に排卵が起こるといわれています。

卵巣表面から腹腔内へと卵子は排卵されますが、排卵間近になると卵管采（卵管の先端部分でイソギンチャクのような形をしている）は卵巣を覆うように移動して卵子をピックアップするといわれています。卵管内に入った卵子は、卵管膨大部（卵管の奥の広い場所）で精子と出会います。

＊黄体期

また卵巣に残された卵胞は黄体化し黄体ホルモンを分泌するようになり、この作用により子宮内膜を着床しやすい環境に整えます。

卵子と精子の出会い

卵子が卵管膨大部に到着すると、精子は卵子に群がるようにして受精に挑みます。

このとき、卵子にくっつくことができる精子は数百個で、それぞれが卵子の透明帯を溶かそうと酵素を出します。これによりだんだん透明帯が弱くなり、そこに1個の精子が頭を入れ、卵子の細胞質内に進入し、受精していきます。

卵子と精子の出会う良いタイミングと受精確率には、それぞれの寿命の違いが関係しています。精子の寿命は約3日で、卵子の寿命は約24時間です。しかし、卵子が受精できる時間は寿命よりも短く約17時間といわれています。

これは体外受精時の受精確認が、受精操作後約17時間で行われ、この確認時に受精が認められなければ、これ以降の受精確率が低いことからいわれています。

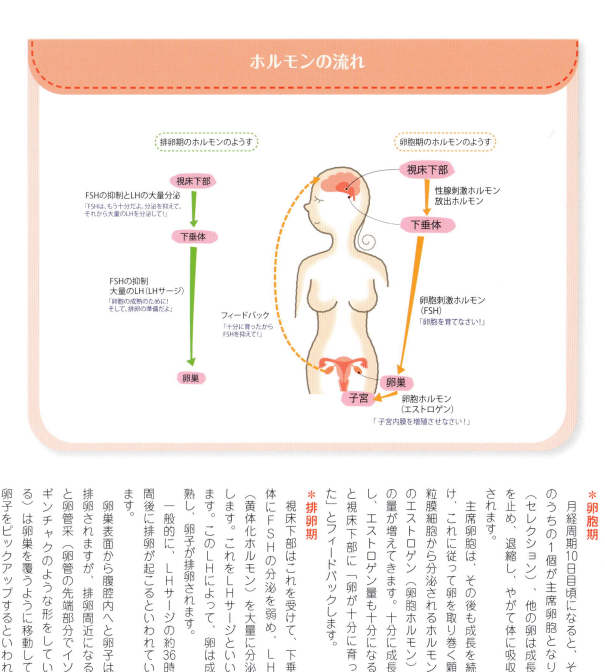

1．ちゃんと知っている？ 妊娠のこと

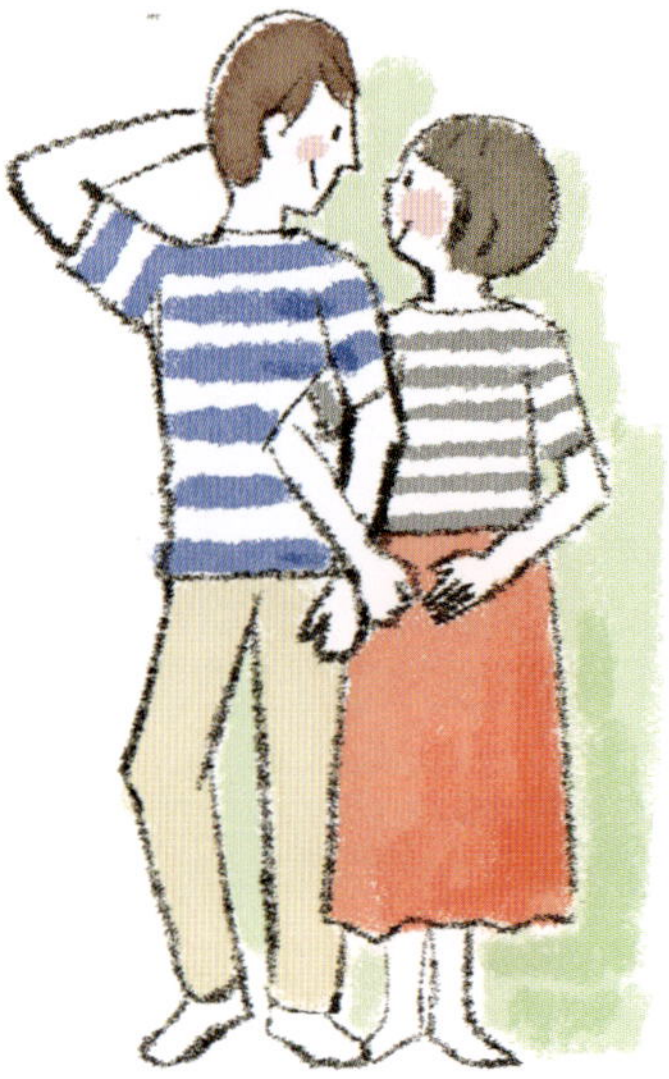

1-7

妊娠が成立するまでに起こること（2）

受精のようす

精子は卵子にくっつくと、精子の頭にある先体から酵素を分泌しながら尻尾を激しく振り、卵子の中に入ろうと卵子の持つ透明帯（殻）を溶かしていきます。一度に何十個もの精子が挑むことで、卵子の透明帯はだんだんと弱くなっていきます。

そこに1個の精子が透明帯を通り、卵子の細胞質に入ると透明帯の性質が変わり、他の精子が入れなくなります。

こうして、1個の卵子と1個の精子が受精していきます。

卵子の細胞質に精子が入ると、第二減数分裂を再開させるスイッチが入り、これが完了すると第二極体が放出され、卵子の前核と精子の前核が現れて受精が完了します。受精後は受精卵（胚）になります。染色体の性は受精の瞬間に決まり、精子の性染色体がXなら女の子に、Yなら男の子になります。

受精が完了したことにより、染色体数は23対46本（常染色体22対、性染色体1対）になります。

受精の完了と胚の成長

卵子と精子、それぞれの前核が現れ、受精が完了すると前核は融合して1つになり、母方と父方の遺伝情報が1つになります。

1つになった核は、細胞分裂を始め、2つの細胞へと分割します。受精から2日目には4細胞、3日目には8細胞と数を増やし、4日目には桑の実のような桑実胚、5日目には内部細胞塊（将来赤ちゃんになる細胞）と栄養外胚葉（将来胎盤になる細胞）に分かれた胚盤胞へと成長します。

この間、卵管内に流れる卵管液から栄養をもらい、老廃物を出しながら卵管上皮の線毛細胞と卵管液の流れに乗って子宮へと運ばれながら胚は成長していきます。

着床のようす

胚盤胞へと成長する頃、胚は子宮へと到達します。この胚盤胞には、内部細胞塊と栄養外胚葉があり、その中央は胚盤胞腔という細胞のない空間があります。

胚盤胞は、成長するに従って胚盤胞腔が広がり、胚自体も大きくなり、それにつれて透明帯が薄く

hCGの値と妊娠

hCG値から妊娠の有無を知ることができます。
絨毛組織がアメーバ状に増殖していく過程でhCGが分泌されるため、妊娠するとこの値がぐんぐん高くなっていきます。
下記に参考値をご紹介しますが、これは単胎妊娠の場合です。双子であれば、これよりも数値は高くなります。また、まれに起こる胞状奇胎という絨毛組織が異常に増殖する病気の場合も値が高くなります。胞状奇胎の場合は、エコー検査なども合わせて判断をします。
逆に低くなる場合には、絨毛組織の増殖に問題が起こっていると考えられ、流産する可能性があります。この要因の多くは胚の染色体異常だといわれています。

hCG値

妊娠4週：　20～　500
妊娠5週：　500～ 5,000
妊娠6週：3,000～19,000　mIU/ml

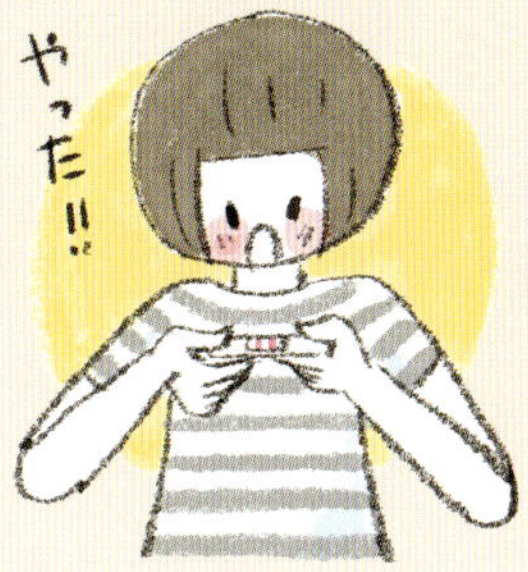

なっていきます。やがて、一部が破れ孵化が始まり、胚が完全に透明帯から脱出すると着床が始まります。

着床は、胚の内部細胞塊側を子宮内膜に接着させることから始まり、栄養外胚葉とともに子宮内膜を侵食していくように潜り込み、完全に子宮内膜に潜り込むと着床の完了です。

着床と妊娠反応

着床すると、絨毛組織からｈＣＧ（ヒト絨毛性ゴナドトロピン）が分泌されます。胚は、子宮内膜を自分のものにしながら勢いよく細胞を増やしていくため、ｈＣＧも勢いよく分泌されます。その様子は、母体の血液や尿からも検出されることからわかり、妊娠反応を判定することができます。

尿検査なら陽性もしくは陰性の反応が、血液検査ならｈＣＧ値から判定します。

またこの頃、卵巣内の黄体は妊娠黄体になり、妊娠を維持させるためにますます盛んに黄体ホルモンを分泌するようになります。

黄体ホルモンには、体温を上昇させる作用があるため、着床すると基礎体温は高温相を保ちます。ｈＣＧ値は妊娠8週頃に最高値になり、その後低下していきます。

妊娠の成立

最終月経から予測する次の月経予定日頃が妊娠4週頃になり、その後さらに1週間くらい経つと胎嚢（赤ちゃんの入った袋）が確認でき、さらに胎児の心拍が確認できれば妊娠は臨床的に成立したことになります。

注意しておきたいのは、妊娠反応が陽性のみで、胎嚢が確認できずに月経がきた場合です。これを生化学妊娠といいますが、化学流産と呼ぶこともあるため、流産と捉えがちですが医学的な流産とは違います。この要因のほとんどが胎児の染色体異常といわれ、偶発的に起こるものです。

流産は全妊娠の約15％に起こり、妊娠12週頃までに起こる早期流産が全流産の80～90％を占めるといわれ、年齢とともに増加します。

順調に胎児が発達、発育すると、最終月経から約280日後に赤ちゃんが生まれてきます。

2 生活習慣はだいじょうぶ？

あなたの生活時計は…？

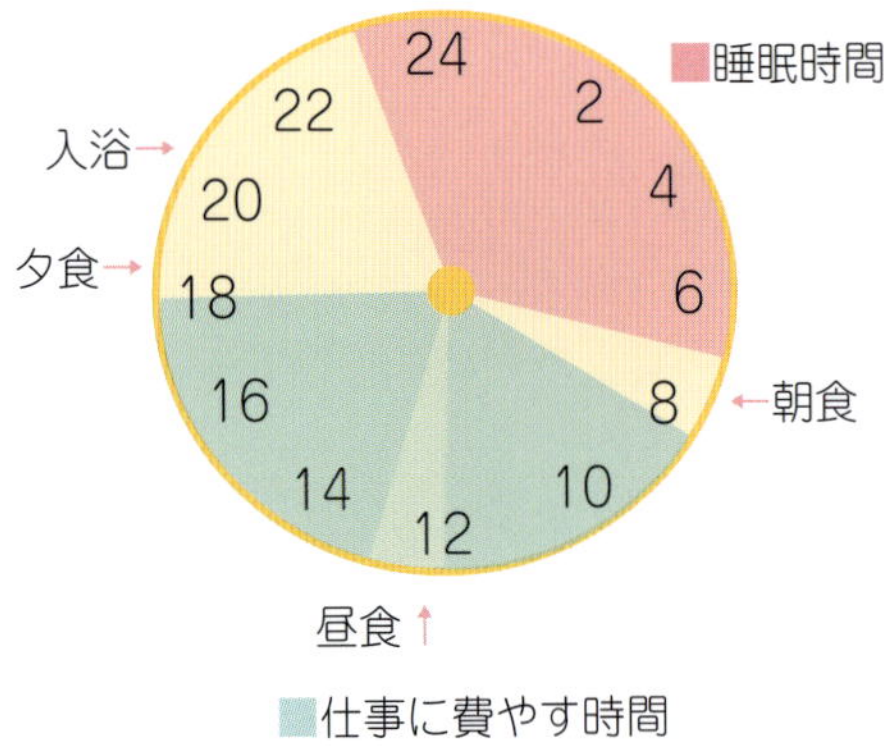

2-1 ふだんの生活とこれまでのこと チェックはしても、悔やまない！

よく眠って、朝の光を浴びましょう

文部科学省では、子どもたちが健やかに成長していくためには、「適切な運動、調和のとれた食事、そして十分な休養と睡眠が大切」と「早寝早起き朝ごはん」を国民運動として推進しています。しかし、それは子どもにだけ必要なことではありません。大人にとっても大切なことです。

人には、体内時計が備わっていて、1日周期でリズムを刻んでいます。そのため意識をしなくても昼間であれば体は活動状態になり、夜間は休息状態になります。この体内時計は、メラトニンという松果体から分泌されるホルモンで調節されています。

朝、光を浴びることで松果体から分泌されるメラトニンは止まり体は活動状態になって、14～16時間ぐらい経つと再び分泌されるようになります。このとき、徐々にメラトニンの分泌が高まることで深部体温が低下して、休息状態へと導かれ眠気を感じるようになるのです。

そのため、朝起きて光を浴びること、また夜間は部屋を暗くして眠ることが大切です。

また、メラトニンは細胞の新陳代謝を促す効果があると考えられています。卵子も精子も細胞の1つです。体がきちんと活動すること、そして休息することで体内時計をきちんと動かし、自分自身の健康と妊娠力を取り戻すことにつなげましょう。

メラトニンの分泌は、年齢を重ねるに従って低下する傾向があり、分泌異常は、不眠や抑うつ、ストレスだけでなく、生殖能力、免疫異常やある種のがんの発生に関連しているという指摘もあります。

ただ、生活が多様化し、仕事の関係から毎日同じリズムで生活するのは難しいという方も少なくありません。それぞれの生活の中で、できることから見直しましょう。

ふだんの生活と体によくないもの

ふだんの生活の中で、妊娠力を取り戻す、または高めるために「いいこと」を見つけながら、いろいろやってみることは、とてもいいことです。「早寝早起き朝ごはん」という生活の基本となることをまずは振り返り、その上で「いいこと」をみつけましょう。

よい眠りのために

定期的な運動をしよう！	なるべく定期的に運動しましょう。適度な有酸素運動をすれば寝つきやすくなり、睡眠が深くなるでしょう。
就寝中の音対策をしよう！	快適な就床環境のもとなら、夜中の目覚めは減るでしょう。音対策のためにじゅうたんを敷く、ドアをきっちり閉める、遮光カーテンを用いるなどの対策も手助けとなります。
快適な室温で寝よう！	暑すぎたり、寒すぎたりしないように室温を調整しましょう。
空腹のまま寝ないようにしよう！	規則正しい食生活をし、就寝前に空腹にならないようにしましょう。空腹が睡眠を妨げることもあります。就寝前に軽食(特に炭水水化物)をとると睡眠の助けになることがあります。ただし、脂っこいものや胃もたれする食べ物は避けましょう。
水分を摂り過ぎないようにしよう！	就寝前に水分を摂り過ぎないようにしましょう。夜中のトイレは睡眠の妨げになります。
お茶やコーヒーは、就寝4時間前で終わりにしよう！	就寝の4時間前からはカフェインの入ったものは摂らないようにしましょう。カフェインを摂ると、寝つきにくくなったり、夜中に目覚めやすくなったり、睡眠が浅くなったりします。
寝酒はやめましょう！	寝酒は逆効果です。アルコールを飲むと一時的に寝つきよくなりますが、徐々に効果は弱まり、夜中に目覚めやすくなります。深い眠りも減ってしまいます。
タバコはやめましょう！	夜は喫煙を避けましょう。ニコチンには精神刺激作用があります。
眠る前にはリラックスしよう！	悩みごとを考えたり、計画をしたりするのは、翌日にしましょう。心配した状態では寝つきが悪くなり、寝ても浅い眠りになってしまいます。

睡眠薬の適正な使用と休薬のための診療ガイドライン　睡眠衛生のための指導内容より改変

また、「いいこと」は取り入れやすいけれど、「よくないこと」を止めることは意外と難しいかもしれません。

またバランスも大切で、「いいこと」のやりすぎは禁物です。足しすぎたら、引いてみましょう。「いいこと」の足し算ばかりが、体にいいとは限りませんし、「よくないこと」はきちんと引き算をしましょう。

第一に挙げられるのは、タバコです。妊娠力を取り戻すためには、卵子の質、精子の質も大切なので今日からでも止めましょう。そして、タバコは吸っている人だけに有害なのではなく、副流煙の被害もあります。吸わない、吸わせない生活を送りましょう。

これまでの生活を振り返ってできること

これまでの生活を振り返って、「あれがよくなかった」「あのこともよくなかった」と思うことが、誰にでも1つや2つあるものです。

時間を取り戻せるわけではないので、もう起こってしまったことや、やってしまったことは反省して悔やまないことです。そして、改善できる方法と、これからのことを考えましょう。妊娠に関して今までの生活でチェックするのは、女性であれば月経に関すること、性生活に関することがあげられます。

例えば、無理なダイエットをして月経が止まってしまったとか、中絶経験がある、また性感染症にかかったなどがあげられます。

次にダイエットが必要になるときには、同じような無理な方法を行わないようにしましょう。

中絶は、その時の最善の方法だったと考え、不妊治療が必要になった時には問診票に正直に書くことが妊娠を難しくしている要因を知る1つの大事な資料になります。

性生活が上手くいかない、セックスに対して興味がわかないなどがある場合、それがいつ頃からか、何か要因になっているようなことはないか、生活スタイルやストレス、また内臓疾患などが関わっていることもあるので、チェックして、治療が必要な場合は早めに診察を受けましょう。

さて、次はふだんの生活の中でできる妊娠力を取り戻す方法を紹介していきます。

2-2

健康な体づくりが、妊娠力を取り戻す！ お腹が空いたらご飯を食べよう！

食べ方を工夫しよう！ グレリンで若返り？

グレリンというホルモンを知っていますか？

グレリンは、胃でつくられるペプチドホルモンで、視床下部に働き食欲を増進させ、下垂体に働いて成長ホルモン（GH）分泌を促します。

「食欲を増進させたら困る！」と思うかもしれませんが、このグレリンは若返りのホルモン、老化ストップホルモンとも呼ばれる注目のホルモンです。

誰もが年齢を重ね、老化が起こります。「最近、疲れやすくなった」と感じたり、「肌や髪の色艶がよくない」と感じたり、体感することや見た目から「歳をとったな」と感じることがあるでしょう。また、男性なら「最近、どうも…」と勃起力が下がったり、射精の勢いが下がったと感じることがあるかもしれません。

しかし、女性は卵巣機能が下がってきたことを体で感じることは、あまりありません。

老化による影響が月経や月経周期に現れ、それが体感できるようになってきたら、更年期に差し掛かっている、または閉経が近いことを表しています。

老化による影響を体感するようになる前から卵子の質の低下は起こっていますが、それを日常生活の中で見つけることはできないでしょう。

卵子の質は、外見からはわかりません。卵巣も卵子も、外見に関わりなく、正直に年齢を重ねてきたと考えた方がいいともいわれます。ただ、その人本来が持っている肌のキメ細やかさ、髪のツヤ、体力や筋力などで、それらが年齢よりも若い方は、内臓も若い傾向にあるのだそうで、見た目が若い方は、卵子も若い傾向があるのではないかという意見もあります。

しかし、なかなか実感できないことは、注意を払っていくことが大切です。

そこでグレリンです。

グレリンを多く分泌することで、外見だけでなく、心臓や腎臓などの臓器、血管などを若く保つことが期待できるといわれています。

妊娠、出産に関わりの深い卵巣や子宮、精巣も同じように若く保つことが期待できますし、卵子や精子にホルモンを届ける血管も弾力性としなやかさを保てることでしょう。

グレリンで、成長ホルモンの分

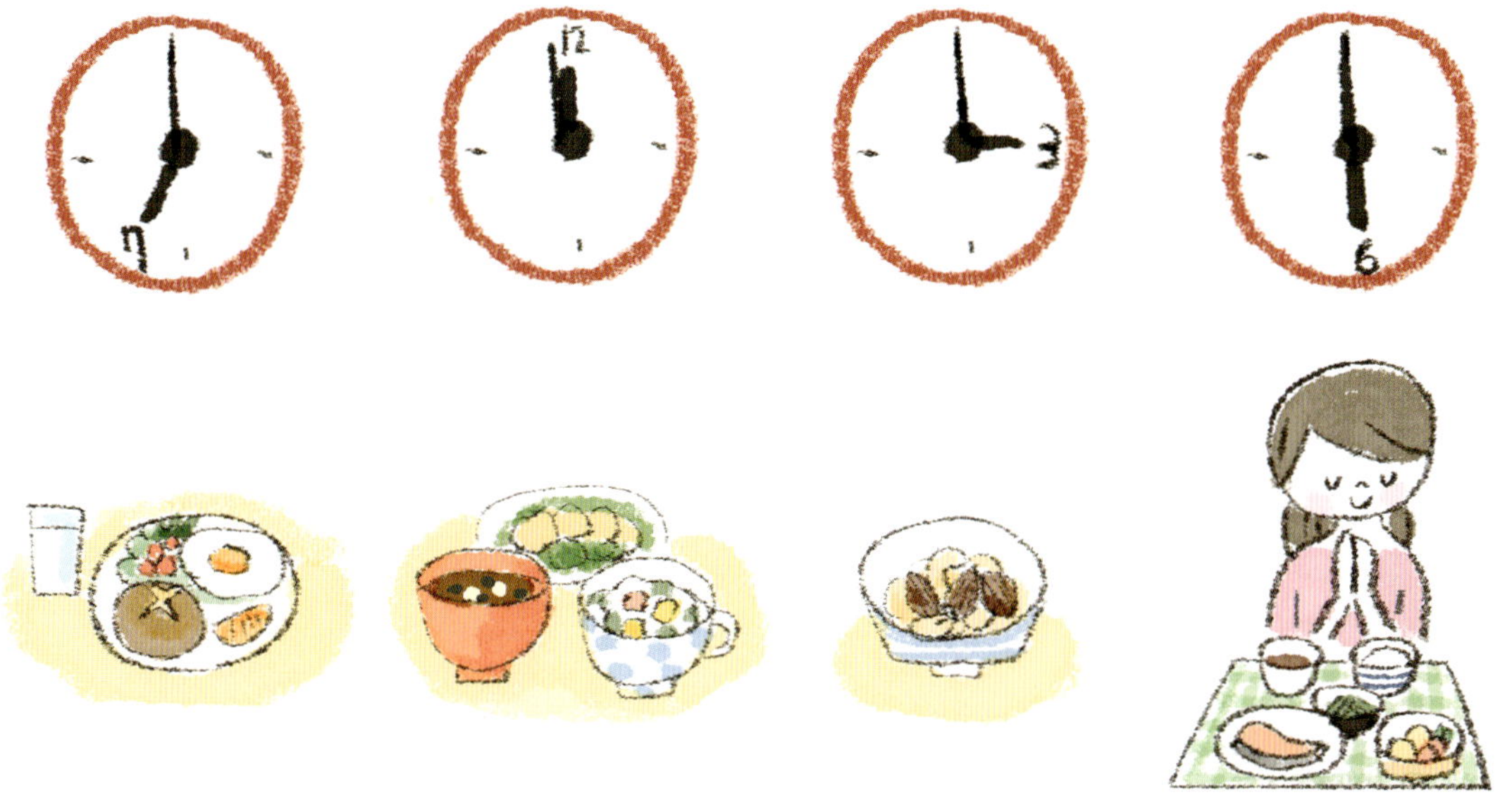

朝からモリモリ！
メニュー：
ブランパン
目玉焼き
たっぷり野菜サラダ
ソーセージ
牛乳

昼もしっかり！
メニュー：
MIXベジタブルご飯
味噌汁
鶏むね肉の蒸し鶏
たっぷり野菜

小腹対策！
一握りのナッツ！
塩分控えめ、素焼き

夜もたっぷり！
メニュー：
ご飯
味噌汁
鮭の塩焼き
ほうれん草のおひたし
煮物

泌を促すことが、卵を育てるためのFSH、LH、エストロゲンの分泌にもつながっているのです。

お腹が空いたら食べよう！
お腹が空くように食べよう！

　グレリンを多く分泌するためにすることはたった1つで、今日からすぐに始めることができます。

　それは、「お腹が空いたらご飯を腹八分目に食べること」です。

　お腹が空くと「グーッ」という音が鳴りますが、実はこの「グーッ」という音がグレリンが分泌されるサインです。空腹になると、胃が伸びたり縮んだりして動きが活発になります。すると胃の中の空気が圧縮されて、胃から腸へと移動する狭い通り道を通る時に「グーッ」という音が鳴ります。

　また、この音が鳴らなくても「お腹が空いた〜！」と思ったらご飯を食べるようにしましょう。

　お腹が空いている時に、ご飯を食べるようにし、また、次のご飯の時間にお腹が「グーッ」と鳴るような量（腹八分目）を食べることでグレリン分泌を促すことができます。食欲を増進させてしまっては太ると考えがちですが、お腹が空いている時に、適量を食べるのであれば太り過ぎることはありません。むしろ規則正しい時間で食生活を送ることができるようになるでしょう。

　問題は、食事と食事の間のおやつです。おやつを食べてしまうと、お腹が空かないうちに次の食事の時間になってしまうこともあります。小腹が空いてどうしようもない時には、塩味のついていないナッツなどを少量（一掴み程度）食べるようにしましょう。

　また、十分に睡眠をとることも大切です。なぜなら、4〜5時間の睡眠ではグレリンが増えてしまう傾向があるからです。お腹が空いた時にグレリンの分泌が活発になるのはいいことですが、普段からグレリンが多いと逆に肥満になりやすくなります。

　腹八分目、十分な睡眠でグレリンを活発にしましょう。

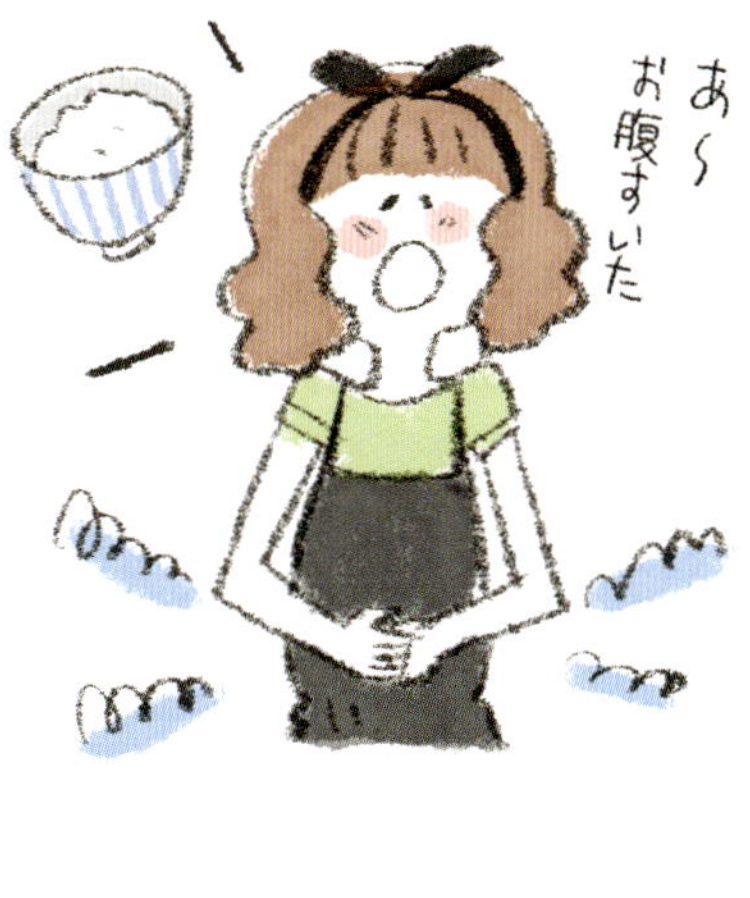

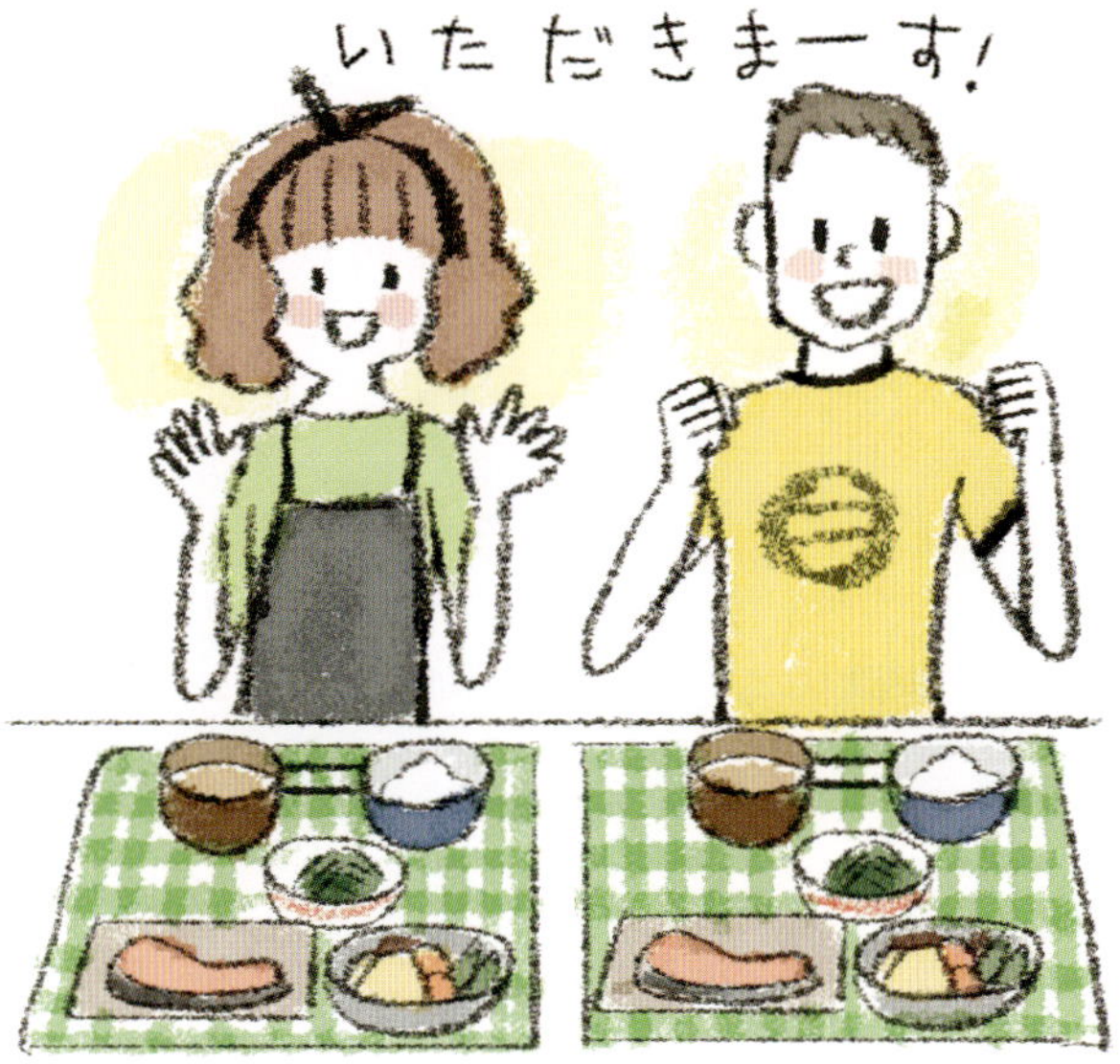

2-3

健康な体づくりが、妊娠力を取り戻す！

食べるものが体をつくる

細胞をつくるのはたんぱく質とリン脂質、そしてコレステロール

妊娠の要は、卵子の質にあるといいます。もちろん精子の質も重要です。

わたしたちの体は、細胞が集まってできています。そして、卵子も精子も、細胞の1つです。

これら細胞は、主にたんぱく質とリン脂質、そしてコレステロールからつくられ、これは卵子も精子も同じです。卵子や精子を元気にするために、たんぱく質とリン脂質、コレステロールを十分に摂ることが大切です。

＊たんぱく質は欠かさずに！

たんぱく質は、体の根幹となる成分で、体の中で分解され、筋肉、骨、歯、内臓、爪、髪、皮膚、またはホルモンや抗体など、さまざまなものがつくられます。

このたんぱく質は、常に分解されて、あらゆる細胞をつくるために働いているので、体の中に貯めておくことができません。

たんぱく質の不足が細胞の栄養不足につながってしまい、元気のない卵子や精子になってしまうでしょう。また、良質のたんぱく質であることが、良質の細胞をつくることにもなります。

では、1日にどれくらいのたんぱく質を摂ればいいでしょう?

1日に50～60gくらいは摂りましょう。食材では、豚ロース100gに約20g、まぐろ赤身100gも約20gです。豆腐は、100グラムで約8g（豆腐1丁約300～400g）、納豆は1パック（約40g）で6～8gになります。

1食に1品は肉や魚、大豆などを食べることで、3食で十分に摂ることができます。

また、できるだけ良質のものを選びましょう。肉は、臓物系はなるべく避け、ハムやソーセージなどの加工肉は添加物の少ないものを選び、魚であればアジやさんま、鯖などの青魚や鮭などがいいでしょう。

豆腐や納豆、豆乳などの大豆製品は、畑のお肉ともいわれ良質なたんぱく質を豊富に含んでいます。最近では、大豆の粉や肉に似せた大豆製品もあるので、ハンバーグなどを作る時に混ぜたり、鶏の唐揚げの代わりにするのもオススメです。

その他では、卵や乳製品などにもたんぱく質は含まれています。

たんぱく質・リン脂質・コレステロール

たんぱく質は１日３食、かならず１品！

１日の目安

肉	100g	→ 20g
魚	100g	→ 20g
豆腐	100g	→ 8g
納豆	1パック	→ 6～8g

細胞膜主成分はリン脂質

細胞膜は細胞の外側と内側が水に馴染みやすい頭部にある二重構造になっています。外側の水に馴染みやすい頭部から入ってきた必要物質は、水に馴染みにくい尾部を通って、水に馴染みやすい頭部を抜けて細胞の内側へ入っていきます。細胞膜がきちんと機能しなければ、細胞に栄養は届かず、また老廃物が細胞内に溜まってしまいます。ですから細胞膜をつくるリン脂質は大変重要な成分です。

コレステロールは LH比が大事！

LH比 ＝ 悪玉コレステロール LDL ／ 善玉コレステロール HDL

1.5以下	血管がキレイで健康
2.0以上	コレステロールの溜まっている量が増え動脈硬化が疑われる
2.5以上	血栓ができている可能性がある

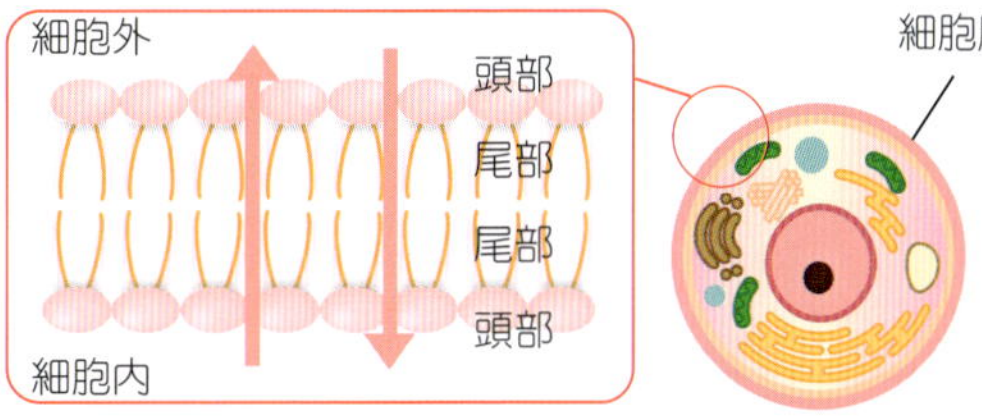

1日3食とも欠かさずに、きちんとたんぱく質を摂りましょう。

＊リン脂質は細胞に元気を送る

リン脂質は、細胞膜をつくる主成分です。細胞膜は、細胞を囲む薄い膜で、水に馴染みやすい頭部と水に馴染みにくい尾部があり、水に馴染みやすい頭部が細胞の外と内側にある二重構造になっています。そのため、必要な物質（栄養など）や、情報伝達が行き来しやすいようになっています。

細胞膜が十分な働きをしなければ、細胞に元気がなくなってしまい、これが病気につながったり、病気が長期化することにつながったりします。

リン脂質は、たんぱく質を含む食品にありますので、たんぱく質をきちんと摂ることが大切です。

＊コレステロールも大切な成分

「コレステロールは、悪者！」といわれがちですが、細胞膜をつくる大切な成分の1つです。また、ホルモンの原料にもなり、卵巣でつくられるエストロゲンやプロゲステロン、精巣でつくられるアンドロゲンもコレステロールを原料としています。

ですから、不足すればこれらのホルモンがつくられにくくなるということにつながります。

一般的に悪玉コレステロール（LDL）、善玉コレステロール（HDL）と呼ばれますが、これらは働きが違い、LDLはコレステロールを運び、HDLは余分なコレステロールを回収する働きがあります。どちらも必要で、そのバランスが大切です。

このバランスは、LH比を目安にLDL÷HDLが1.5以下がいいとされています。健康診断などの血液検査の結果を確認して、一度計算してみましょう。

LDLが増え過ぎたことでバランスが崩れ、動脈硬化が起こったり、血栓ができやすく心筋梗塞などのリスクが高まったりします。

LDLを減らすには、腹八分目を心がけ、大豆や豆腐などの植物性たんぱく質、きのこや海藻などを摂るとよいでしょう。またHDLを増やすためには適度な運動が効果的です。

コレステロールは、肉や魚などに含まれていますが、調理の際に良質のコレステロールを含むオリーブ油やキャノーラ油などを使うとよいでしょう。

2. 生活習慣はだいじょうぶ？

2-4

健康な体づくりが、妊娠力を取り戻す！

腸内フローラを増やそう！

腸が元気だと体調もいい！

腸には小腸と大腸があり、栄養をしっかり吸収するために、食べたものを溶かしていきます。

小腸では、腸の内容物を砕き、消化液と混ぜ合わせる分節運動、内容物を先に送る蠕動運動、内容物を混ぜながら先に送るための振り子運動によって、消化吸収を行っています。吸収された栄養素は、さまざまな器官に届けられます。

大腸では、小腸から送られてきた内容物から水分を吸収します。

腸がきちんと働き元気であることは、体の元気につながります。

女性が便秘になりやすいわけ

女性が便秘になりやすい理由の1つに、月経が関係しています。

月経周期のなかでも黄体期は、黄体ホルモンが分泌され、胚が着床していく時期になります。黄体ホルモンには、子宮の収縮運動を抑える働きもあり、これが胚の着床を助けます。

しかし、この働きが腸にも影響すると、腸の働きが弱まり便秘が起こりやすくなります。日頃から便秘がちの女性は、黄体期には、さらに腸の働きが弱まることも考えられます。

月経周期によって、腸の働きに影響を受けやすいということも踏まえて、日頃から腸内環境を整える生活を送りましょう。

腸内フローラを増やそう！

腸内には、数百種類、600兆個以上のさまざまな細菌が生息しています。さまざまな細菌がグループにまとまって腸壁に住んでいて、これを顕微鏡で見ると花畑（フローラ）のように見えることから腸内フローラと呼ばれています。数百種ある腸内フローラは、大きく善玉菌、悪玉菌、日和見菌の3つに分けることができます。

善玉菌は、健康維持や老化防止などに関わる菌で、ビフィズス菌や乳酸菌などが代表的なものです。

悪玉菌は、病気のきっかけや老化を促進したり、健康を阻害したりする菌で、ウェルシュ菌、ブドウ球菌、大腸菌などが代表的です。

悪玉菌だから、いらないと思われるかもしれませんが、そんなことはありません。O-157などの一部有害なものを「病原性大腸菌」と呼びますが、大腸菌のほとんどは無害で、消化吸収を助け、ビタミンをつくるなどの働きをするため、大腸菌も大切なのです。

日和見菌は、善玉菌が活発で優位な環境のときには、善玉菌と同じような働きをしますが、悪玉菌が優位なときは悪玉菌と同じような働きをします。

この3つのバランスは、善玉菌2割、悪玉菌1割、日和見菌7割といわれています。

腸内フローラは、バランスも大事！

なんらかの原因で、腸内フローラのバランスが崩れ、悪玉菌が優勢になると、有害物質も増えてしまいます。そのため、便秘や下痢

腸内フローラをよりよくするための5か条

1、野菜を食べよう！

腸内の善玉菌、悪玉菌、日和見菌のバランスを保つために、善玉菌のエサとなる食物繊維を多く含む野菜、大豆食品、わかめなどの海藻類を食べましょう。ポイントは、赤（トマトなど）、青（ほうれん草など）、黄（かぼちゃなど）、黒（ひじきなど）です。また、抗酸化力の高い野菜を食べましょう。

2、白米よりも玄米！糖分は控えめに。

玄米の食物繊維は白米の6倍です。低糖質であることも腸内環境のためにもいいこと、でも糖質抜きもよくありません。白米、麦、砂糖などの糖質はできるだけ控え、野菜や果物などから摂りましょう。砂糖をオリゴ糖に変えるのもいいでしょう。

3、乳酸菌を摂りましょう。

納豆から納豆菌、醤油から麹菌、漬物から乳酸菌を摂ることができます。ただ、塩分には気を付けましょう。ヨーグルトなどからは、腸内環境によい乳酸菌、ビフィズス菌があります。商品をよく見て、多く含まれているものを食べましょう。

4、油に気を配りましょう。

「オメガ３」と呼ばれる多価不飽和脂肪酸を摂りましょう。これは青魚にも含まれています。ドレッシングや調味油に、亜麻仁油やえごま油などでつくるといいでしょう。逆にトランス脂肪酸を含む油に気をつけましょう。代表的な食品はマーガリンです。

5、水を飲みましょう。

人のからだは、約60％が水分でできています。季節に関係なく１日1.5〜2リットルは必要ですから、適切な水分補給は欠かせません。不足しがちなカルシウムや、ミネラル分の多い硬水がいいでしょう。また、水素水もおすすめです。

などを起こしたり、肌荒れ、肩こり、老化、また免疫力の低下にも関係するといわれています。花粉症などに代表されるアレルギー症状は、この免疫力低下の表れの１つで、腸内環境を整えることで、症状が緩和されることもあります。

腸内環境が、妊娠や出産のどこに関係あるの？と不思議に思う方もいると思いますが、腸から栄養は吸収されるため、腸が元気であることが細胞の元気につながりますし、卵子や精子の成長や元気ににも関わるでしょう。

もう１つ大切なのは、腟内環境と腸内環境が密接に関係しているということです。女性の健康や妊娠、出産には、腟内環境の良し悪しは、大変重要です。

例えば、腟内の細菌は、産道を通って赤ちゃんが生まれてくる際に影響し、これが赤ちゃんへの感染原因になるので、腟内環境をよい状態に保つよう心がけましょう。

細菌性腟炎やカンジタ腟炎は、性交が原因の場合もありますが、性交が原因ではない場合もあります。もともと腟周囲にある細菌は、乳酸菌などによって腟が酸性に保たれていれば防ぐことができますが、なんらかの原因によって腟内の酸性度が変化をして、細菌が繁殖しやすい状態になることがあります。例えば、腟洗浄などをしすぎることも要因の1つです。

腟炎になれば、抗菌剤の投与が行われますが、治療後に乳酸菌が少ない状態が戻らなければ、また腟炎を繰り返すこともあるようです。このとき、腸内環境もまた乳酸菌などが少ない状態にあるかもしれません。

腟炎になれば完治するまで、夫婦生活を持つことができなくなるため、妊娠を希望する夫婦にとっては、大変辛いことでしょう。

また、妊娠早期に見つかった場合、抗菌剤を投与しますが、早産の予防効果は少なく、早産例の腸内環境が正常妊娠と大きく異なることもわかってきています。

腸内環境を整えることは、妊娠するための健康な母体づくりと、元気な赤ちゃんを産むためにも大切なことです。

腸内に、きれいなフローラをつくることが腟内環境をよくすることにもつながるのです。

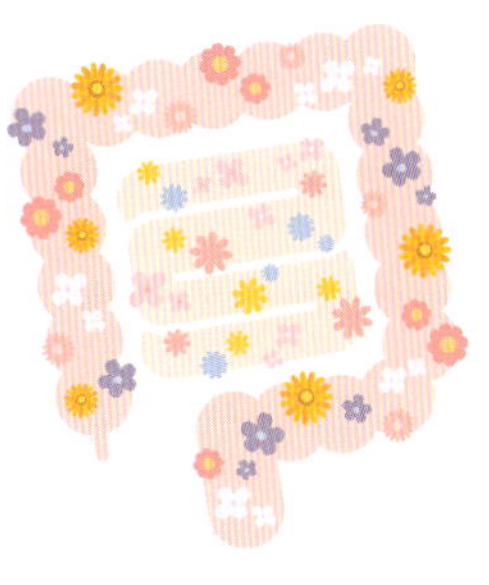

お花の数は多いほうがキレイ！
お花の種類ごとのバランスも大事！

2-5

健康な体づくりが、妊娠力を取り戻す！

体温をあげよう！
基礎代謝をあげよう！

あなたの平熱は、何度ですか？

あなたは、自分の平熱を知っていますか。基礎体温を測っている女性は多いと思いますが、平熱と基礎体温は違います。

基礎体温は、生命を維持するための体温で、体を動かしている時との体温とは差があります。女性の場合は排卵を境に高温相と低温相の二相性になり、男性は特に変化のない一相性です。

平熱は、平常時の体温で個人差はありますが、36.5から37度くらいの範囲にあります。一般的には、子どもの平熱はやや高めで、高齢者はやや低めです。

体温は、測定する部位でも違いがあり、直腸などの体の中心部に近い体温（深部体温／中核温）は安定しています。脇の下で測る体温については、舌下温・直腸温・鼓膜温に比べて外気の影響を受けやすいため深部体温よりも1度前後低くなる傾向にあります。

また、日差もあり、1日のうちで早朝が最も低く、夕方に向けて高くなりますが、夜はしだいに低くなっていきます。1日の体温の差はほぼ1度以内です。

これらのことを踏まえて、毎日同じ時間、同じ測定部位で、飲食や入浴、運動後は避け、リラックスした状態で体温を測定し、1週間ほど測定した体温の平均値や中央値から平熱をだしてみましょう。

平熱が36度を下回っていたら低体温かも

平熱が36度を下回るようなら、低体温かもしれません。低体温と、遭難事故などで聞く低体温症とは違います。低体温症は、深部の体温が35度以下に低下した状態をいいます。

低体温の人は、体調が優れなかったり、花粉症やハウスダストなどのアレルギー症状、便秘に悩んだりすることも多くあります。

また、太っていて、なかなか体重が減らない人は、平熱が低いことが原因の1つになっているかもしれません。

そのほかでは、免疫力が下がる傾向にあり、ウイルスや細菌を防ぎきれず、病気になりやすくなってしまいます。例えば、風邪をひきやすい方は平熱が低いことが要因になっていることもあります。

低体温になる要因には、日頃の食生活や運動、睡眠、ストレスなどが関わっています。

体を温めましょう

低体温を改善するために、体を温めましょう。まず食生活で、体を冷やすような食べ物、飲み物をなるべく取らないようにすることを心がけましょう。

トマト、スイカ、きゅうりなどの野菜は、体を冷やす効果があり、旬の夏の時期に食べるのがよいでしょう。

体を温める効果のある食べ物は、ショウガや唐辛子、ネギ類、サバなどの青魚や羊の肉、ゴマ（黒ごま）などがあります。

また、コーヒーは体を冷やす飲み物なので少し控えめにしましょ

体温をあげるための工夫

1、平熱を知ろう！

毎日、同じ時間に同じ部位で同じ測り方をして、自分の平熱を知りましょう。

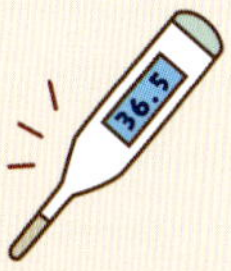

2、体を温めるものを食べよう！飲もう！

ショウガや唐辛子、ネギ類、羊の肉、黒ごまなど体を温める食材を使った食事をしましょう。
飲み物は、コーヒよりも紅茶や烏龍茶、ほうじ茶などを飲みましょう。

3、十分に寝ましょう。

寝ている時は体温は低く、活動している時は体温は高くなります。
低体温だと、この差が少なくメリハリのない状態になっているかもしれません。
朝が辛いのは低血圧だからではなく、体温が低いのが要因だということもあります。

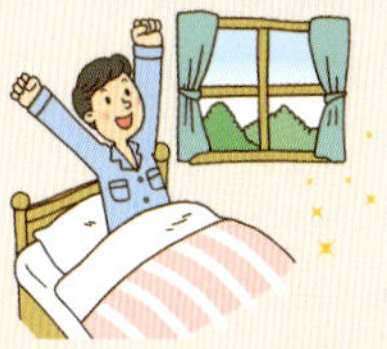

4、お風呂に入りましょう。

寝る２時間以上前までに入るのが理想的で、できれば１時間以上前には入浴を済ませましょう。
その後、体温はゆっくりと下がり始め、眠たくなります。
40℃以下の湯温で、30分ほど浸かりましょう。

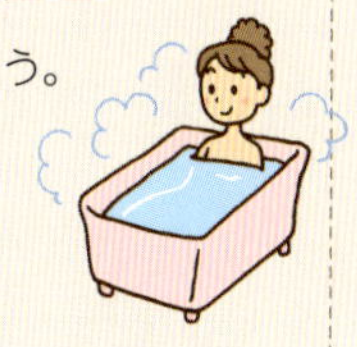

5、運動をしましょう。

運動嫌いの人は掃除や洗濯などの家事に少し負荷をかけるようにして、できる範囲から始めましょう。
筋肉がつくと基礎代謝が上がり、代謝効率も上がります。

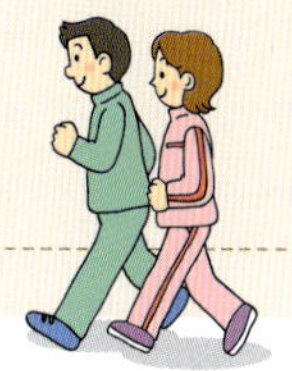

う。紅茶や烏龍茶、ほうじ茶などが体を温めてくれる飲み物です。

体を芯から温めるためには、全身浴！

最近では、シャワーで済ませて湯船には入らないという方もいるようですが、体温を上げるためには、湯船にしっかり浸かりましょう。リラックスするためには半身浴がいいとよくいわれますが、体を芯から温めるためには全身浴がおすすめです。心臓に問題がないのであれば全身浴をしましょう。

ポイントは、40度以下のぬるめのお湯に30分以上浸かることです。こうすることで、副交感神経が優位になり、リラックス効果が高まり、血管も開いて血流量も増えてきます。

好きな香りの入浴剤やアロマオイルなどを入れれば、リラックス効果も期待できます。

筋肉をつけて、代謝効率をあげましょう

日頃から運動することも体温を上げるためには大切です。

筋肉をつけることで、基礎代謝が上がり、代謝効率も上がり、そして体温も上がってきます。

基礎代謝とは、生きていくために最低限必要な生命活動をするためのエネルギーのことをいいます。

だからといって、筋肉モリモリのマッチョな体を目指そうというのではありません。今よりも代謝のいい体を作るために、日常生活の中で運動量を少し増やす工夫をすればいいのです。

運動嫌いの人に、無理に運動しましょうということではありません。いつもエレベーターやエスカレーターを使っているのなら、階段にしてみましょう。自転車に乗っているのなら、自分の足で歩いてみましょう。また、ゆっくり歩いているのなら、早歩きにしてみましょう。

このように毎日の積み重ねが大切なので、無理なくできる範囲から始め、それが日常になってきたら、また少し負荷をかけるような方法にアップグレードしていけばいいのです。

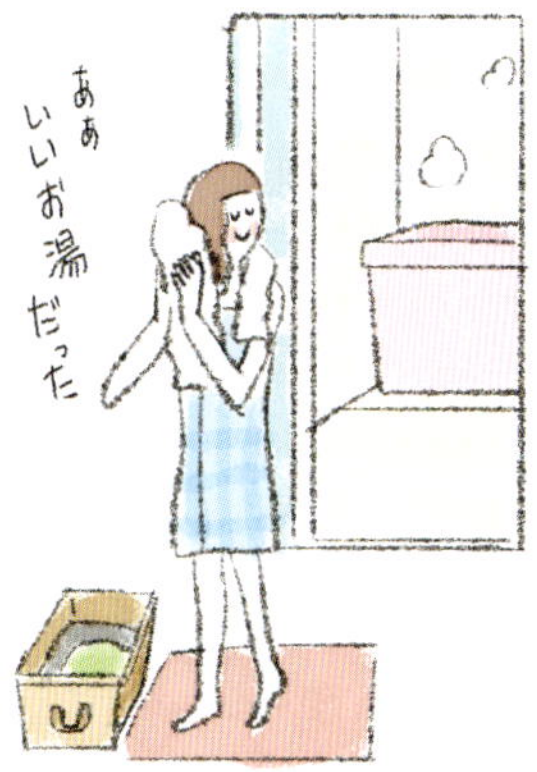

2. 生活習慣はだいじょうぶ？

2-6

健康な体づくりが、妊娠力を取り戻す！

太ってる？ やせている？
適正体重を取り戻そう！

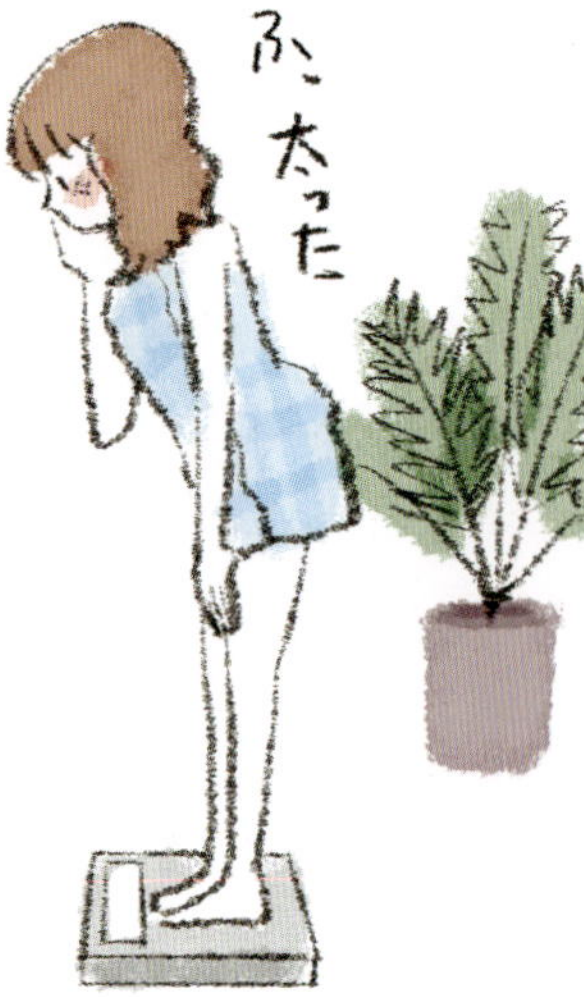

体重管理は大事な赤ちゃんを産むためにとても大切なこと

妊娠を目指す上で、体重を管理することは、とても重要ですし、妊娠後のお腹に赤ちゃんがいる生活でも、体重管理が重要になってきます。

妊娠中の体重増加は当たり前のことです。赤ちゃんは育っていきますし、それに従って羊水も増えます。母体の子宮も乳房も大きくなり、血液や水分量も増え、皮下脂肪も増えます。ですから、体重は妊娠週数を追うごとに増えますが、増えても大丈夫な人と、必要以上に増えては困る人がいます。

それは、妊娠前の体重と身長からみたBMI値から判断します。

日本産科婦人科学会のガイドライン（産婦人科診療ガイドライン2014）によると、非妊娠時のBMI値が18.5～25.0未満の場合、妊娠40週の時点で約3kgの赤ちゃんを1人出産するのに必要な体重増加量は11kgとしています。

妊娠高血圧症候群の予防などから考え、BMI値が18以下の人は10～12kg、18～24未満は7～10kg、24以上は5～7kgを推奨しています。しかし、肥満妊婦の妊娠中の体重増加を5kg以下に抑えても巨大児などは防げず、体重増加が大きいほど帝王切開率が上がるとしています。

妊娠高血圧症候群、早産、巨大児は、肥満妊婦に発症しやすい傾向がありますが、特に妊娠高血圧症候群は年齢が上がるとともに発症率も高くなる傾向にあります。

また、やせている妊婦の場合、切迫早産、早産、低体重児になりやすく、赤ちゃんへの影響が心配です。

少しでもリスクを減らすために、今から体重管理をしましょう。

太っているとよくないの？

BMI値25以上が肥満とされ、値が上がるにつれて排卵障害を起こしやすくなります。

エストロゲンは卵巣でつくられますが、脂肪組織の中でもつくられています。そのため、少しふっくらした女性の方がいいという見方もあります。しかし、太り過ぎるとホルモンのバランスが崩れ排卵障害を起こすことがあります。

例えば、太っている人に多く見られる多嚢胞性卵巣症候群の場合も、体重を落とすことで排卵が起こるようになるケースもあります。

そして、太り過ぎにより血流が

BMI値と体外受精

IVFを受けている女性の妊娠前のBMI値は、妊娠および出産に影響する。特に、早産および低出生体重児のリスクの増加と関連し、肥満は、調査した全てのARTおよび産科の結果によくない影響を及ぼす可能性がある。

調査期間　：2008年～2013年
調査対象　：米国　体外受精周期
全国494,097件のうち胚移植周期（自己卵新鮮胚）402,742件中、妊娠成立した180,855件

	妊娠	生産	単胎妊娠の低体重児	早産	流産
低BMI女性	0.97倍	0.95倍	1.39倍	1.12倍	1.04倍
高BMI女性	0.94倍	0.87倍	1.26倍	1.42倍	1.23倍

正常BMIの女性を基準にして、低BMI、高BMIのリスクがどれくらいになるのかを調査。結果は以下の通りで、うち低BMI女性の流産率には有意差はなく、その他の項目は有意差があったと報告している。

Fertil Steril. 2016 Dec;106(7):1742-1750

IVFを受けている夫婦で夫のBMI値が高い場合、初期胚のグレードに有意差は見られなかったが、BMI値が高くなると胚盤胞のグレードに影響する可能性がある。

調査期間　：2008年1～5月
調査対象　：豪州
初回体外受精305組
ドナーと凍結精子は除外

BMI	正常	太り過ぎ	肥満	病的な肥満
IVF受精率	67.2	58.5	60.2	ND
ICSI受精率	75.0	72.5	78.7	65.4
3日胚のG1とG2率	55.1 ± 4.6	61.5 ± 2.8	61.3 ± 4.6	42.1 ± 7.4
胚盤胞発生率	29.3 ± 4.3	27.8 ± 3.1	20.3 ± 3.9	18.7 ± 5.7
拡張胚盤胞	17.9 ± 3.3	15.2 ± 2.2	10.7 ± 2.9	8.5 ± 4.2

病的な肥満男性の妻は、他のグループに比べてBMI値が高い傾向があり、これも関係している可能性がある。

Fertil Steril. 2011 Apr;95(5):1700-1704

悪くなることで卵巣や子宮へ必要なホルモンが届きづらくなり、卵が十分に育たなかったり、子宮内膜が十分に厚くならなかったりする可能性も高くなります。さらに糖代謝に異常が起きると、胎児の奇形率が増え、流産の要因にもなります。また、太り過ぎは妊娠高血圧症候群や妊娠糖尿病になりやすく、出産時には難産になりやすく、脳出血などのリスクも高まります。

肥満は、妊娠や出産へのリスクが大きいですが、急激に体重を落とすと体にもよくありません。1カ月に体重の5%を落とすことを目標に取り組んでみましょう。

やせているとよくないの？

BMI値18.5未満がやせとされています。BMI値が18以下の極度のやせの場合は、排卵が止まり、無月経になる人が多くいます。これは、視床下部の働きに抑制がかかり、卵を育てるFSH（卵胞刺激ホルモン）と卵を成熟させ、排卵のきっかけをつくるLH（黄体化ホルモン）の分泌量が減ることが要因です。

卵を育て、卵子を排卵するということは、自分の体で新しい命を育てることにつながるわけですが、やせ過ぎていると「自分の命を守ることで精一杯。とても新しい命を育てるほどの力はないよ」という体のサインでもあります。

また、低体重児や早産の確率も上がり、生まれた子どもが将来、糖尿病や高血圧などの生活習慣病を発症するリスクが高まるという発表もあります。

BMI値18.5未満の場合は、少しずつ体重を増やすようにしていきましょう。卵も細胞の1つです。栄養が不足している状態であれば、質のいい卵子に育てることができません。

太り過ぎていても やせ過ぎていても

太り過ぎや痩せすぎの場合、妊娠したいと思っていても、体は「元気な赤ちゃんを産むために、今のままじゃ10カ月も耐えられない」と訴え、排卵を止め、自分の命を守ろうとする生体防御の反応を示しているのかもしれません。

妊娠するためだけでなく、順調な妊娠経過と安全な出産、そして生まれてくる赤ちゃんのために体重管理をしましょう。

3 性生活はだいじょうぶ？

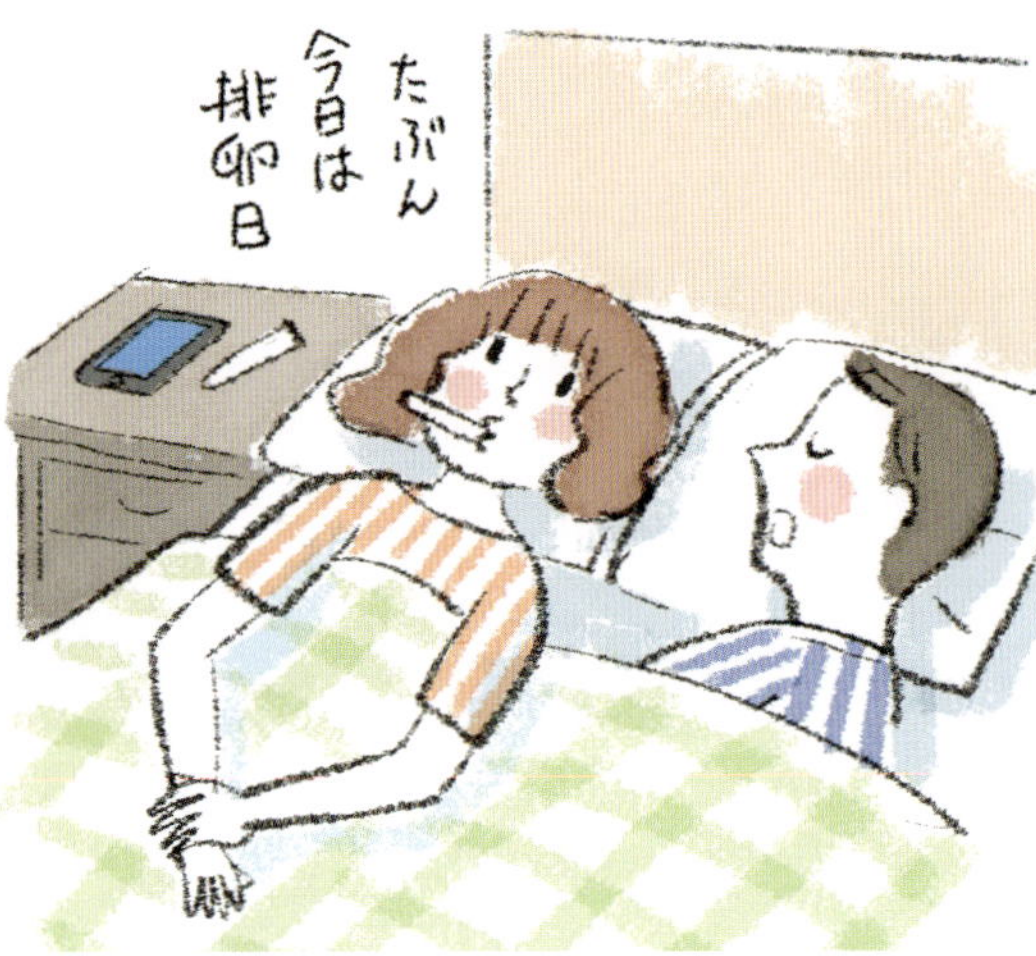

3-1 タイミングは大事！ でも、基礎体温を気にしすぎない

妊娠しやすいタイミングは？

妊娠しやすい時期は、月経周期によって変わります。多くの夫婦は排卵日を特定しなくても、月経の出血が治まった頃から2、3日に一度性生活を持つことで排卵日を逃すことなく妊娠することができます。

月経周期が25～38日の範囲であれば、だいたい月経10日目あたりから月経18日目までの間に性生活があれば、排卵日を逃すことなく卵子と精子が出会うことができるでしょう。

月経周期の長さは、おもに排卵までにかかった日数で変化します。排卵後、卵巣に残った卵胞は黄体に変化して黄体ホルモンを分泌するようになりますが、この黄体の寿命はどなたも14日前後です。

また、市販の排卵日検査薬などで排卵日を予測することができます。これは、尿から排卵のきっかけをつくるLHの上昇を捉えるもので、多くの女性、また多くの周期で、これが当てはまります。

うっすらと陽性反応があった時から性生活を持つようにすればいいのですが、LHの上昇＝排卵するということではありません。

あくまでもホルモンの変化を捉えることができるだけで、本当に排卵があったかどうかを知ることはできないのです。

排卵をなるべく正確に知りたいのであれば、やはり医師の診察を受け、超音波検査や血液検査などから予測してもらい、その後に排卵があったかどうかも超音波検査などでチェックしてもらうのがいいでしょう。

高温期が短いのは卵胞成長が関係していることも

よく高温相である黄体期が短く黄体機能不全が疑われることがありますが、これは卵胞の成長が関わっていることがわかっています。

卵胞の成長、成熟が十分でなかった場合、卵巣に残された卵胞もまた、十分な黄体ホルモンを分泌する黄体になることができず、黄体期が短くなる傾向があります。これを捉えて、黄体機能不全といわれることがあります。

人によっては基礎体温が上がった、下がったと一喜一憂してしまい、それがストレスになり、月経不順を起こす要因になることがあります。

すでに不妊治療を開始していて、医師から基礎体温をつけるように指導を受けていないのであれば、思い切って手放し、カレンダーを見て月経10日目あたりから月経18日目の間に2、3回の性生活を持つようにし

基礎体温をつけなくてもカレンダーで大丈夫！

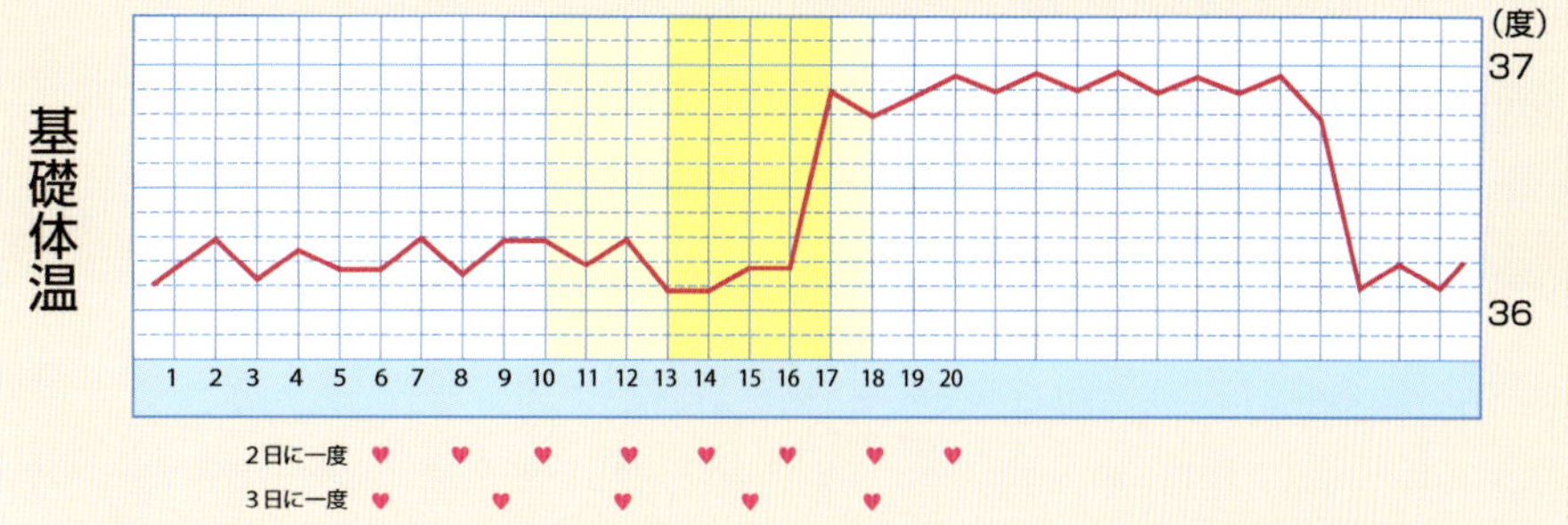

基礎体温を測らなくても、月経周期が25〜38日の間できていれば排卵が伴った月経であることが見込まれます。

そのため、月経の出血が治まった頃から２日、または３日に一度、性生活を持つことで排卵期となる10〜18日を逃すことなく妊娠にチャレンジできるでしょう。

性生活と排卵のタイミングが合わなければ妊娠はかないませんが、基礎体温とにらめっこして「今日か！? 明日か！?」と気を揉まなくても、カレンダーを見て日を数えることでも十分です。

基礎体温は、夜間にトイレへ行ったり、風邪をひいていたり、寝不足だったりと、少しのことでも変動をします。周期が曖昧であっても、やはり同じくらいの期間に性生活を数回持っていれば排卵のタイミングと性生活がズレることはないでしょう。

ましょう。

妊娠しない期間と性生活

1回の排卵で妊娠する確率は25〜30％（妊娠適齢期：20代〜30代前半の女性）ですから、月経10〜18日の間に数回の性生活を送っていれば約半年で7割以上の夫婦が妊娠するということになります。

年齢を重ね、妊娠率が低下すると、これ以上の期間がかかると考えるかもしれませんが、期間をかければ妊娠が成立するとは限りません。現在、不妊症の定義は「避妊をしない性生活を1年以上送っても妊娠成立しないこと」です。

つまり妊娠適齢期の女性であれば、避妊をしなければ1年以内に妊娠成立する確率が高いということで、妊娠が成立しないということは「排卵のタイミングに合わせた性生活では妊娠は難しいのでは？」ということにつながります。

つまり妊娠をしない要因は、排卵日と性生活のタイミングがずれているからではなく、なにか他の要因があると疑ってもいいということです。

とくに35歳を過ぎたら、1年を待たずとも半年程度から「あれ？ おかしいな」と不妊を考えてみてもいいでしょう。

性生活で妊娠できない要因が見つかれば、それに適した不妊治療が必要になります。夫婦に適した治療が、どのような方法であっても、年齢が若い方が妊娠率も高くなります。

性生活の延長線上に妊娠があって、出産がある夫婦は多くいますが、子どもを授かる方法は夫婦それぞれです。方法にこだわるよりも、子どもを授かることにこだわってみたら、不妊治療に対する考え方も少し変わってくるのではないかと思います。

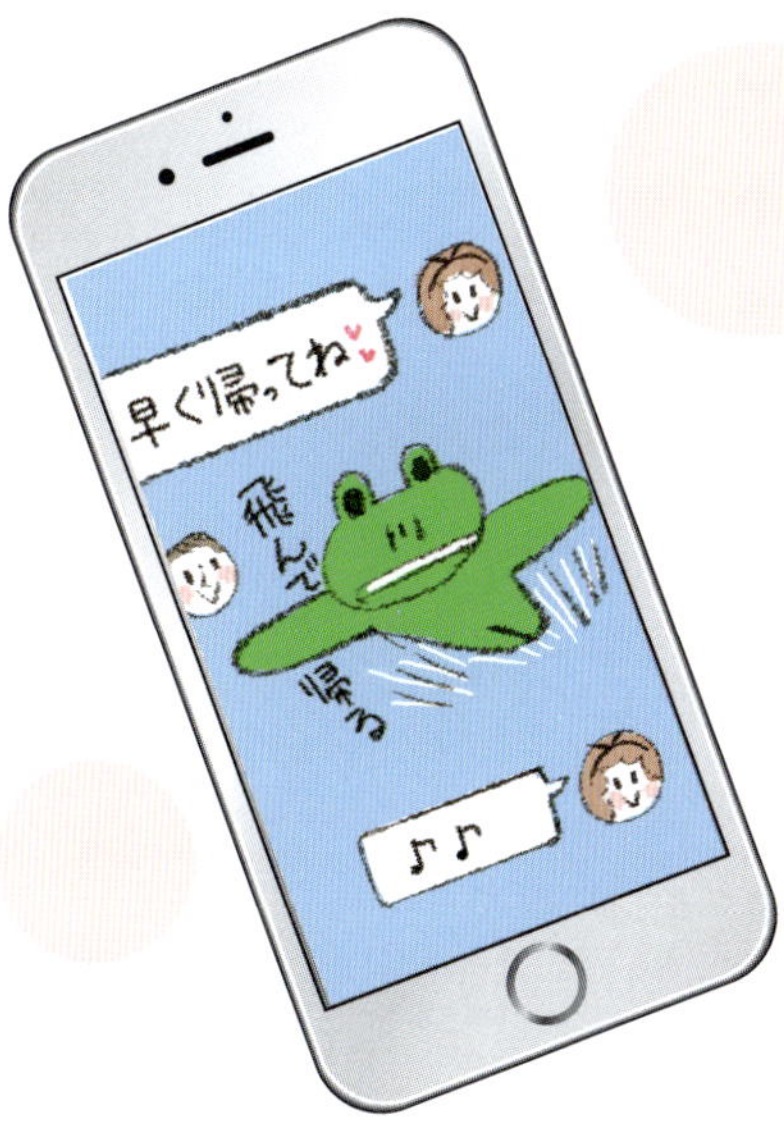

3．性生活はだいじょうぶ？

3-2

タイミングは大事！でも、もっと大事なことがある！

恐怖の排卵日

妊娠を希望する女性にとって、排卵に合わせて性生活を持つというのは、とても大切なことです。

なにしろ約1カ月に1回しか排卵はないので、妊娠チャレンジ中は「これを逃したらいけない！」という思いが強くなっていきます。

では、「今日が排卵日なので、よろしく！」と言われたご主人はどうでしょうか。

排卵に合わせて性生活を持ち始めた頃は、ご主人もその気でがんばってくれるかもしれません。

ただ、排卵日にしなくてはいけないということが、反発心を産んで最初から拒む男性もいます。また、何度も周期を送っていると、月経が来るたびに妻が悲しむ顔を見るのが辛くなり、「僕のせいで妊娠が叶わなかった」と落ち込む男性もいます。

それがだんだんと性生活を拒むことや、性生活を最後まで営むことができなくなることにつながることもあります。

「排卵日＝セックスをしなくてはならない日」では、楽しむどころか苦痛になり「恐怖の排卵日」になってしまうでしょう。

排卵日にこだわらない。2人が気持ちいいのが大事

恐怖の排卵日にしないためには、排卵日にこだわり過ぎないことです。基礎体温とにらめっこをして、「今日が排卵日だから、早く帰ってきてね」では、ご主人も萎えてしまいます。さきほども言ったように、基礎体温を測らなくても、カレンダーで日を数えることでも排卵日をそうそう逃すことはありません。

例えば1周期、排卵と性生活のタイミングがズレてしまったとしても、1年間、すべてズレてしまっているということもないでしょう。周期的な月経があって、排卵日1日だけを狙って性生活をするのでなければ、夫婦が趣くままに性生活を送っても、排卵とのタイミングを外し続ける方がむしろ奇跡です。

ですが、「月経の出血が治まったらコンスタントな性生活を！」といわれても、新婚当初ならまだしも、年月が経つとなかなか…」という夫婦もいらっしゃることでしょう。

ただ、妊娠を望んでいるわけですから、それは夫婦が共に了解し合い、なるべく自然な流れで性生活を営めるようにお互いが工夫することが大切です。

例えば、日頃から触れ合うようにして、お出かけのときには手をつないだり、一緒にお風呂に入るようにしたり、食事は向かい合わせでなく隣り合わせに座ってみたりと、日常生活の中のちょっとした工夫や変化が性生活を楽しく持つことへつながっていくかもしれません。

また、趣向を変えて、ラブホテルやファッションホテルなどを利用してみてもいいかもしれません。付き合っていた頃のワクワク感を2人で取り戻してみてはいかがでしょうか。

セックスとオーガズム

今までセックスでオーガズム（絶頂感）を感じたことがあるか

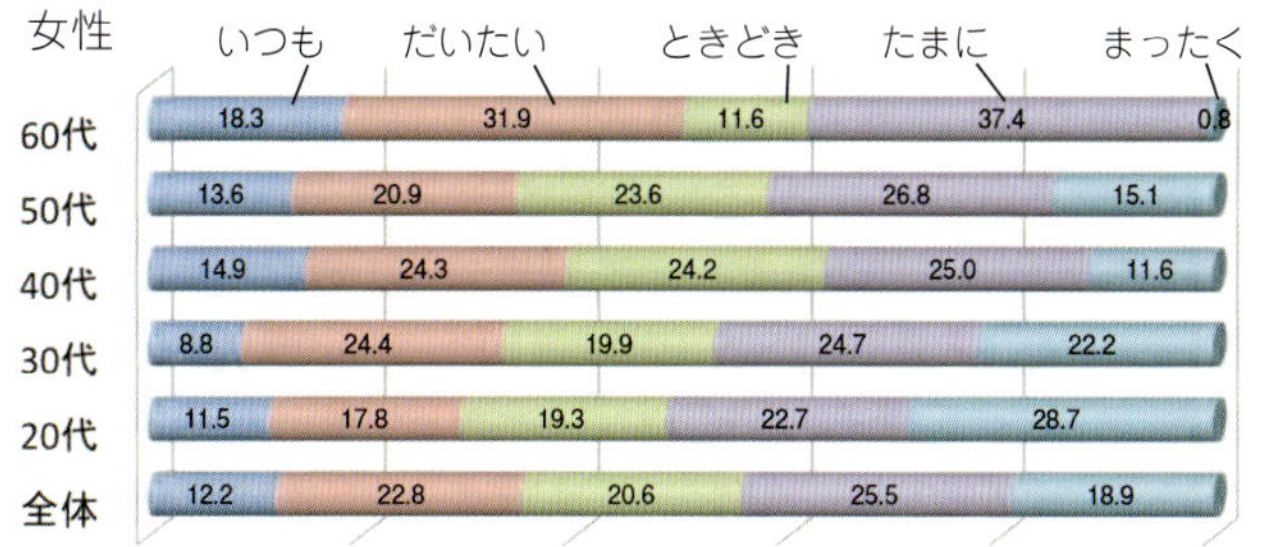

セックスの際の悩み

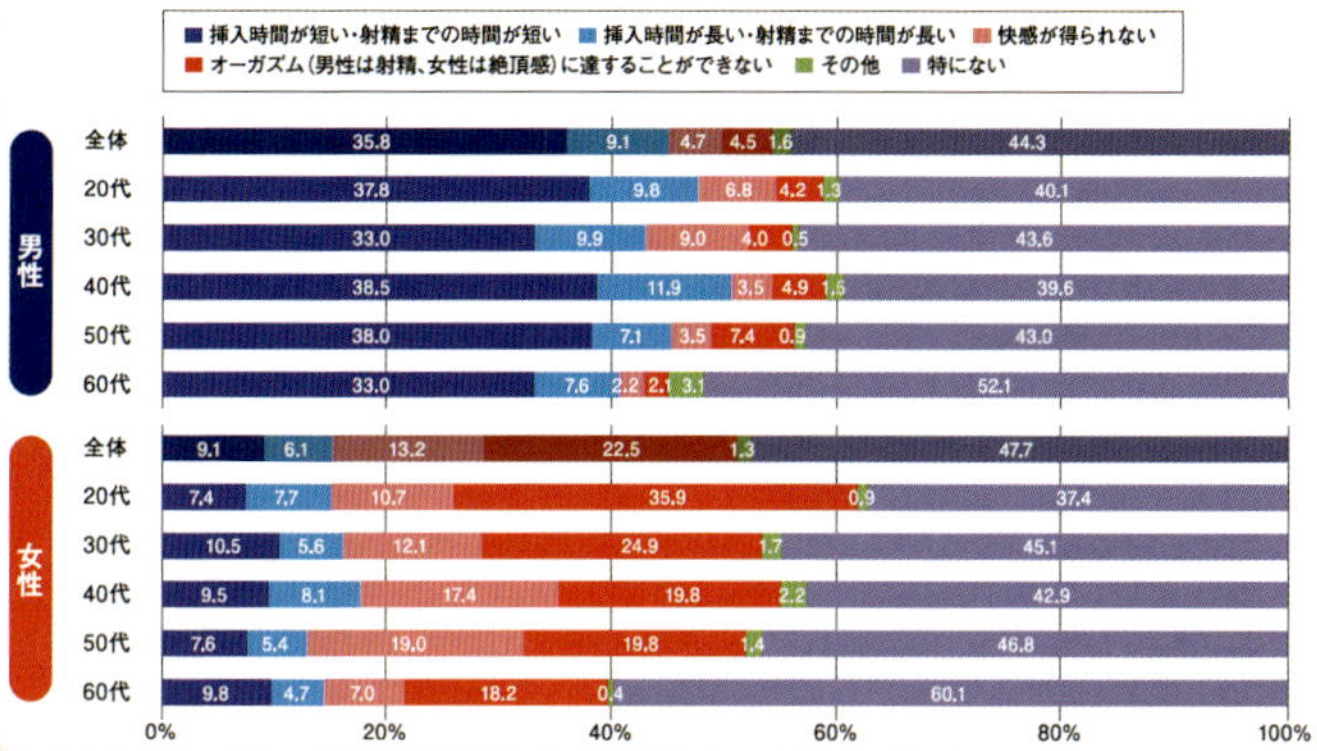

インターネットを介して2013年は5,570人、2017年は5,029人の有効回答者数のデータを発表しています。

オーガズムについては、感じたことはあっても、「いつも」「だいたい」と答えている女性は全体で35%。これは女性だけの問題ではなく、男性のテクニックにも関係してきます。

セックスの悩みについては、目を引くのが男性の挿入時間の長さです。ただ、女性はあまり気にしていないようです。女性は、快感が得られないとオーガズムに達することができないことをあげていますが、これを男性がどう感じているのか知りたいところです。

この他にもさまざまな項目があり、女性の性欲が高まる時期はいつか？ などもあり、20〜40代の女性の約30%が「そろそろ月経が始まる頃」と答えています。

ジェクス　ジャパン・セックスサーベイ
http://www.jex-inc.co.jp

妊娠しやすいセックスとは？

よくセックスが終わった後は、腰を上げて自転車漕ぎをするような姿勢を5～10分保つといいとか、精子が子宮へ入って行きやすいようにうつ伏せ寝をするといいなどといわれていますが、本当のところはよくわかっていません。

子宮は、本来おへそ側に少し曲がっていて前屈です。なかには後ろ側に傾いた後屈の方もいますが、生まれつきではなく子宮内膜症などが原因になっていることもあり、この場合、ケースによって手術が必要になることもあるようです。

ただ、生まれつき子宮後屈の方の中でも、それと知らずに無事に妊娠し、出産している方も多くいます。ですから、子宮後屈が原因で妊娠しないのでは？と、あまりこだわらなくてもいいでしょう。ただ、精子が子宮へ上がっていきやすい道を作るという意味では、子宮後屈の人がうつ伏せ寝をしするのもいいでしょう。

また、妊娠しやすい体位はあるのか？といえば、それもとくにこだわらなくてもいいでしょう。

それよりも、2人がセックスを楽しむことの方が大事です。

そのほかでは、「オーガズムを感じないのがよくないのか？」という心配もあるようですが、これも妊娠率とはあまり関係がないようです。

例えば、日本のコンドームメーカーであるジェクス社がインターネットでセックスに関する調査をしています。2013年発表のこの調査では、オーガズムを感じたことがある女性は、81.1%でした。その中でいつも感じる、だいたい感じると答えた女性は合わせて35%です。2017年の発表では同じ調査項目はありませんが、セックスの悩みにオーガズムに達することができないと回答した女性は、20代で約36%、30代で約25%、40代で約20%でした。

膣の位置が、おなか側に近い（前付き）か、遠いか（背後付き）かでオーガズムの得やすい体位はあるかと思いますが、これが妊娠しない要因だとしたら、世の中にはもっと妊娠しないことに悩んでいる方が増えるでしょう。

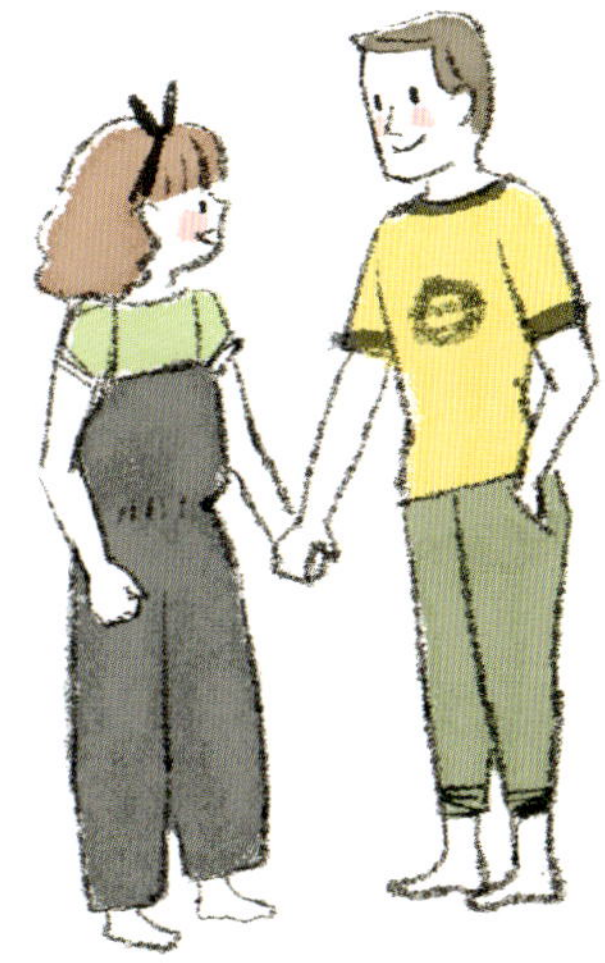

4 ストレスは大丈夫？

4-1 みんな違って、みんないい！ そのままのあなたでいい

十分がんばっている 十分強い

「妊娠したい！」と願う毎日は、気持ちのアップダウンの連続です。

まるで基礎体温のグラフのように低温期には「排卵はいつだろう？」と心配をして、高温期には「妊娠したかもしれない！」と期待に胸が膨らみます。けれど、月経がきて、一気に気持ちが沈んでしまいます。

このように女性は、1カ月の間に、不安と心配と期待とで、気持ちのアップダウンがあります。月経の出血を見るたび、「またダメだった」という思いが強くなり、未来の子どもを思って、その喪失感を味わうこともあるかもしれません。

そういった周期を何度も送っていることは、本当に精神的にキツい状態です。

人にはさまざまなタイプがあって、物事への対処方法もさまざまです。月経がきて落ち込んだり、泣いたりすることに「もっとがんばらなくてはいけない」「もっと強くならなくてはいけない」と思うときには、もう少し自分に正直になりましょう。

落ち込んでもいい。

泣いてもいい。

怒ってもいい。

そういう感情を持つことは、とても自然なことなのです。

また、そういった感情を持つ自分のことを「ダメだ」と思ってしまうことも自然ですし、そんな自分を「キライ」と思うことも自然で、だから「強くなりたい」と思うのでしょう。

また、大変厄介なことに、自分のダメなところは見つけやすいのに、いいところを見つけるのが下手な人も多くいます。日本人の特徴なのかもしれませんが、それらを含めて「そういう思いを、今、私は抱えているんだな」と、自分の感情を受け入れてみましょう。

あなたは、十分がんばっています。これ以上、がんばらなくても大丈夫。今のままで十分です。

これ以上、強くならなくても大丈夫。今でも、十分強いです。

だから、ここまでいろいろなことを乗り越えてきたのでしょう。

弱い自分も認めること

誰しも弱い部分があります。また、いろいろな体験から弱い自分を抱える時期もあるでしょう。

子どもを望む夫婦にとって、「妊娠しない」ということは、大きなストレスになります。

不妊治療をしている夫婦も、「治療をしているのに、どうして？」という思いから、なかなか妊娠へたどり着かないことに怒りを感じることもあるかもしれません。それが、医師への不信感や、治療への不満となっていくこともあるでしょう。

また、妊娠しないことを何かのせいにしたり、どこかへ責任をなすりつけたりすることもあるかもしれません。

そして、兄弟や友人、知人が妊娠したり、出産したりすることに「おめでとう」と言えない自分を

自分の性格を知ろう！

自分のことは、自分がよく知っている！ と思っても、他人が思っている自分と、自分が思っている自分が違うこともしばしばあります。では、どちらかが間違っているの？ というと、そうでもないでしょう。

自分も他人も知っている「自分」もいれば、自分しか知らない「自分」もいます。また、自分は知らないけれど他人は知っている「自分」（自分では気がついていない「自分」）もいるでしょうし、自分も他人も知らない「未知の自分」もいるかもしれません。自分を受け止める、受け入れる、認めるためには、客観的に自分を知ることも大切です。

そのために性格診断をしてみるのも１つの手段です。ここで、２つの性格診断を紹介します。それぞれ特徴はありますが、実際の診断についてはインターネットなどでも紹介されていますし、診断に関する書籍も多く出版されています。どちらの性格診断も質問数が多いので、特徴的なことをご紹介します。

▶ エゴグラム

アメリカの心理学者エリック・バーン博士が考案した「交流分析」という人間関係の心理学理論です。これに基づいて作られたエゴグラムは、人の性格をCP：厳しさ、NP：優しさ、A：客観性、FC：素直な感情表現、AC：協調性の５つに分け、そのエネルギー配分をグラフにして自分の性格の傾向やクセをみます。

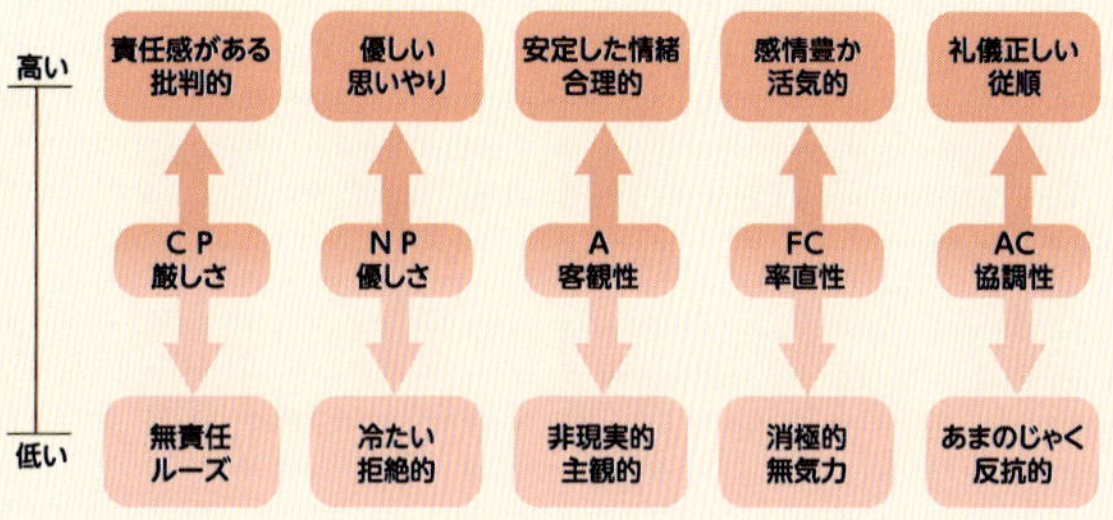

▶ エニアグラム

個人の特性をタイプ1：完全でありたい人、タイプ2：人の助けになりたい人、タイプ3：成功を追い求める人、タイプ4：特別な存在でありたい人、タイプ5：知識を得て観察する人、タイプ6：安全を求め慎重に行動する人、タイプ7：楽しさを求めて計画する人、タイプ8：強さを求めて自己主張する人、タイプ9：調和と平和を願う人の９つに分類することで、その人の本質と行動パターンがわかり、またどのタイプから学ぶと人と上手く関われるかを知ることができます。

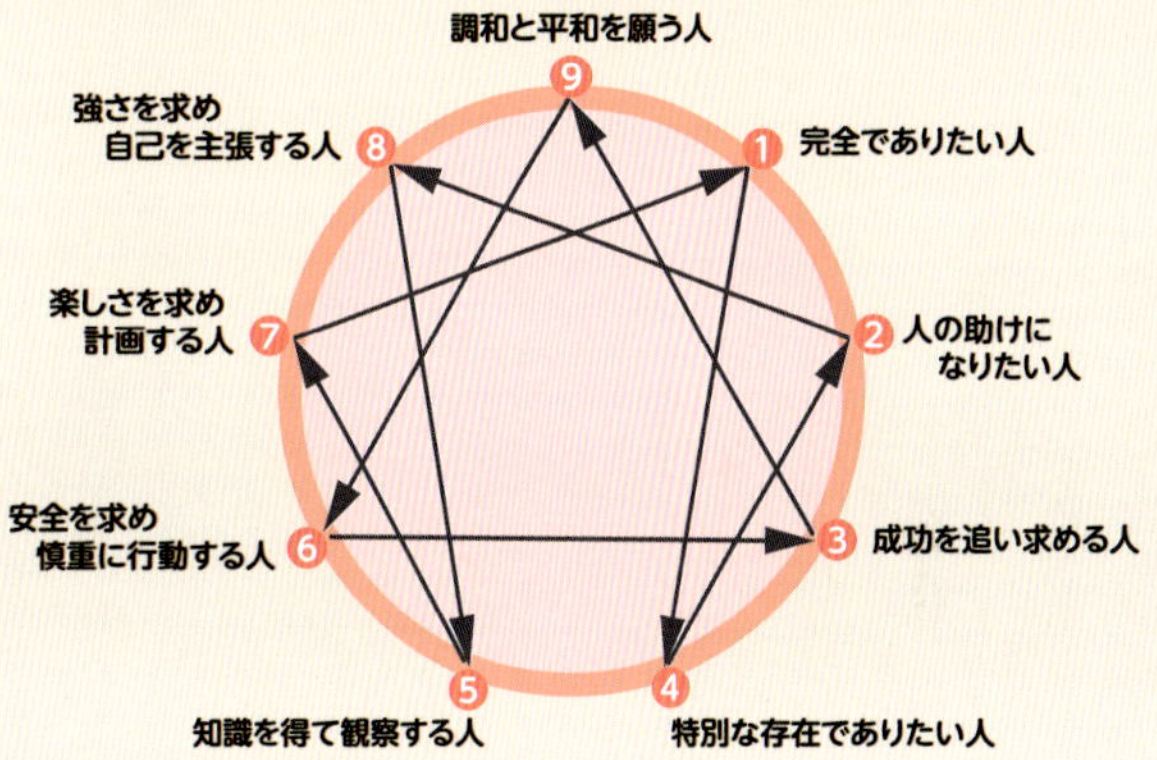

非難することもあるでしょう。

大きなストレスを抱えていれば、誰かに対して攻撃的になったり、感情的になったり、内にこもったり、悲観したりします。人によって抱える思いは違いますが、それは平常心ではありません。大きなストレスを抱えていれば、ふだんと同じような気持ちでいられないことは、少しもおかしなことではないのです。

それを自分の弱さと思っているのなら、自分の弱さを否定することよりも、弱さを認めることが大切です。また弱さを認めることが、強さへつながっていくでしょう。

自分の弱さを知るためには、自分の性格や行動パターンを知るのも大切なことです。

エゴグラムやエニアグラムという性格診断をして、自分を客観的に知ってみてはいかがでしょうか。

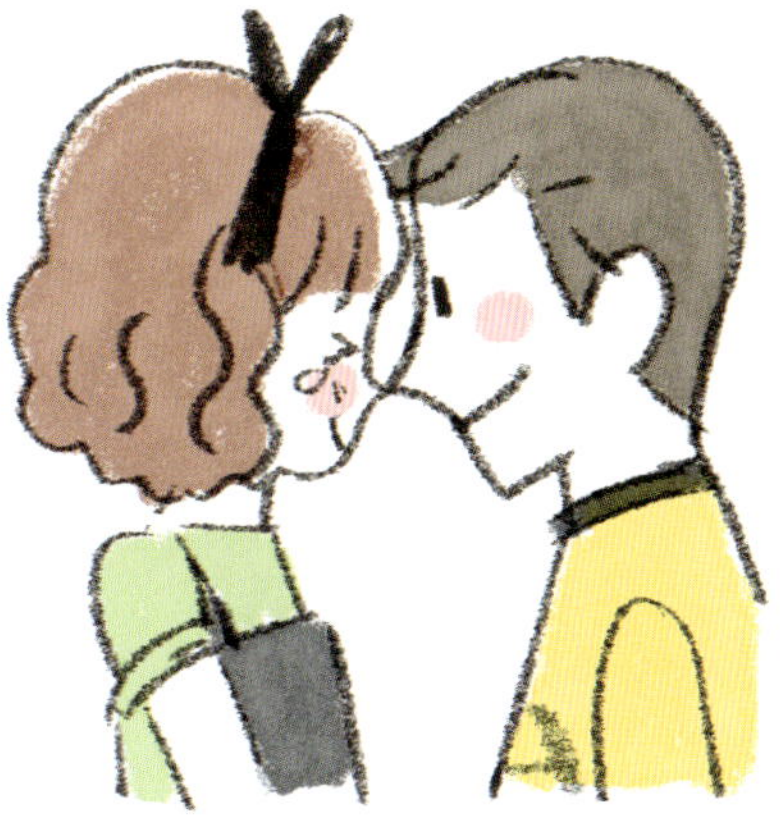

4．ストレスはだいじょうぶ？

4-2

みんな違って、みんないい！ がんばらなくても、大丈夫！

何がストレスになっているか

なかなか妊娠しないと悩む期間には、さまざまなことがストレスの要因になります。

月経がきてしまうことがストレスを引き起こす原因（ストレッサー）となりますが、それだけではなく日常の生活の中で周囲からの何気ない一言、例えば「子どもはまだ？」などもストレスにつながることもあります。また、友人や親戚との付き合いでは、子連れの場に居たたまれない思いを抱えたり、メールなどで送られてくる赤ちゃんの写真に傷ついたり、外出時に妊婦さんや赤ちゃん連れに会うと涙が出そうになったりと、さまざまなシーンで辛い思いを抱えることがあります。

それらに出会っても、何とか切り抜けられることもありますが、どうにも切り抜けられない心の状態のときもあり、それが積み重なると心の病気につながることもあります。

ですが、それらストレスから完全に逃れるということは難しく、1日を送る中で何かしら心の傷を抱えることがあるでしょう。

ストレスの解消には、1日3回ご飯を食べること、十分な睡眠をとること、リラックスできる時間を持つことなど、基本的な生活をリズムよく、順調に送ることも大切です。

リラックスには半身浴や、音楽鑑賞、アロマテラピーなどが効果的なこともあります。自分が気持ちよく過ごせて、頭を空っぽにできるようなことを見つけましょう。そして、ストレスを積み重ねることがないように、抱えている思いを少しずつでも吐き出すことも大切です。1人で抱え込み考え込まないように、パートナーや友人、また同じ悩みを抱える人に相談をしてみましょう。

ストレスを放置すると、身体の不調となって現れることもあり、それが大きな病気につながることもあります。体調不良が気になる場合には、心療内科などに相談することも大切です。

とにかくガマンをし過ぎないようにしましょう。泣きたい時には、声を出して泣くことも大事です。

できる時に できることをやろう

気持ちが上向きの時には、心も体も軽くなってフットワークがいいものです。

少し前を振り返って「何をあんなに悩んでいたんだろう」と思うこともあるかもしれません。

心が軽い時、元気な時、楽しい時は、その時間を十分に楽しみましょう。

そして、とても落ち込んでいた時に考えていた「強い自分になりたい」にも挑戦してみましょう。

強くなるためには、逆境に強くなること、折れない心を育てることです。折れない心は、強く頑丈な心ということではなく、柔らかな心と捉えてみてください。例えると、低反発マットのような心です。低反発マットは、人の体が乗れば沈んだり、凹んだりしますが、人の体が離れればすぐに元に戻ります。

ストレスを受けても、それを柔軟に受け止めて、すぐに元に戻れれば、

ライフイベントのストレス度

順位	日常の出来事	ストレス強度	順位	日常の出来事	ストレス強度
1	配偶者の死	100	22	仕事上の地位の変化	29
2	離婚	73	23	子女の結婚	29
3	夫婦別居	65	24	親戚関係でのトラブル	29
4	刑務所への収容	63	25	個人的な成功	28
5	近親者の死亡	63	26	配偶者の就職または退職	26
6	本人の大きなけがや病気	53	27	本人の進学または卒業	26
7	結婚	50	28	生活環境の変化	25
8	失業	47	29	個人的習慣の変更	24
9	夫婦の和解	45	30	上司とのトラブル	23
10	退職・引退	45	31	労働時間や労働条件の変化	20
11	家族の健康の変化	44	32	転居	20
12	妊娠	40	33	学校生活の変化	20
13	性生活の困難	39	34	レクリエーションの変化	19
14	家族の健康や行動の大きな変化	39	35	社会活動の変化	19
15	仕事上の変化	39	36	宗教活動の変化	18
16	家族上の変化	38	37	300万円以下の借金	17
17	親友の死	37	38	睡眠習慣の変化	16
18	配置転換・転勤	35	39	家族の数の変化	15
19	夫婦ゲンカの回数の変化	35	40	食生活の変化	15
20	300万円以上の借金	31	41	長期休暇	13
21	借金やローンの抵当流れ	30	42	ちょっとした法律違反	12

心は沈んだままにならないでしょう。

柔らかで、しなやかな心を育てるのは簡単にできることではありませんが、小さな達成感を積み重ねて「自分はできるんだ」という気持ちを持つこと、今日1日の「よかった」と思えることをみつけましょう。そして、それがうまくできなくても「私はダメ」という評価をせずに「今日はできなくても、いつかできるようになる」と思うこと、そして「よかった！」を十分に味わうことも大切です。

今のままで十分がんばってる！

1968年にアメリカの精神科医ホームズとレイが発表した「ライフイベントのストレス度」というものがあり、これを日本向けにアレンジしたものがさまざま出ています。日常の出来事がストレスの高い順から並べられ、それぞれ点数がつけられています。この1年にあったことから該当する項目にチェックをします。

150点未満ならストレスの問題はなく、150以上300点未満でストレスが体に与える影響に注意が必要で、300点以上の場合は、とても強いストレスを抱えているという目安になります。

あまり関係のない項目もありますが、よくないことばかりでなく、いいことにもストレスが加わることがあり、妊娠や性生活に関することのストレスは上位にあります。

夫婦ゲンカや仲直り、家族の健康や親戚関係のことなど、思い当たることも多くあるかもしれません。それだけストレスを抱えやすく、心も疲れやすい日常にあるわけですから、毎日を送っているだけで十分にがんばっているのです。

これ以上は、がんばり過ぎです。まずは、がんばっている自分をほめてあげてください。

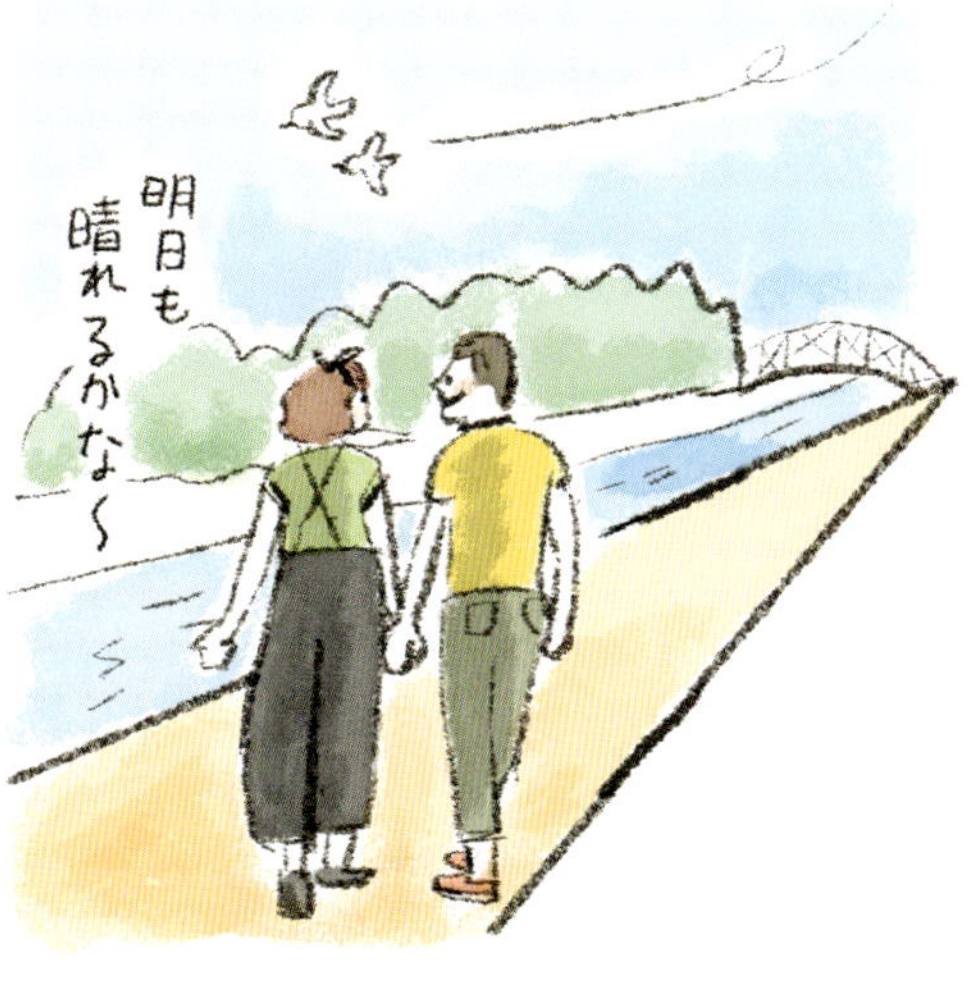

5 夫婦だけでだいじょうぶ？

5-1 妊娠する方法は、夫婦それぞれ

不妊治療で妊娠をアシスト

子どもを授かるために不妊治療で手伝ってもらう

「妊娠を望んで性生活と排卵のタイミングを合わせても、なかなか妊娠しない」「太っているので痩せてみる」「痩せているので太ってみる」「食生活を改善する」「運動もしてみる」「鍼灸に通ってみる」「サプリメントを飲んでみる」

「いい」と言われることに、いろいろチャレンジしてみた。

でも妊娠しない！

夫婦で子どもを授かるためにがんばるのは、大切なことです。でも、夫婦だけの力では難しい場合もあります。

それは、避妊しない性生活を送って1年以上経つのに妊娠しないことが目安になります。

その時は、思い切って病院へ行ってみましょう。そして、妊娠を難しくしている原因がないかを検査してもらいましょう。

不妊治療は、「不妊」という状態を改善するというよりも、妊娠を妨げている原因を医療技術で助けてもらい妊娠を目指す医療で、今の状況よりも妊娠しやすい方法と考えましょう。そのための検査は「あなたは不妊です！」と決めるために行うのではなく、「どうしたら妊娠できるのか」と、その方法を探るために行うものです。

不妊治療は、何も怖くありません。怖いのは、「なぜ、妊娠しないのか？」を知らずにいることです。大切な時間を有効に使うためにも、一歩踏み出してみましょう。

赤ちゃんが授かるための検査

女性の検査は、月経周期に沿って行われます。卵胞期、排卵期、黄体期と基礎体温に変化があるのは、ホルモンの分泌に変化があるためで、この変化が順調にあれば排卵が起こっているだろうことがわかります。また、それぞれの時期に血液検査をすることでホルモンが十分に分泌されているかがわかり、視床下部、下垂体が正常に働いていること、卵巣が正常に働いていることがわかります。このホルモン分泌に合わせて、卵巣内の卵胞が順調に育っているか、子宮内膜が厚くなっているかを超音波検査で調べます。

その他、卵管の通過性に問題はないか、問題がある場合はどこがその箇所なのかなどを子宮卵管造影検査で調べます。通水や通気などで簡易的に調べることもできますが、この場合は卵管の問題のある場所を特定することはできません。

男性の検査は、精液検査が主になります。精液の全量と、精子の数や運動する精子の数、形に異常のある精子の数などを精液から調べます。特に、検査結果があまりよくなかった場合は、一度の結果で決めてしまわず、何度か行い、その結果の平均値や中央値から判断をします。何度精液検査をしても精子の数が極端に少ないなどの場合は、泌尿器科または男性不妊治療の専門医へ受診し、更に詳しい検査を受けましょう。

赤ちゃんを授かるための検査の項目とスケジュール

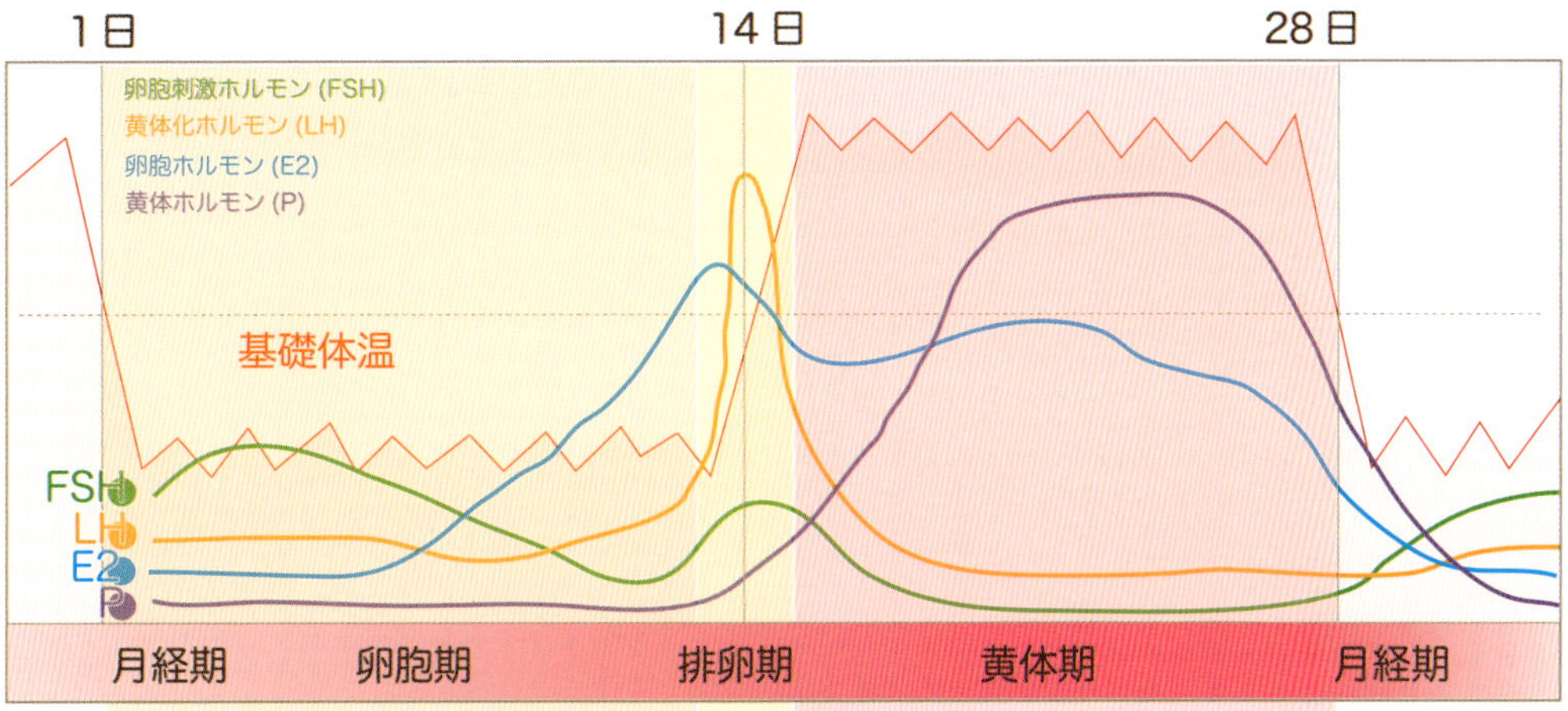

- FSH（卵胞ホルモン）検査
- LH(黄体化ホルモン)検査

- 子宮卵管造影検査／卵管検査
- E2：エストロゲン（卵胞ホルモン）
- 超音波検査

- 子宮頸管粘液検査
- ヒューナーテスト
- 超音波検査
- LH(黄体化ホルモン)検査

- P4:プロゲステロン（黄体ホルモン）検査
- E2:エストロゲン（卵胞ホルモン）検査
- 超音波検査

月経周期のいつ行ってもいい検査

- AMH（アンチミュラー管ホルモン）検査
- 甲状腺機能検査検査
- PRL（プロラクチン）検査
- テストステロン検査
- 感染症検査
  ・B型肝炎　・C型肝炎　・梅毒　・HIV　・クラミジア
- CA125（がんマーカー）
  ・卵巣のう腫　・子宮内膜症　・卵巣がんなど
- 子宮頸がん検査（月経期以外）
- 風疹抗体検査
- 触診、内診

- 精液検査（男性）

月経周期：１周期25〜38日くらい　４つの時期がある

月経期　…　子宮内膜が剥がれて体外に排出される時期
卵胞期　…　卵胞が育ち、子宮内膜が厚くなる時期
排卵期　…　卵胞が成熟し、卵子が排卵される時期
黄体期　…　子宮内膜が着床しやすい環境に整えられる時期

検査にかかる期間

女性の検査は、月経周期に沿って行われるため、一通りの検査が終了するまでに1〜2カ月くらいかかります。

男性の精液検査は、いつでも行うことができるので、なるべく早く受けましょう。精液検査の結果によっては、女性に不妊原因が見つからなくても不妊治療が必要となることもあります。これが女性の治療や検査に関わる精神的、肉体的負担の軽減と時間を有効に使うことにもつながります。

検査は、月経周期のどこからでも始めることができますので、月経周期のいつ病院にいけばいいのかをあまり気にしなくても大丈夫です。

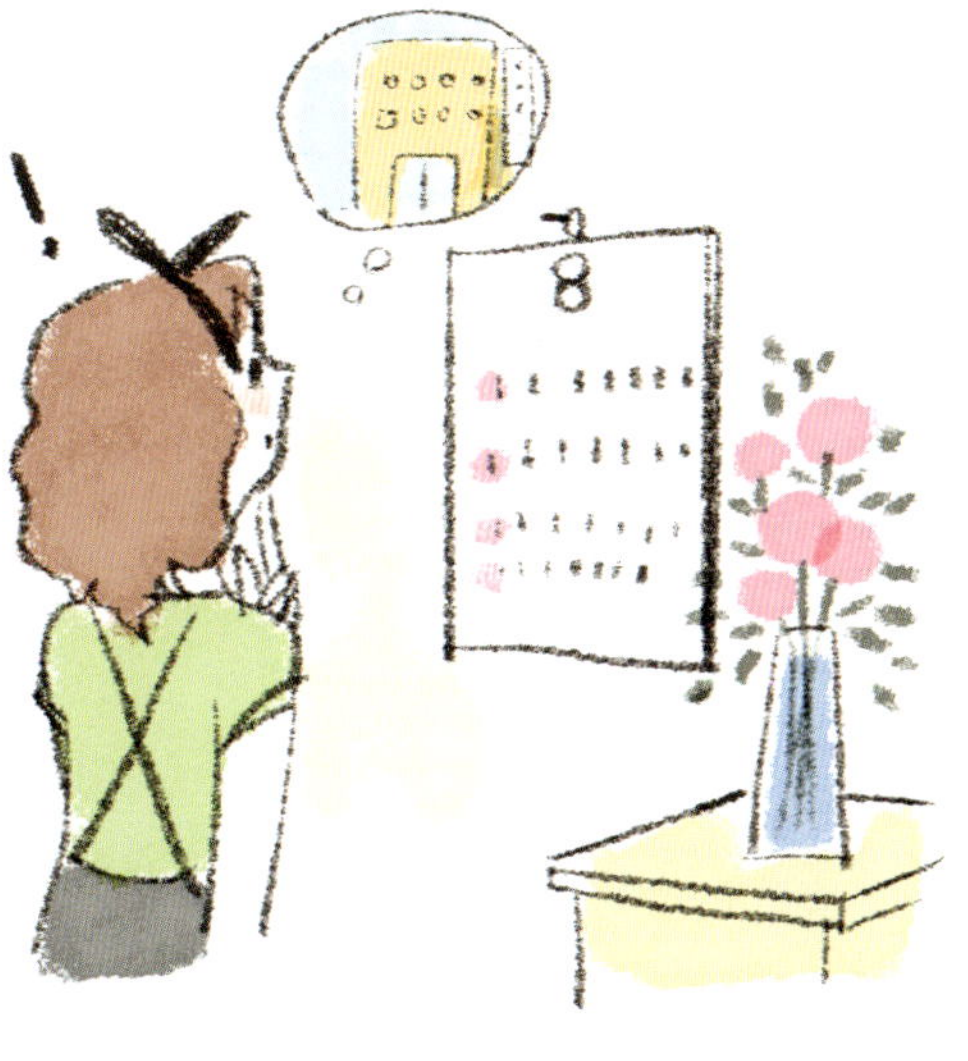

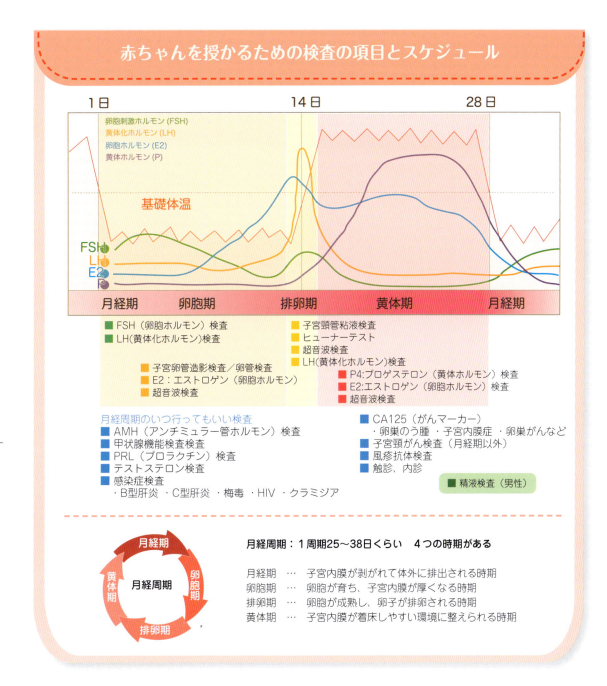

5-2

妊娠する方法は、夫婦それぞれ

不妊治療を知ろう！

不妊治療は、妊娠を補助する医療

　不妊治療には、体内での受精を目指す一般不妊治療と体外で受精させ一定期間培養した胚を子宮へ移植する高度生殖補助医療があります。

　しかし、どのような方法であっても、必ず妊娠できるとは限りません。一般不妊治療に限らず、高度生殖補助医療であっても「妊娠を補助（サポート、アシスト）する」ものです。妊娠するのは最終的には自分の体で、自分の力によるもの、つまり自分たち夫婦の妊娠力が必要なのです。自分たち夫婦が赤ちゃんを授かるために、医療で助けてもらう、力を貸してもらうということを忘れずにいましょう。

　もちろんサポートやアシストの方法が夫婦に適した妊娠する方法と合致していることが重要です。両方の卵管が詰まっていたら体外受精という治療方法がとられるでしょう。ですが、同じ人であっても周期ごとのホルモン環境は違い、育つ卵胞、排卵されてくる卵子も違います。年齢を重ねると、その周期差の変動が大きくなる傾向があります。

　体外受精で受精や胚の成長を助けてもらい、子宮へ移植したとしても、卵子の質や精子の質をあげることはできませんし、排卵誘発で卵胞を適切に成長させても、やはり根本的な卵子の質を改善することはできません。

　ホルモン環境や卵胞数などの微妙な差を読み取り、また今周期が妊娠につながる質のいい卵子だと仮定して、どのように卵胞を育てたらいいか、どのように受精させたらいいか、どのように胚移植をしたらいいかを検討していきます。

どの先生に助けてもらうか どの先生となら乗り越えていけるのか

　不妊治療に臨む夫婦は、年々増えているようです。これは日本産科婦人科学会が毎年発表する体外受精の治療周期数が右肩上がりであることからも推測できます。

　ですが、体外受精で移植できた夫婦の妊娠率は、平均約20〜30％で、出産率は流産や死産もあり、総治療周期数の約12％（総治療周期数326,426件／出産数37,953件）になります。妊娠率は胚移植周期あたり、出産率は総治療周期あたりの確率なので、一概に比べることはできませんが、これらは年齢を重ねることによって低下していきます。

　厳しい治療であることは、年齢を重ねるごとに色濃くなっていきますので、誰に助けてもらうか、誰に助けて欲しいのか、その医師選び、病院選びは大変重要になってきます。信頼できる医師やスタッフと共に、治療に取り組んでいけることが大切で、治療周期のスタートにはその方法を理解して納得して受けることができるような医師選び、病院選びをしましょう。

体外受精の妊娠率・生産率・流産率

厳しいことを客観的に知る

日本産科婦人科学会では、体外受精を実施する治療施設を登録し、毎年、その登録した治療施設から体外受精に関する治療のデータを報告してもらい、これを発表しています。2012年のデータでは、38歳以上から妊娠率と流産率が逆転していきます。妊娠率が低下をし、流産率が上がり、子どもを授かることが難しくなっていくことがわかります。

厳しい状況であることは、客観的な情報として知ることが大切です。

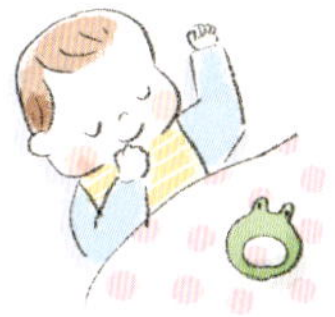

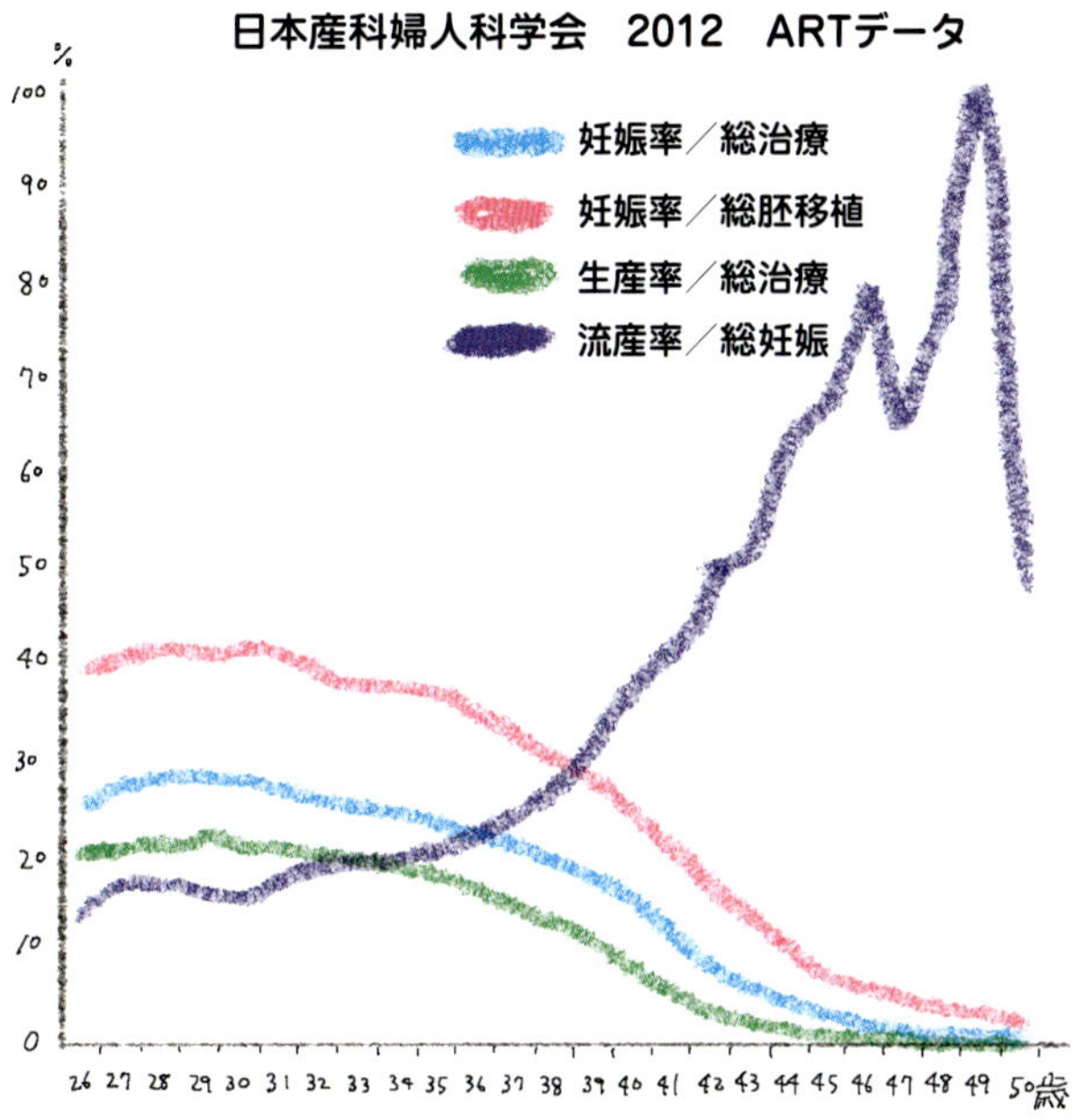

医師や病院をどう選ぶ？

最近では、多くの治療施設で勉強会や説明会を開いています。それらのいくつかに夫婦で参加してみて、自分たちの五感で確かめましょう。勉強会や説明会がない場合には、オフィシャルのサイトで確認したり、紹介されているサイト、書籍、雑誌などで確認してみましょう。また、実際に受診をしてみるのもいいでしょう。受診をしたら、その治療施設に通院しなくてはならないと生真面目に考えなくても大丈夫です。最終的に通院をするかしないかは、初診を受けてみて、自分で感じてから決めましょう。

治療方法は、検査結果や妊娠を希望してからの期間、妻の年齢などから決まる

不妊治療の方法は、夫婦の検査結果と妊娠を希望してからの期間、妻の年齢などを考慮して決められます。

検査から妊娠を妨げる、または難しくしている要因や原因が見つかれば、それに適応した治療を行います。検査に何も問題が見つからなかった場合には、妊娠を希望してからの期間や妻の年齢などから治療を検討します。

検査で何も問題が見つからなかったら、性生活で妊娠していてもおかしくありませんが、実際には妊娠が成立していないわけですから、検査では明らかにできない箇所に問題があると考えられます。例えば、卵管采が卵子をピックアップできないことが原因となっていたり、卵子の質に問題があったりということは、検査では明らかにすることができません。

この場合、体外受精が適応となる夫婦も多くいます。

妊娠する方法は、夫婦ごとそれぞれです。性生活で妊娠をしても、タイミング療法や人工授精で妊娠しても、体外受精で妊娠しても、子どもを授かることには何も変わりありません。どれも間違いではなく、どこにも優劣はありません。

どの方法で妊娠に臨んでも、妊娠力は必要であることにも変わりありません。妊娠力アップに気を配り、不妊治療に臨みましょう。

5．夫婦だけでだいじょうぶ？

5-3

妊娠する方法は、夫婦それぞれ

不妊治療の適応と方法は？

どの治療方法で妊娠を目指す？

　検査やこれまでの妊娠に臨んだ期間、妻の年齢や治療歴などから、どの方法で治療をすれば妊娠にたどり着くかを見極め、治療方法を決めていきます。

　検査で何か問題が見つかれば、その問題を改善して妊娠に臨む場合もあれば、問題となっている箇所を介さずに医療がバイパスとなって妊娠に臨む方法もあります。

　夫婦の状況によって、いくつかの治療方法が提案されます。最終的な治療方法の決定権は夫婦にありますが、夫婦の希望する方法が妊娠できる方法とは限りません。状況によって「この方法でなければ妊娠は難しい」と提案されることもありますので、主治医とよく相談をして、理解し納得ができたうえで、治療周期に臨みましょう。

私は、どの方法がいい？

　体外受精での妊娠率は年齢とともに低下し、逆に流産率は上昇していきます。どのような方法であっても、年齢とともに妊娠率は低下していきますので、このことも踏まえて不妊治療に臨むのがいいでしょう。

　高度な治療をすれば妊娠しやすいとは言い切れませんし、かと言って同じ方法にこだわっていては時間は過ぎるばかりです。

　大切なことは、どなたにも適していると考えられる治療方法は1つではなく、いくつかあるはずです。同じタイミング療法にしても、人工授精にしても排卵誘発剤を組み合わせる方法もあり、その薬の選択にも幅があります。

　体外受精という大きな方法の中にも、いくつものバリエーションがあります。排卵誘発方法の選択、薬の選択もそうですし、受精方法についても卵子に精子を振りかけるコンベンショナルIVFにするのか、顕微授精にするのか、または両方の方法を半々に行うスプリットICSIなどもあります。

　胚移植についても、初期胚がいいのか、胚盤胞がいいのかは、個人差もあるようですし、新鮮胚がいいのか、凍結融解胚がいいのか、それにも個人差があり、また胚によっても違うでしょう。

　どの方法がよいのかは、治療を重ねていくことでわかることもあり、そのため治療周期を何度か繰り返すことがあるかもしれません。その都度、よく主治医と話し合い、検討して次の周期に進みましょう。

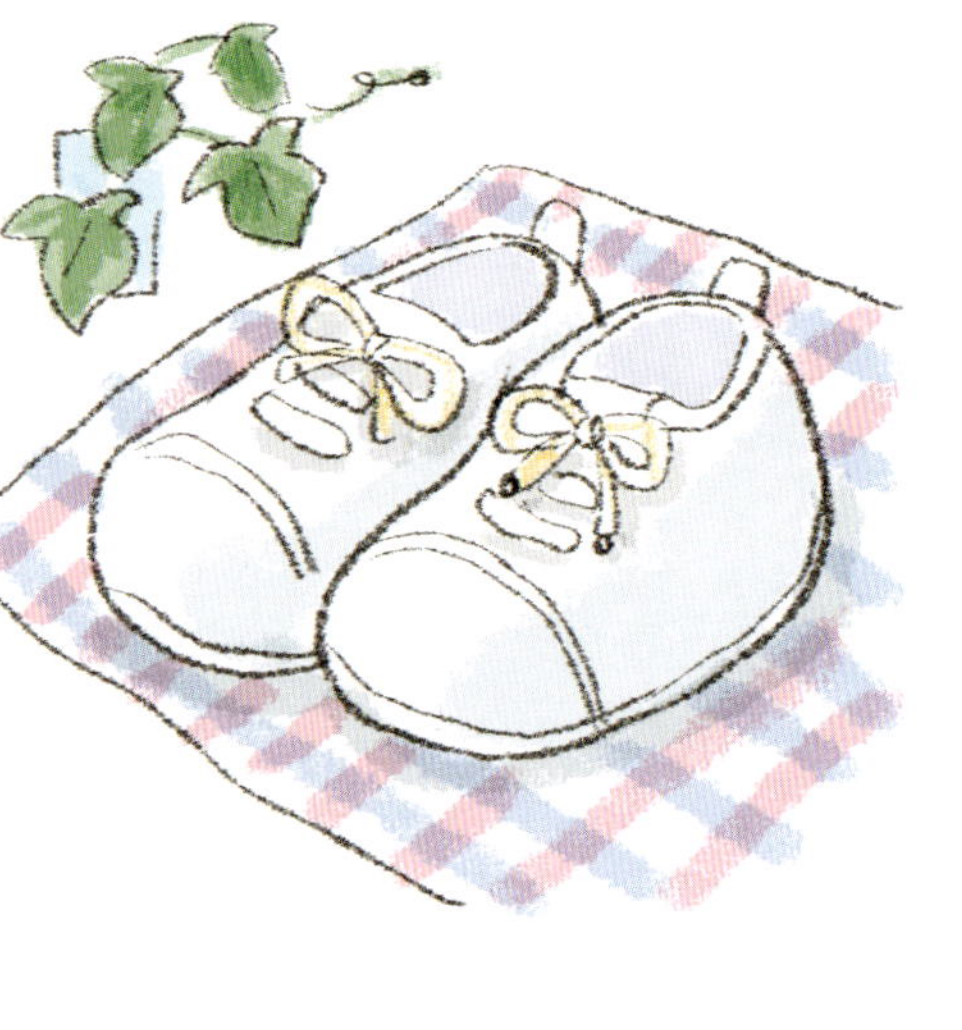

■ タイミング療法の適応

▶排卵に問題がない
　ー低刺激の排卵誘発剤で排卵可能な場合も適応
▶卵管の通過性に問題がない
　ー卵管の通過性に問題があっても子宮卵管造影検査で開通
　　した場合も適応
　ー卵管鏡下卵管形成術、腹腔鏡手術などで開通できた場合も適応
▶精子の数、運動精子の数に問題がない
　ー服薬などで改善が見込める場合も適応
　ー精索静脈瘤があり手術によって精子が改善された場合も適応
▶性生活で妊娠できなかった期間が 1 年未満で一般的な検査で夫婦ともに問題が見つからない

etc…

タイミング療法

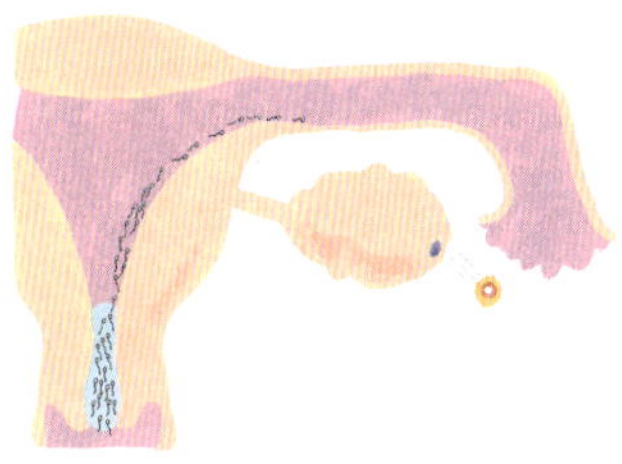

排卵日をできる限り正確に予測して夫婦生活を持つ

■ 人工授精の適応

▶排卵に問題がない
　ー低刺激の排卵誘発剤で排卵可能な場合も適応
▶卵管の通過性に問題がない
　ー卵管の通過性に問題があっても子宮卵管造影検査で開通
　　した場合も適応
　ー卵管鏡下卵管形成術、腹腔鏡手術などで開通できた場合も適応
▶精子の数、運動精子の数に若干の問題はあるが、精液調整後の精子の数、運動精子の数にあまり問題がない
　ー服薬などで改善が見込める場合も適応
　ー精索静脈瘤があり手術によって精子が改善された場合も適応
▶軽度の抗精子抗体がある

etc…

人工授精の方法

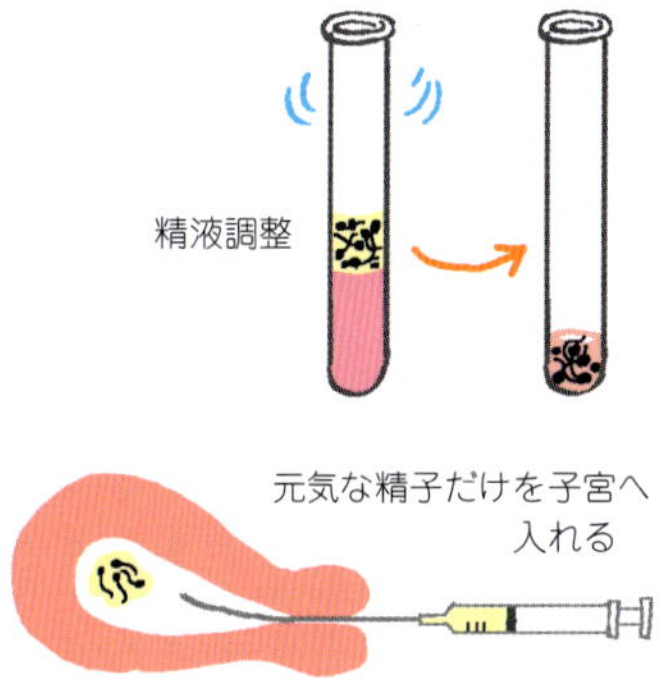

■ 体外受精 コンベンショナル IVF(C-IVF)の適応

▶排卵に問題がある
▶卵管の通過性に問題がある
▶精子の数、運動精子の数に問題はあるが、精液調整後の精子の数、運動精子の数に大きな問題がない
▶抗精子抗体がある
▶性生活で妊娠できなかった期間が 1 年以上で一般的な検査で夫婦ともに問題が見つからない
▶妻の年齢が 40 歳以上である

etc…

■ 体外受精 顕微授精（ICSI）の適応

▶C-IVF では受精しなかった
▶重度の抗精子抗体がある
▶精子の数、運動精子の数が極端に少ない
　ー無精子症の場合、精巣や精巣上体から精子が回収できた場合も適応

etc…

体外受精の方法

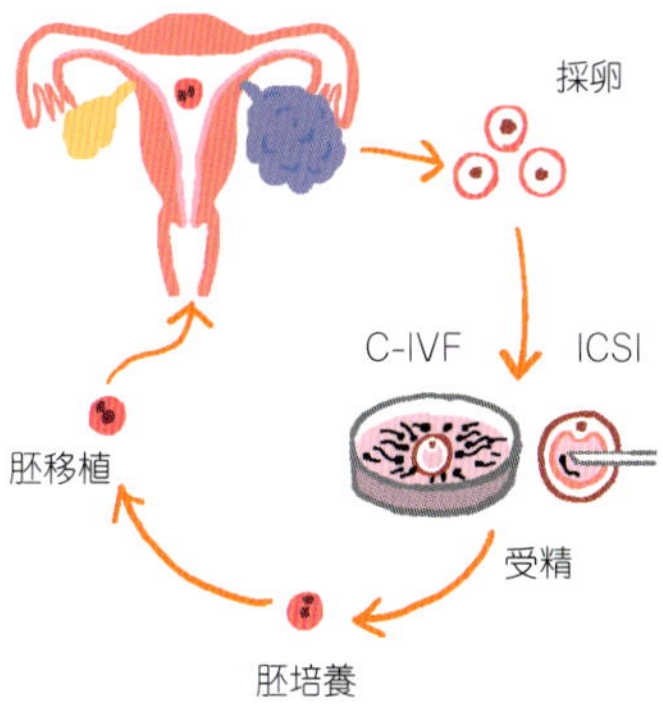

ICSI の適応は、C-IVF の適応の基本となる排卵の問題、卵管の通過性の問題などに加え、ICSI でなければ受精が起こらず、この方法以外では妊娠が望めない夫婦に適応します。

まとめ

Pregnancy power!

妊娠力を取り戻そう！

妊娠力を取り戻すためのお話はいかがでしたか？
さて、ここでちょっと振り返ってみましょう。
ポイントとなること、大事なことをぎゅぎゅっとまとめて紹介します。

どれくらいの期間で妊娠してるの？

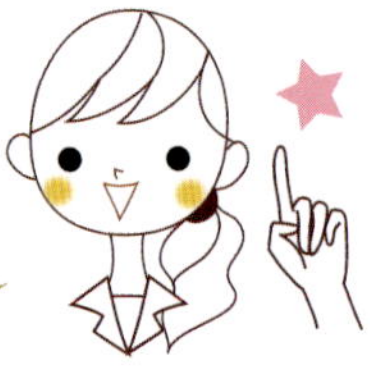

35 歳以前の女性は、半年くらい
35 歳を過ぎると 1 年以上かかっている
男性は、年齢問わず 5 カ月くらいのようです。

女性は年齢を重ねると妊娠しづらくなるのは、なぜ？

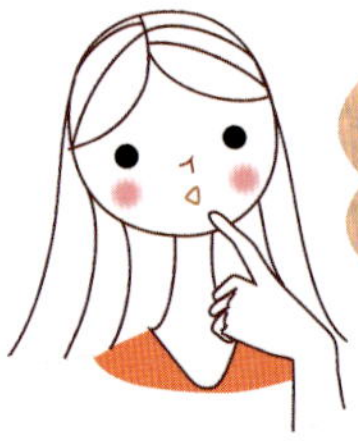

卵子の質が、年齢を重ねることで低下してくるから。また卵巣機能が低下してくるからです。

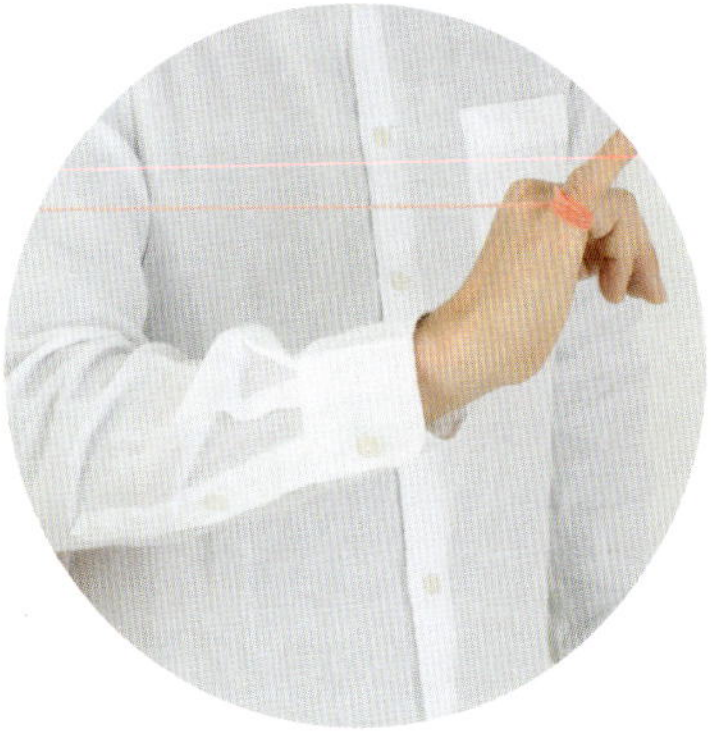

性生活は、どのタイミングが妊娠しやすいの？

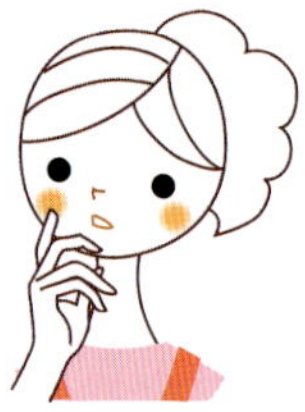

排卵日の 2 日前の妊娠率が高いという調査結果があります。

精子の質が大切な理由は？

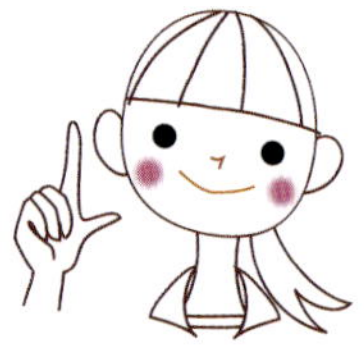

精子の DNA に傷があった場合、卵子がその傷を修復して受精するため、修復作業が多ければ卵子は疲れてしまい、受精後の胚の成長に影響するからです。

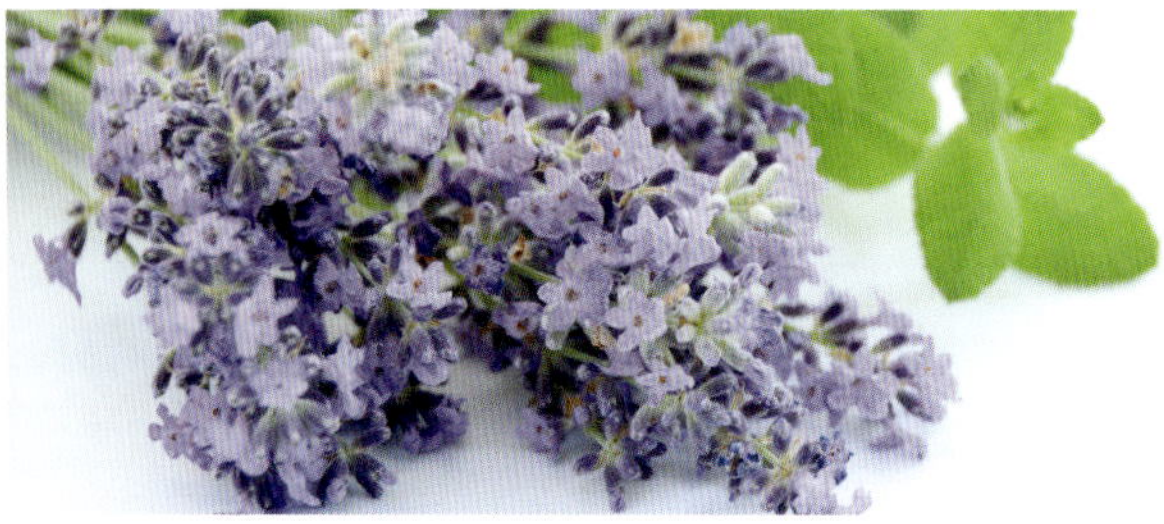

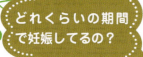

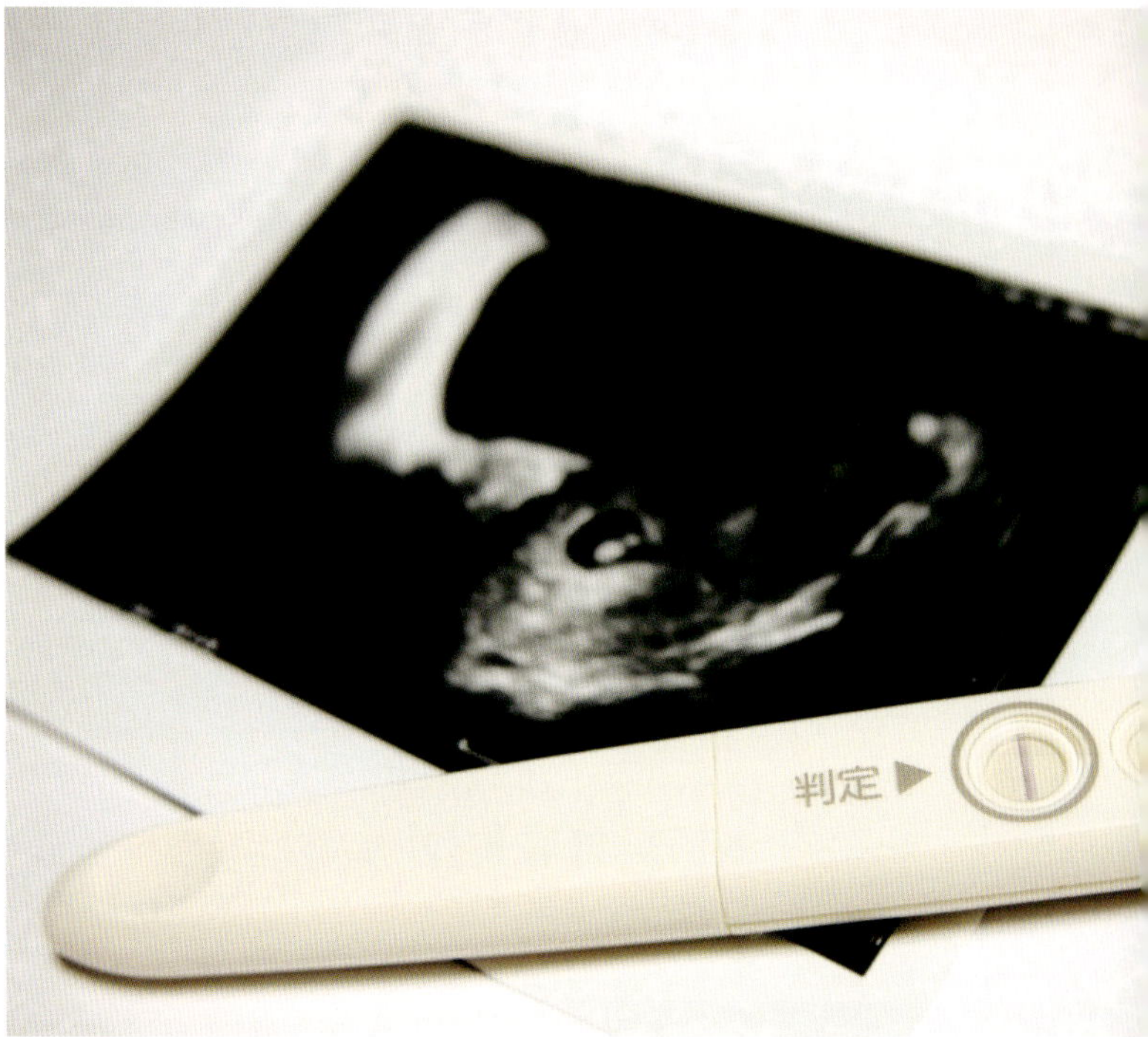

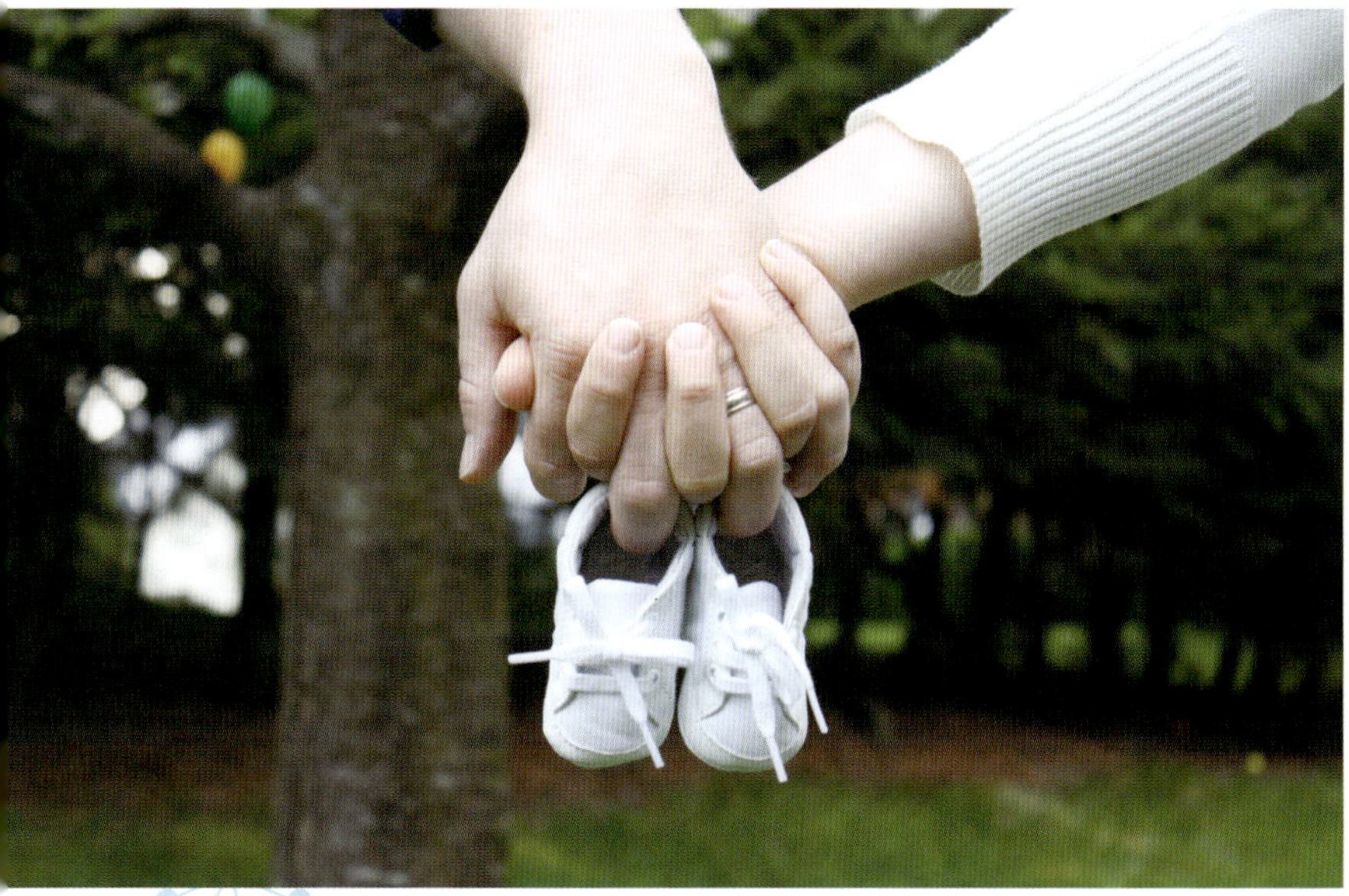

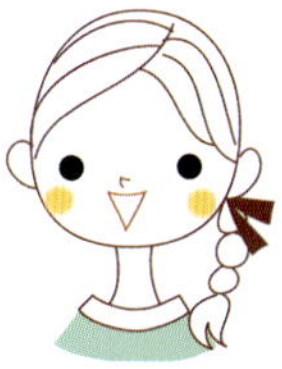

卵子と精子の違いは？

1、卵子は数に限りがあり、年齢も重ねて質が低下する。精子は数に限りはなく、年齢による質の低下は個人差が大きいとされている
2、卵子は人の細胞の中で一番大きく、精子は一番小さい
3、卵子は１月経周期に１回排卵される。精子は日々作られ射精することで体外に出すことができる。　…違いがありますね。

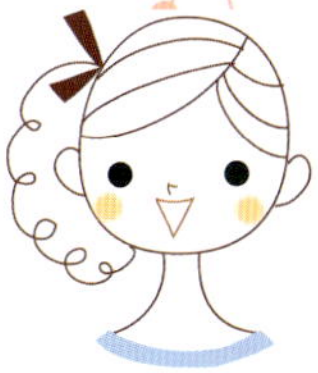

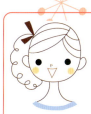

妊娠とは、どういうこと？

着床とは、胚が子宮内膜へ潜り込んでいくこと。妊娠とは着床した胚が順調に発育、発達して胎嚢や胎児心拍がエコー検査で確認できたことです。

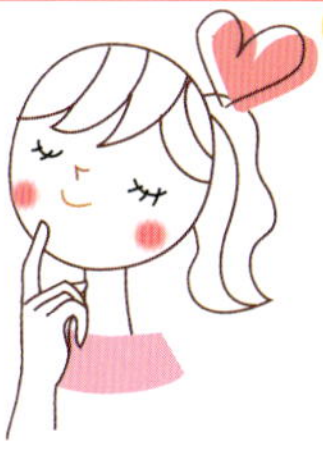

卵子と精子は、どう受精するの？

１個の卵子に数十個の精子が一斉に受精に挑み、卵子の透明帯を溶かす。運良く最初に透明帯を破り卵子の細胞質内に入った精子と受精します。

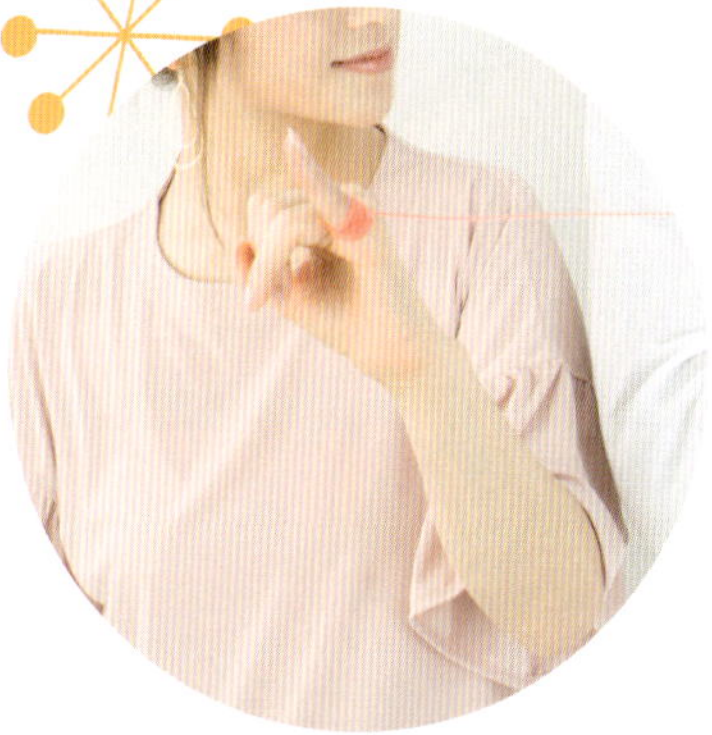

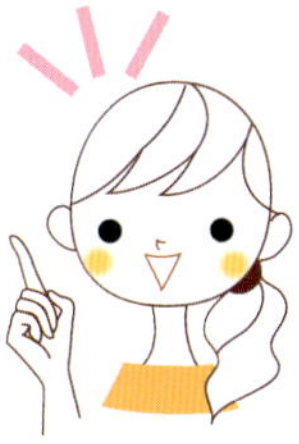

妊娠力を取り戻すために最初に見直すことは？

体内時計を乱さずに、リズムのいい生活を送ること。
いいことは取り入れて、よくないことは省くこと。
くよくよ考えないこと。できることからやってみましょう！

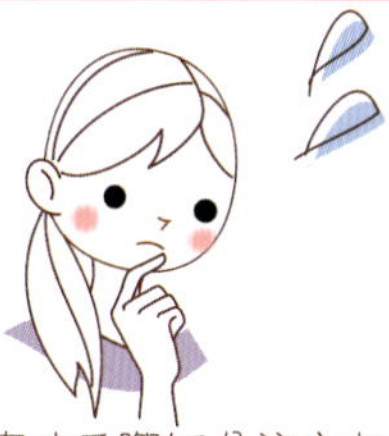

生化学妊娠ってなに？

着床する際に分泌されるhCGホルモンが検出されることで妊娠反応は陽性を示します。しかし、この陽性反応（生化学的反応）のみで月経が訪れることを生化学妊娠といいます。化学流産と呼ばれることもありますが、医学的には流産ではありません。

　妊娠力を取り戻すために大切なこと＜その１＞は、妊娠に関する基本的なことを＜きちんと知る＞こと、そして自分たち夫婦の状況を＜正しく知る＞ことです。それには、自分たちにとって、あまり都合のいいことばかりではないでしょう。耳が痛いことや、条件的に厳しいことがあるかもしれません。
　でも、きちんとした、正しい情報を持っていなければ、自分たちが妊娠力を取り戻ための必要なアプローチ方法を見つけるのも難しくなってしまうでしょう。妊娠力が誰にでもあるように、妊娠力を取り戻す方法も誰にでもあります。

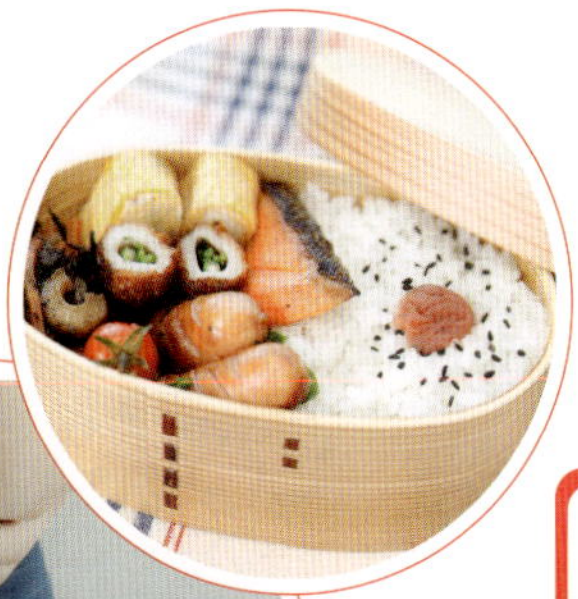

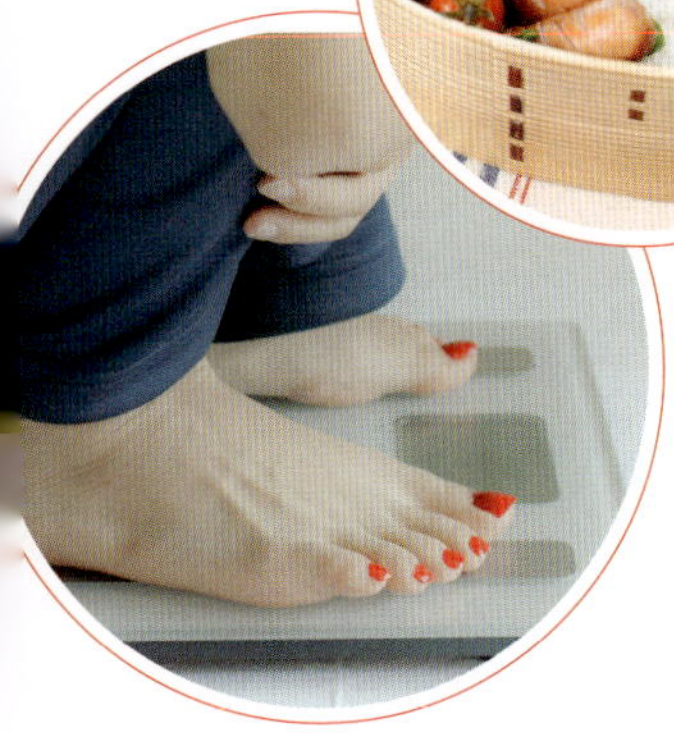

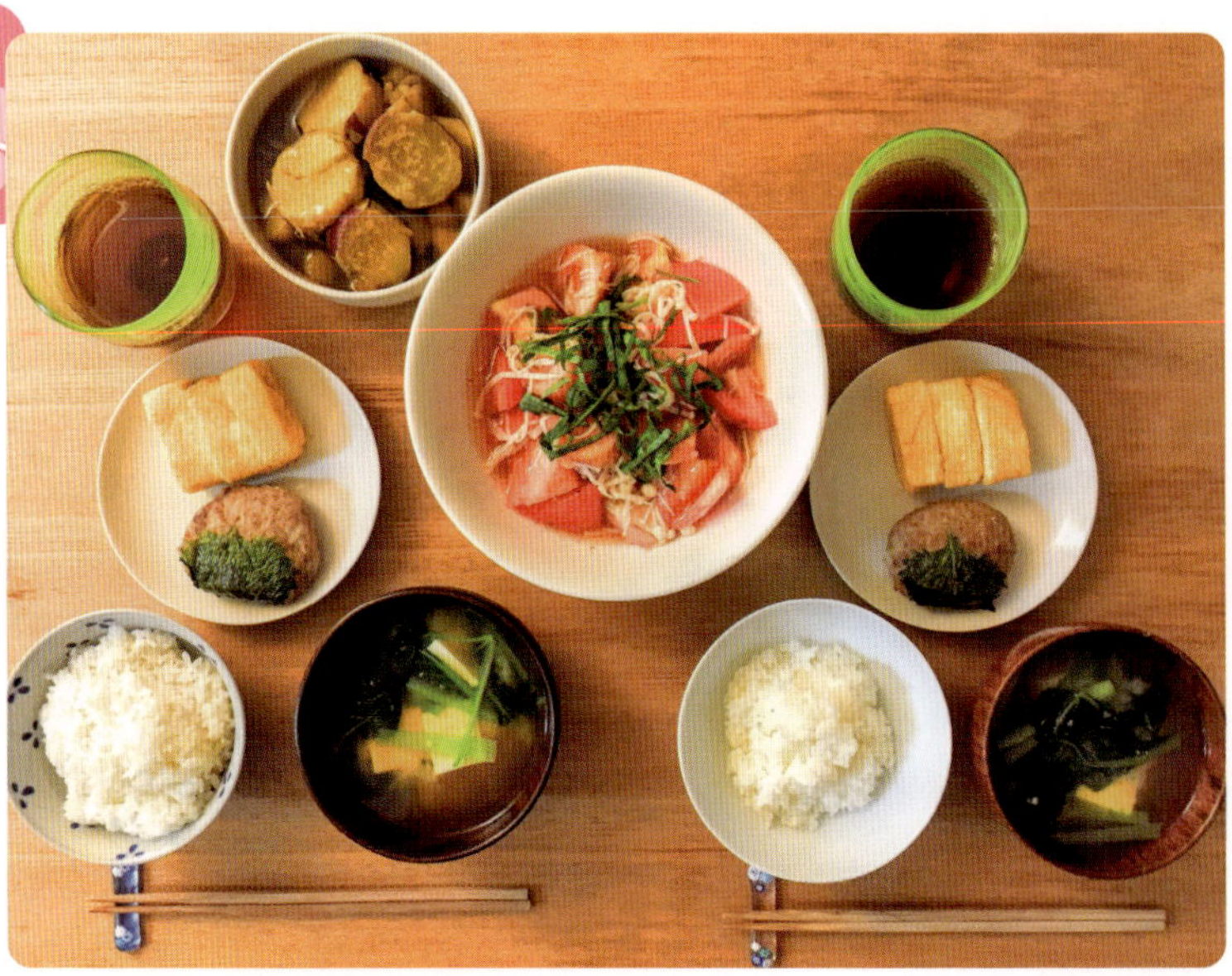

昼食は、外食が多いという方は、お弁当にしてみてもいいですね。食べたものがよりわかりやすくなるでしょう。

1日3食のうち、一番偏りがあるのは朝食？ 昼食？ 夕食？まずは、偏りが多い食事から気をつけてみましょう。
偏った食生活がだいぶ解消されます！

私が妊娠力を取り戻すために大切なこと！

❶ 生活習慣を見直そう！

1、お腹が空いたらご飯を腹八分目、食べること。 グレリンの分泌を増やそう！
2、いい卵子、いい精子をつくるために高タンパク、低糖質の食事になるよう気を配ろう！
3、腸内フローラを増やそう！ 快便第一！ 乳酸菌も大事！
4、体温を上げて基礎代謝を上げよう！
5、太っていたらやせましょう！ やせていたら太りましょう！

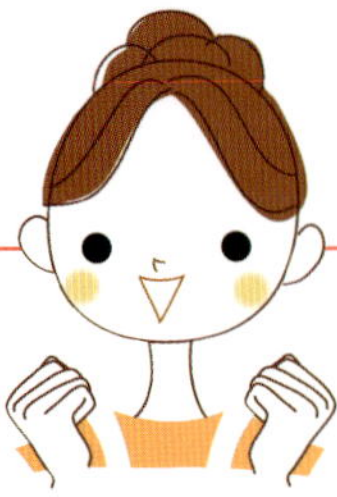

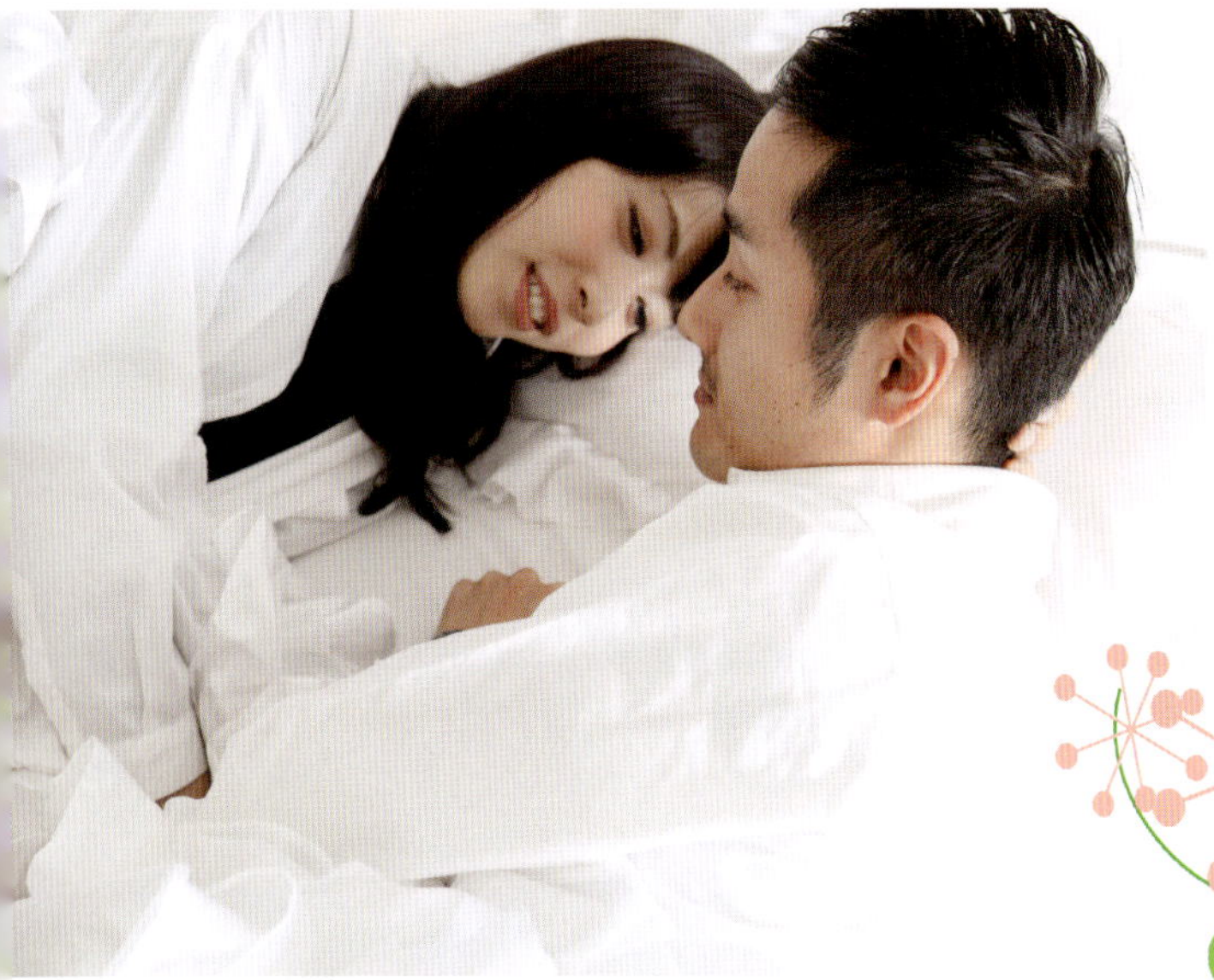

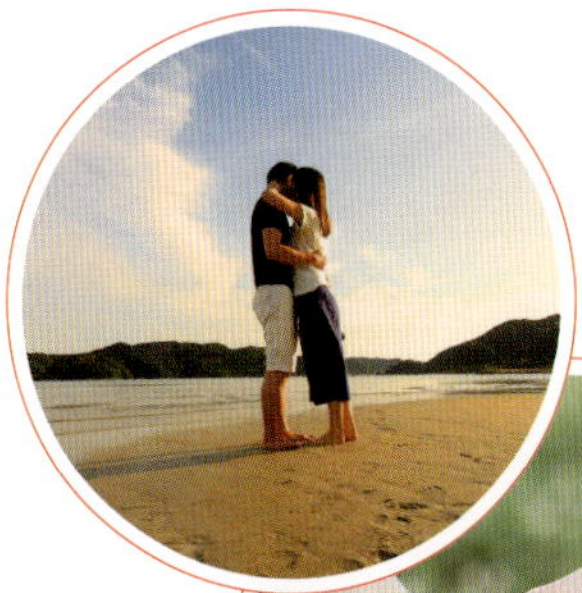

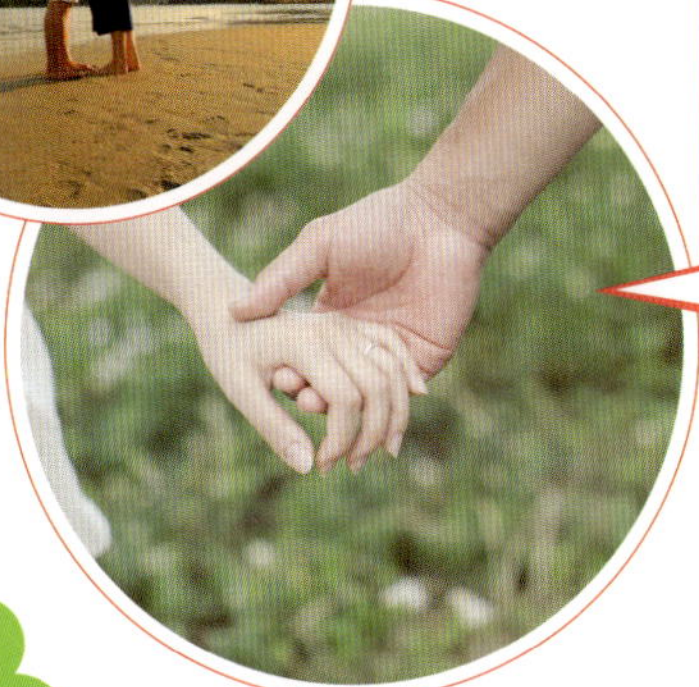

とにかく次のお休みの日は、手をつないで歩いてみましょう。
1回くらい振り払われるかもしれませんが、くじけずチャレンジ！

私が妊娠力を取り戻すために大切なこと！

❷ 性生活を見直そう！

1、基礎体温を気にしすぎない。排卵日にこだわりすぎない。
2、タイミングも大事！でも、性生活は本能の赴くままに
3、月経と月経周期を正しく理解すれば基礎体温をつけなくても大丈夫

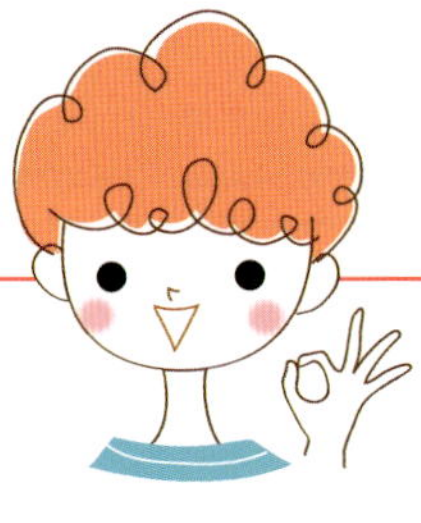

ちょっとゆっくりできる朝は、ベッドの中でまったり過ごしてみましょう。また、早くベッドに入れる時には、2人でおしゃべりして夜を過ごしてみましょう。

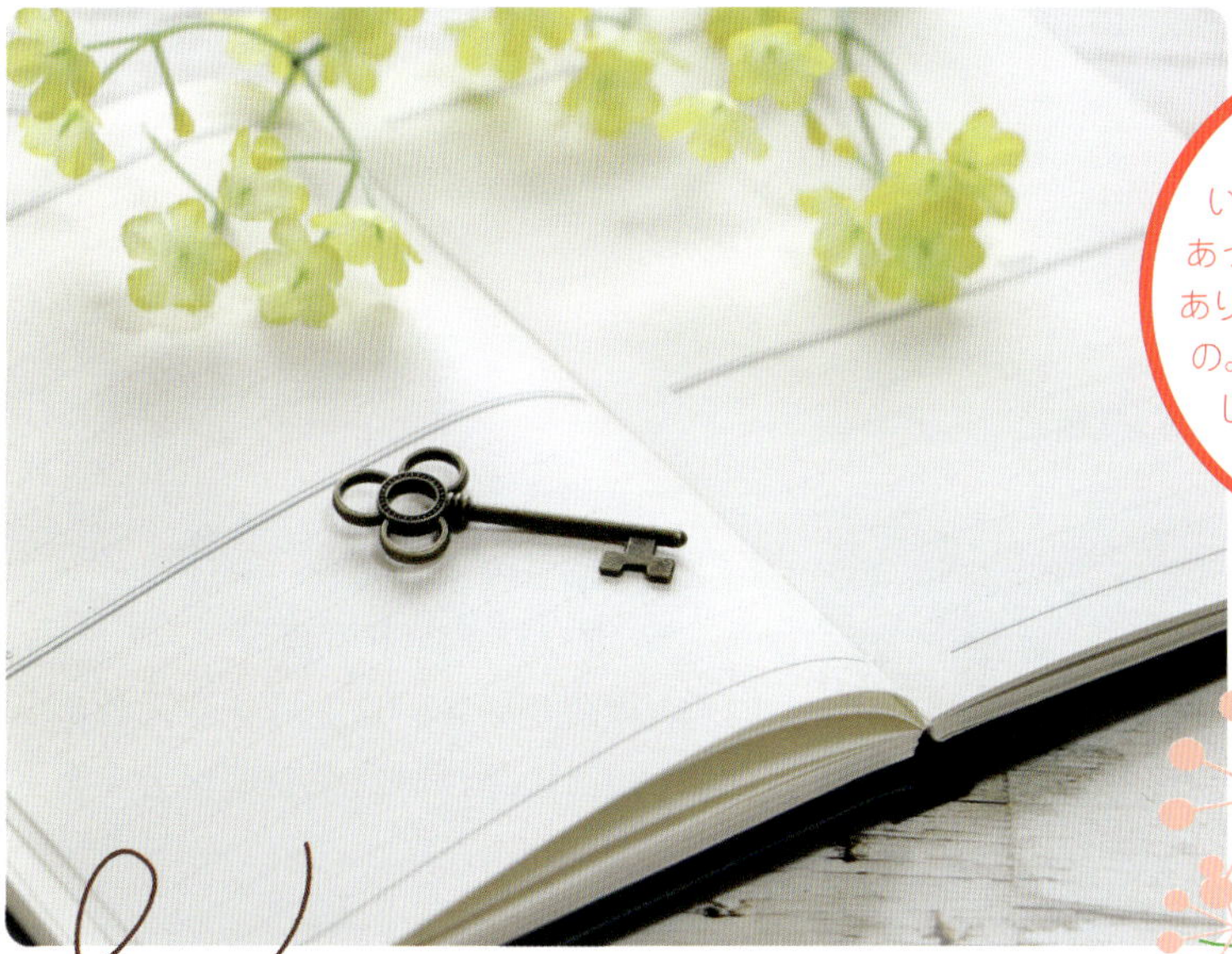

誰でも心の中に黒い部分があるものです。あってはいけないものではありません。あって当然のもの。苦しくなったら日記にして吐き出してみましょう。

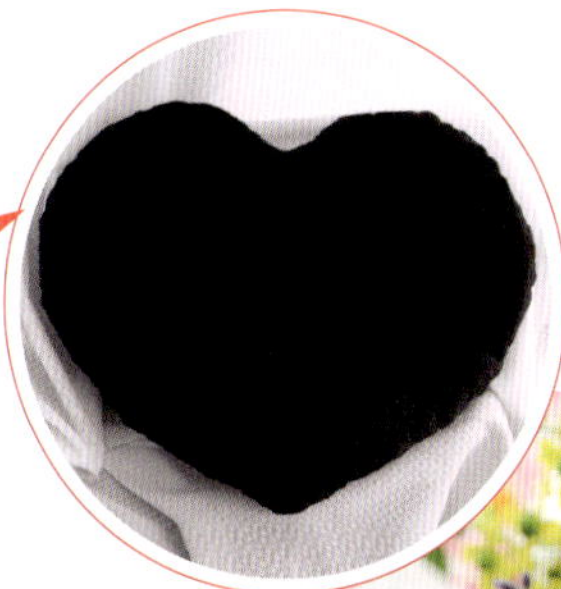

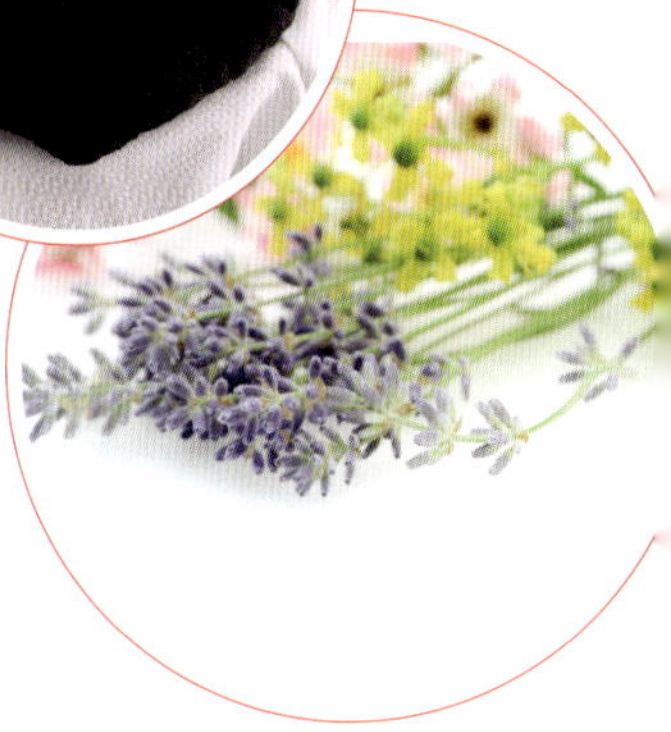

私が妊娠力を取り戻すために大切なこと！

❸ ストレス対策を見直そう！

1、十分にがんばってる。十分に強い。これ以上強くならなくてもいい！
2、弱い自分があっていい。そのままの私でいい
3、自分の性格は、客観的に知っておこう

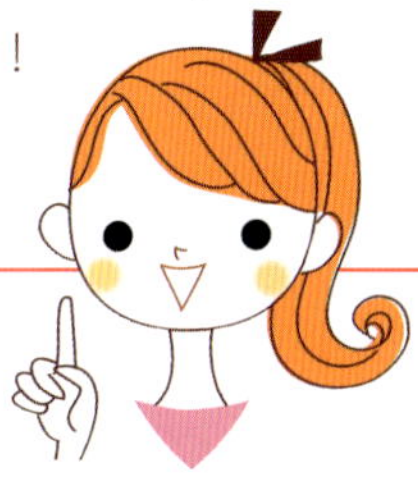

ありのままの自分。そのままの自分でいい。無理して楽しくしなくてもいい。無理して笑顔にならなくてもいい。心にウソをつかないで！

自分の力だけで難しいことは、誰だって助けてもらう。妊娠も同じこと。夫婦だけで難しかったら病院へ行って助けてもらいましょう。それは少しでも早い方がいいですよ。

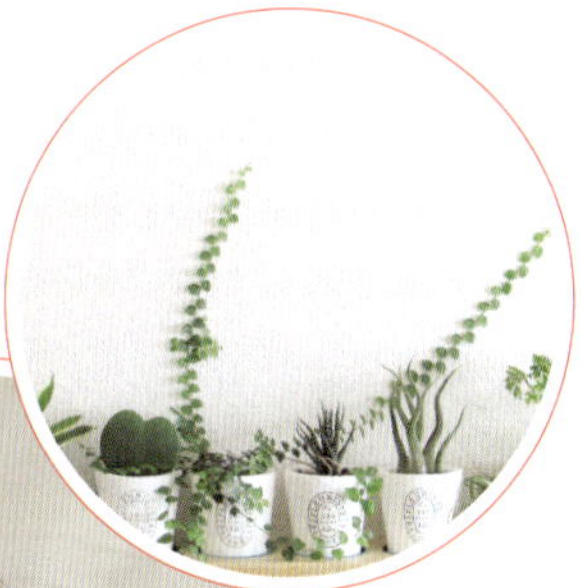

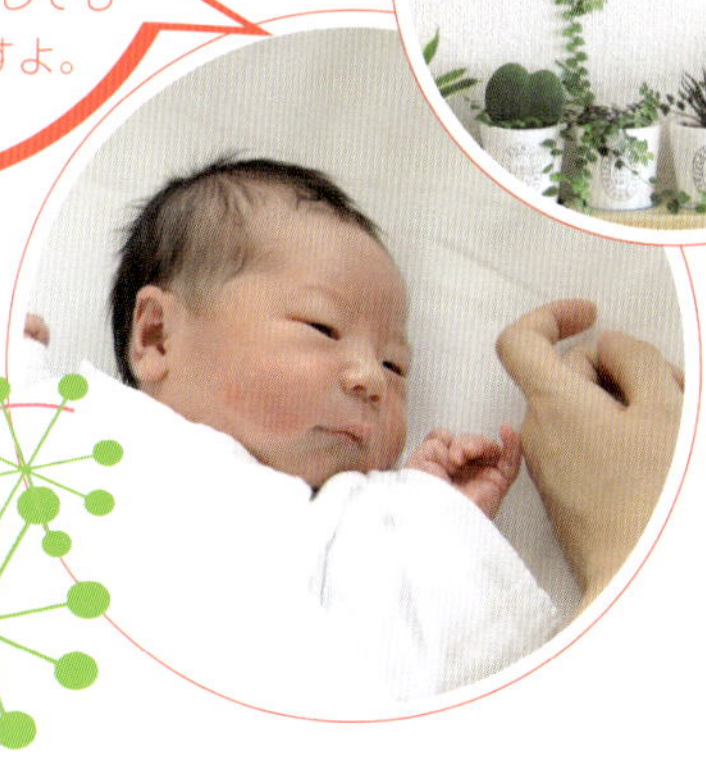

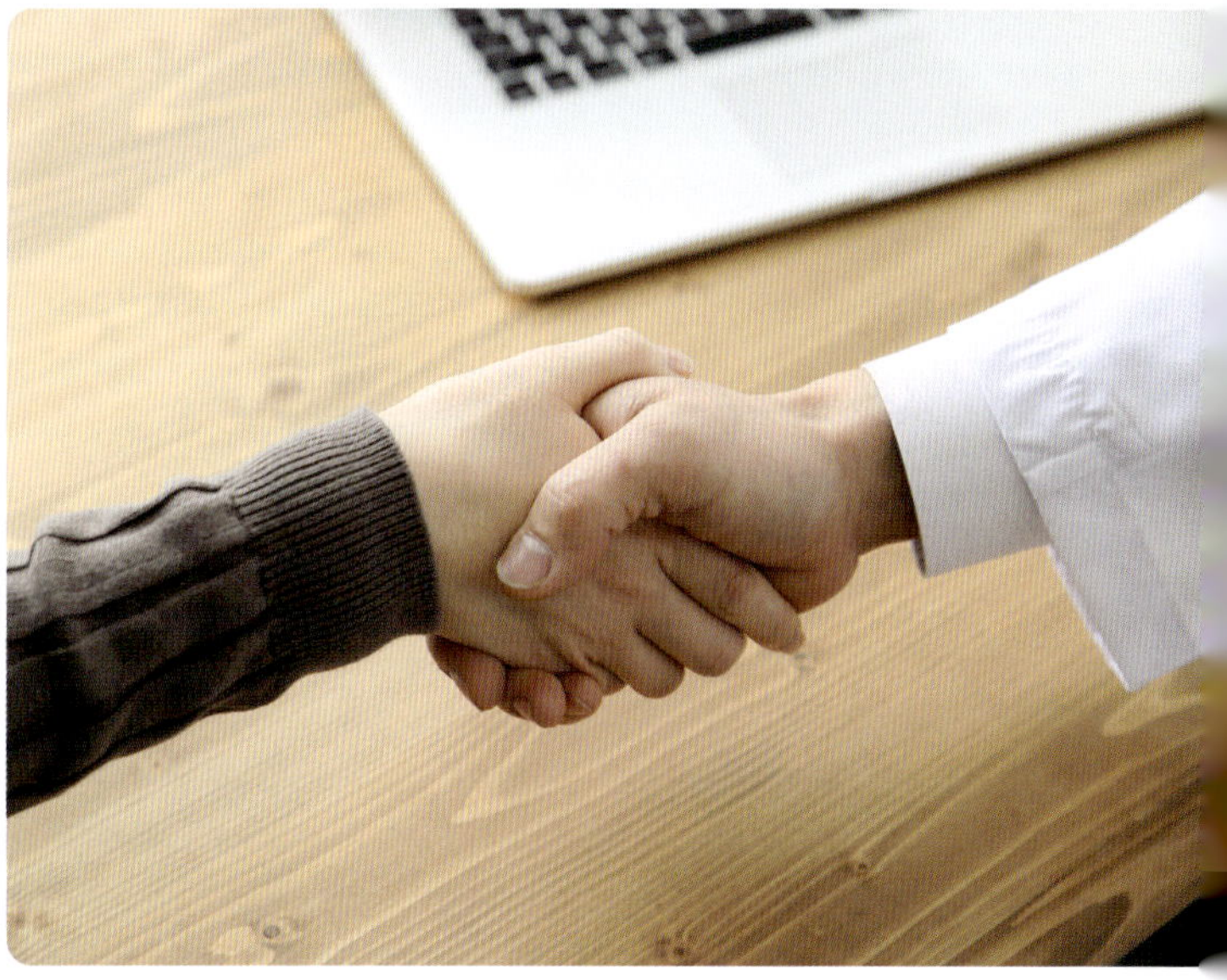

不妊治療は、高度な治療方法がいいわけではなく、自分たち夫婦にあった方法で行いましょう。まずは不妊治療ってなに？ をよく理解しましょう。

私が妊娠力を取り戻すために大切なこと！

❹ 妊娠へのチャレンジ方法を見直そう！

1、夫婦だけで難しかったら、医療に助けてもらおう！
2、不妊治療とは？ を正しく知ろう！
3、私たち夫婦にあった治療方法を見つけよう！

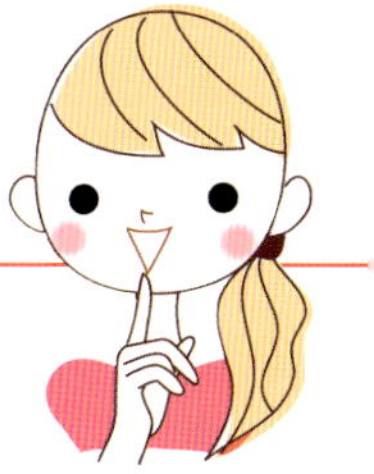

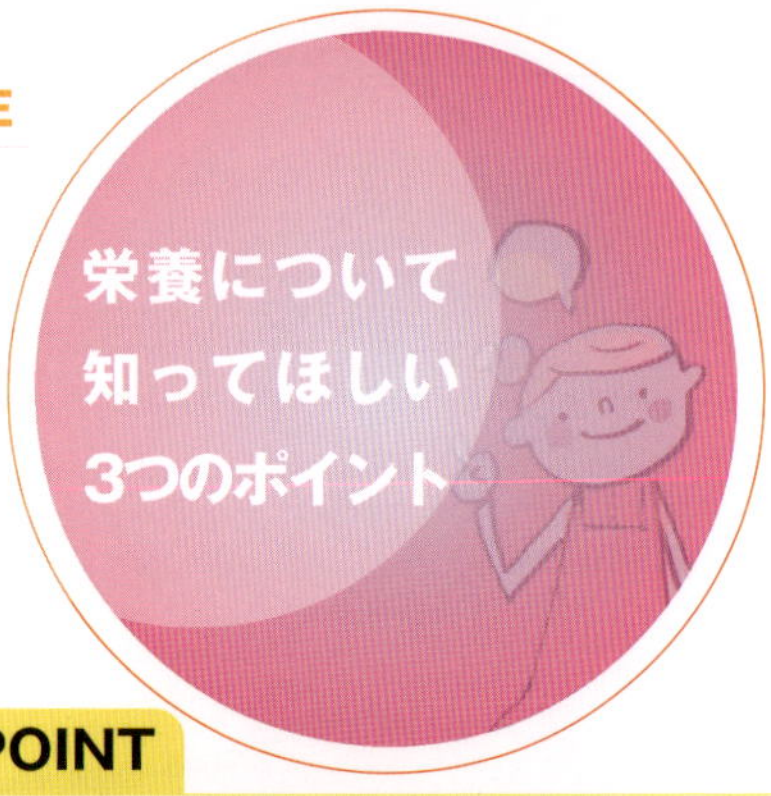

POINT

① 食事で摂取できない分は
サプリメントで補う
② 実践しやすい食生活を取入れる
③ 根拠に基づいた栄養解析をする

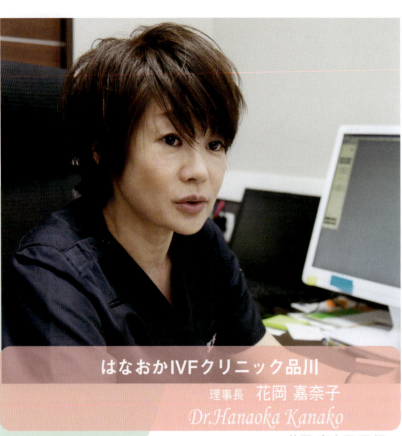

はなおかIVFクリニック品川
理事長　花岡 嘉奈子
Dr.Hanaoka Kanako

食べたいものを我慢する食事制限は時代遅れです。正しい知識を持ち、長続きする方法を選択しましょう。

花岡 嘉奈子 医師
花岡 正智 医師

食事に関して、「従来の栄養指導は栄養のバランスを重視し、どの栄養素を何％摂ったらいいかという考え方が主流でした。これは間違ってはいませんが、正しいアプローチとはいえないのではと感じています」と花岡嘉奈子先生と正智先生は話します。今回は食事を中心に毎日の生活に取り入れやすい方法を教えてくださいました。

個々の努力が結果に影響する

今回のテーマは、「妊娠力を取り戻そう！＝妊娠しやすいからだづくり」です。それに関して、先生からのアドバイスをお願いします。

私自身、以前は個人的な努力で妊娠に結びつくことはあまりないと考えていました。妊娠に深く関係する女性の年齢や卵の数は個人の努力では変えられませんからね。

しかし、不妊治療で体外受精の技術が確立された現在、それぞれの治療施設で結果にさほど違いはないと考えられます。そこで、この先どこでよりよい結果を出していくかを考えたときに「患者様自身の努力が必要になってくるのでは」と、考えが変化してきました。

現在の食生活を否定するだけでは意味がない

患者自身が努力できることとして、考えられるのは何でしょう?

食事のあり方と内容ですね。

栄養指導というと、よく「カップラーメンは食べちゃダメですよ」というように、現在の食生活を見直す形をイメージしがちですが、こうした栄養指導はほとんど意味がありません。

たとえば「コンビニ食を食べてはいけない」といっても、すでに私たちの生活とコンビニは切り離せないものになっていますよね!?

そんな状態なのにコンビニを否定したら、患者様はその時点でイヤになってしまうでしょう。実践できそうにない栄養指導で食生活を見直すなんて、そもそも無理な話です。

効果が実証されている栄養素を摂取する

では、具体的に食事をどうしたらいいのでしょう?

1番目のポイントはすでに効果が実証されている栄養素に着目し、その栄養素が不足しているなら足していくことです。

効果が実証されている栄養素は何かとなると、まず、ビタミンDが挙げられます。ビタミンDは体外受精の成功率を上げるというエビデンスがあるのです。

次に鉄分。子宮内膜を厚くするときに必ず必要な成分です。女性は月経のたびに鉄分が大量に排出されるので、足してあげることが大切です。貧血がなければいいという話ではありません。フェリチンという貯蔵鉄の値をチェックすべきです。ただ、健康診断でフェリチンの数値を確認している病院はほとんどありません。

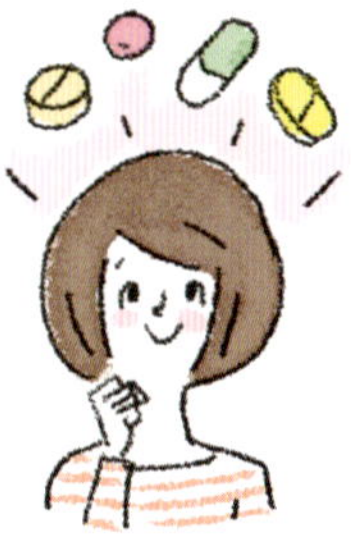

というのも、実はこのフェリチンはどれくらいで十分なのか、逆にどれくらいだと欠乏といえるのか、まだわかっていません。ただ、多くの女性は足りない状態だと予想されますので、当院では初診時にフェリチンを測定しています。すると、85％程度の方が50ng／ml未満です。妊娠を目指すなら50ng／ml以上あってほしいと思っていますから、大半の方に必要だと感じています。

食事で摂取できない分はサプリメントを利用する

では、ビタミンDや鉄分が豊富な食材を摂取していけばいいのでしょうか?

食材でビタミンDや鉄分を十分に摂取するのは難しいので、サプリメントを利用するといいでしょう。

妊娠との関わりが深いとわかっているのでビタミンDのサプリメントは人工授精に入った方にはお勧めするようにしています。鉄については先にお話ししたように、大半の方が不足している状態です。

ほかにビタミンCやビタミンE、レスベラトロールなども挙げられます。これらの栄養素は酸化防止に効果的です。老いる、劣化する、腐るといった現象はいわば酸化なので、酸化防止に効果のあるこれらの栄養素を摂取するのも有効でしょう。

また、コエンザイムQ10や亜鉛、DHEA、L-アルギニンなど必要に応じて摂り入れるといいですね。

亜鉛は男性向けといわれますが、女性にもいいですよ。

日中、元気に活動できるようになるメラトニンもお勧めです。もともと時差ボケやうつの薬として使われていましたが、生活リズムを整えてくれます。

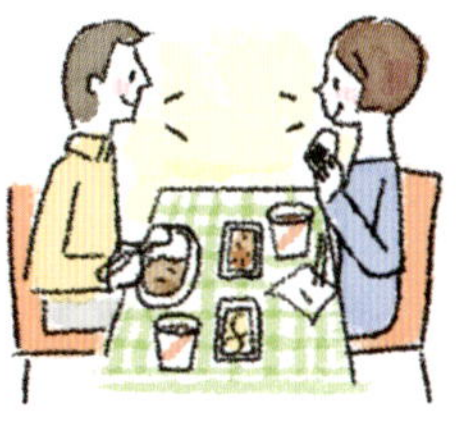

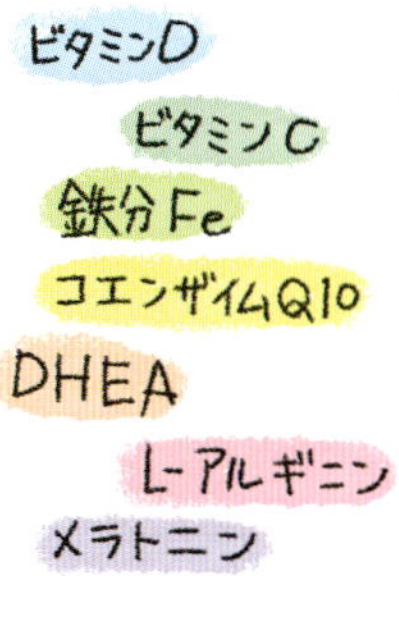

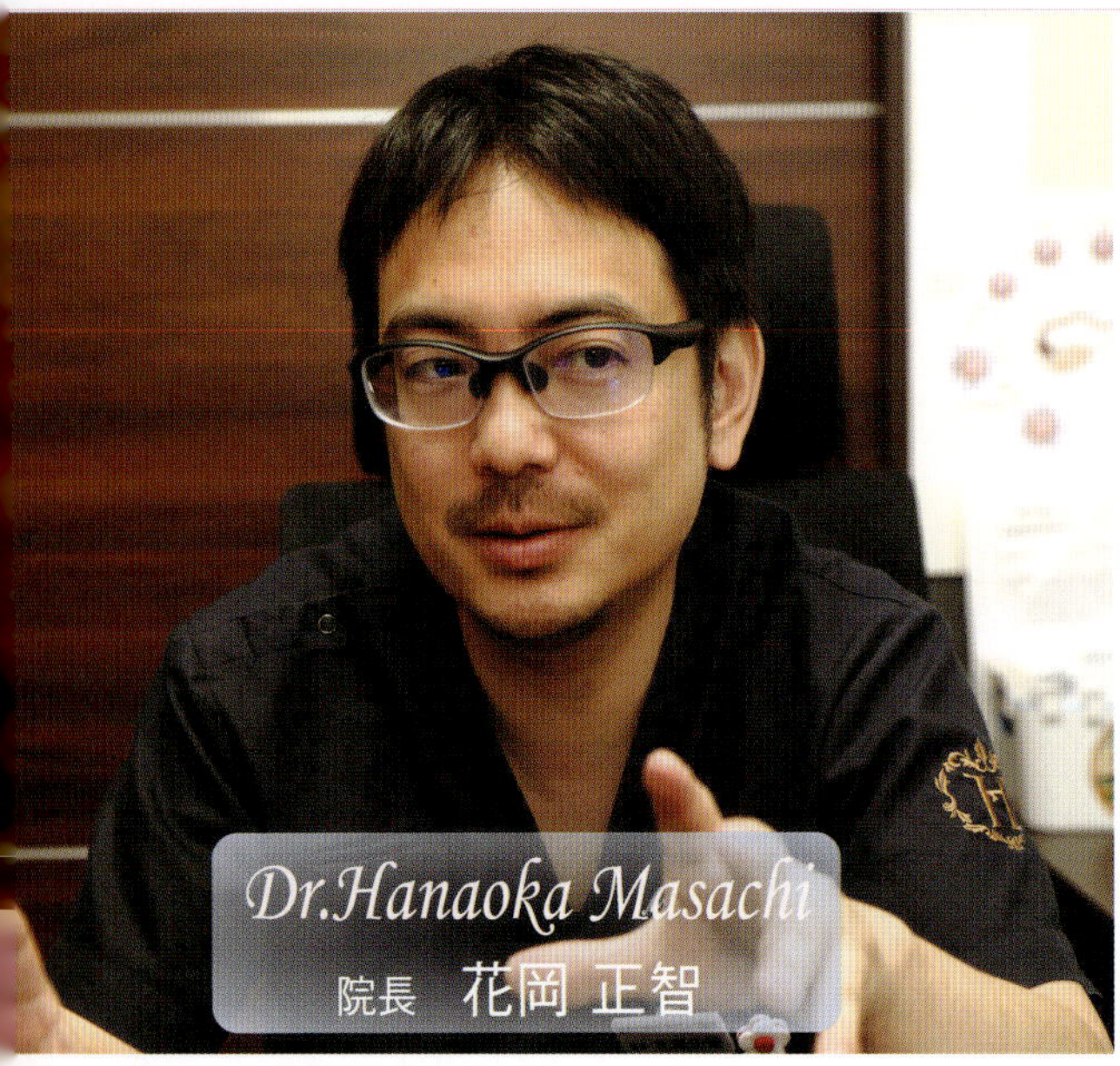

実践しやすい簡単な方法を取り入れる

食事について他にお勧めはありますか？

2番目のポイントですが、現状の食生活を考慮し、実践しやすい方法を取り入れることです。冒頭で少し触れましたが、カップラーメンを頻繁に食べる方に対して「からだに悪いからやめなさい」といったところで、生活を変えられるでしょうか。それよりもカップラーメンにはどんな栄養素が足りないかを考えて、足りない栄養素を補う方向に変えたほうがいい。

コンビニの食材を全否定するよりも、どうせコンビニに行くなら何を選んだらいいのかという考え方にシフトすべきでしょう。たとえばチーズ、枝豆、からあげなどは悪くはありませんからね。こういうことを知っていれば明日から実践できるでしょう。

どうしても甘いものが食べたいときに、大福とシュークリームのどちらを買えばいいのかとなったら、グルコースの塊の大福を選ぶより高脂肪のシュークリームを選んだほうがいい。甘いものは一切食べないなんて窮屈なことをしたら絶対に続かないでしょう？

栄養学も日々進歩していますから、昔の常識が今は通用しないことも珍しくありません。

思い込みに注意！時代遅れになっているかも

思い込みで間違った食事制限をしていることもあるのですね？

そうですね。カロリーコントロールが重視された時期もありますが、カロリーコントロールと肥満は必ずしもリンクしていません。

また、一時期、敵視されたコレステロールですが、これを制限すると悪影響があることも最近わかってきました。

実はコレステロールは先に触れたビタミンDをつくるときに使われます。また女性ホルモンのエストロゲンをつくるときも使われるのです。ですから、ひと昔前に推奨されたコレステロール制限や脂肪制限をする栄養指導は時代遅れになっているのです。お腹がすいているのに食べるのを我慢するのが栄養コントロールではありませんからね。

むしろ、最近問題になっているのが若い女性の低栄養です。こんなにいろいろなものが流通して手に入りやすい世の中なのに低栄養になっているのです。

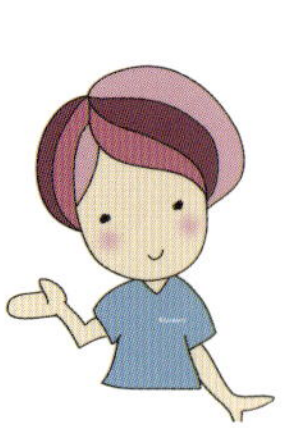

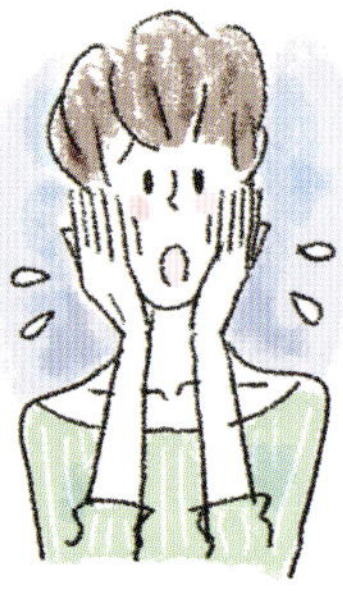

深刻な場合は栄養解析をして

他にポイントはありますか？

3番目のポイントは、採血をして根拠に基づいた栄養解析をしていくことです。

こちらは、誰でもしたほうがいいというものではなく、診察するなかで、一度きちんと測定したほうがよいと感じる方にお勧めしています。たとえば通勤で駅の階段をまともに登れないような極度に痩せた方などですね。

つらさを超えた先に良いことがあるとは限らない

食事以外の生活習慣についてはいかがですか？

実は、運動はしなくてもいいと感じています。もちろん運動が好きで楽しいという方は積極的にしていただきたいのですが、妊娠を目指すうえで必須ではありません。

運動というとランニングしなきゃと思われる方もいるかもしれませんが、からだに負担がかかりすぎることもあります。つらい運動を超えた先に良いことがあるという発想はナンセンスです。日頃、早足で歩くなど、できることをする程度でいいと思います。

男性の栄養も重要 疲労も深刻な問題に

女性も男性も注意することは基本的に同じですか？

はい、特に栄養の話は男性にもいえます。むしろ男性のほうがより栄養に目を向けるべきでしょう。精子は日々つくられるものですからね。毎日の食事で精子がつくられるともいえますね。

それから男性で問題になるのが仕事による疲労です。疲労が原因で性交渉が持てなくなる人も少なくありません。ただし、性交渉が思うように持てない場合にはいろいろなアプローチがあります。複数の選択肢があると知っておくだけで安心できるでしょう。昔は不妊治療は女性が頑張るものという意識が強かったですが、それは間違いです。不妊原因の半分は男性にあるのですから、女性だけでなくご夫婦で治療にあたりましょう。

当院でも、男性不妊外来を設置して診療の強化をしています。

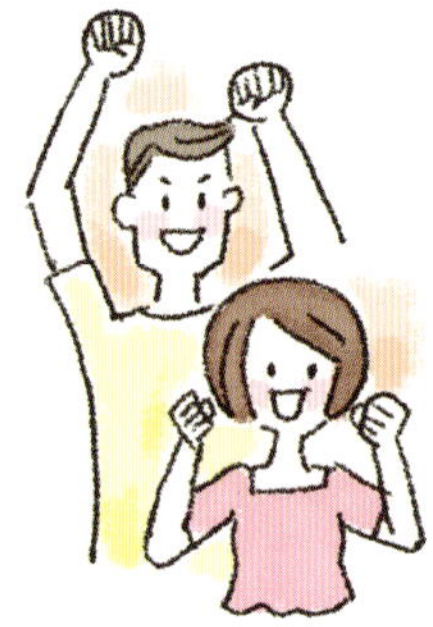

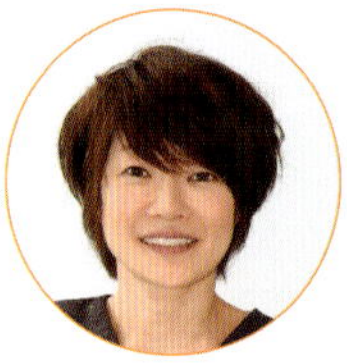

はなおかIVFクリニック品川
花岡 嘉奈子 理事長

Dr.Hanaoka Kanako Plofile

1993年 3月 東邦大学医学部卒業後、東邦大学医学部第一産婦人科学教室 入局
1995年～1997年 大森赤十字病院産婦人科 出向
1997年～2003年 東邦大学医療センター産婦人科にて生殖医療チームに所属
2003年 6月 学位取得
2003年11月～2010年3月 キネマアートクリニック 理事長
2008年 9月～ はなおかレディースクリニック 院長
2014年10月～ はなおかIVFクリニック品川 理事長

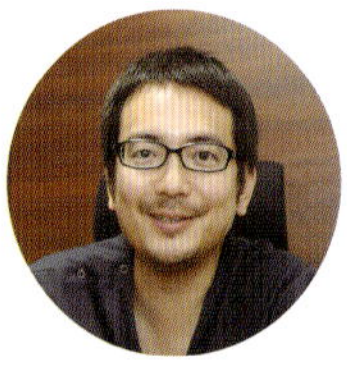

はなおかIVFクリニック品川
花岡 正智 院長

Dr.Hanaoka Masachi Plofile

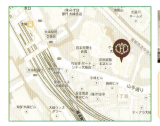

2004年3月 東邦大学医学部卒業後、三井記念病院にて初期研修（一部は東京大学附属病院）
2006年 三井記念病院産婦人科
2007年～ 国立成育医療センター周産期診療部 レジデントのちに臨床研究員
2011年 学位取得
2008年～ はなおかレディースクリニック 副院長
2014年10月～ はなおかIVFクリニック品川 院長

POINT

① 体外受精はどうして必要なの？
② 治療に必要なことを知っておく
③ 医師やスタッフの顔が見られる

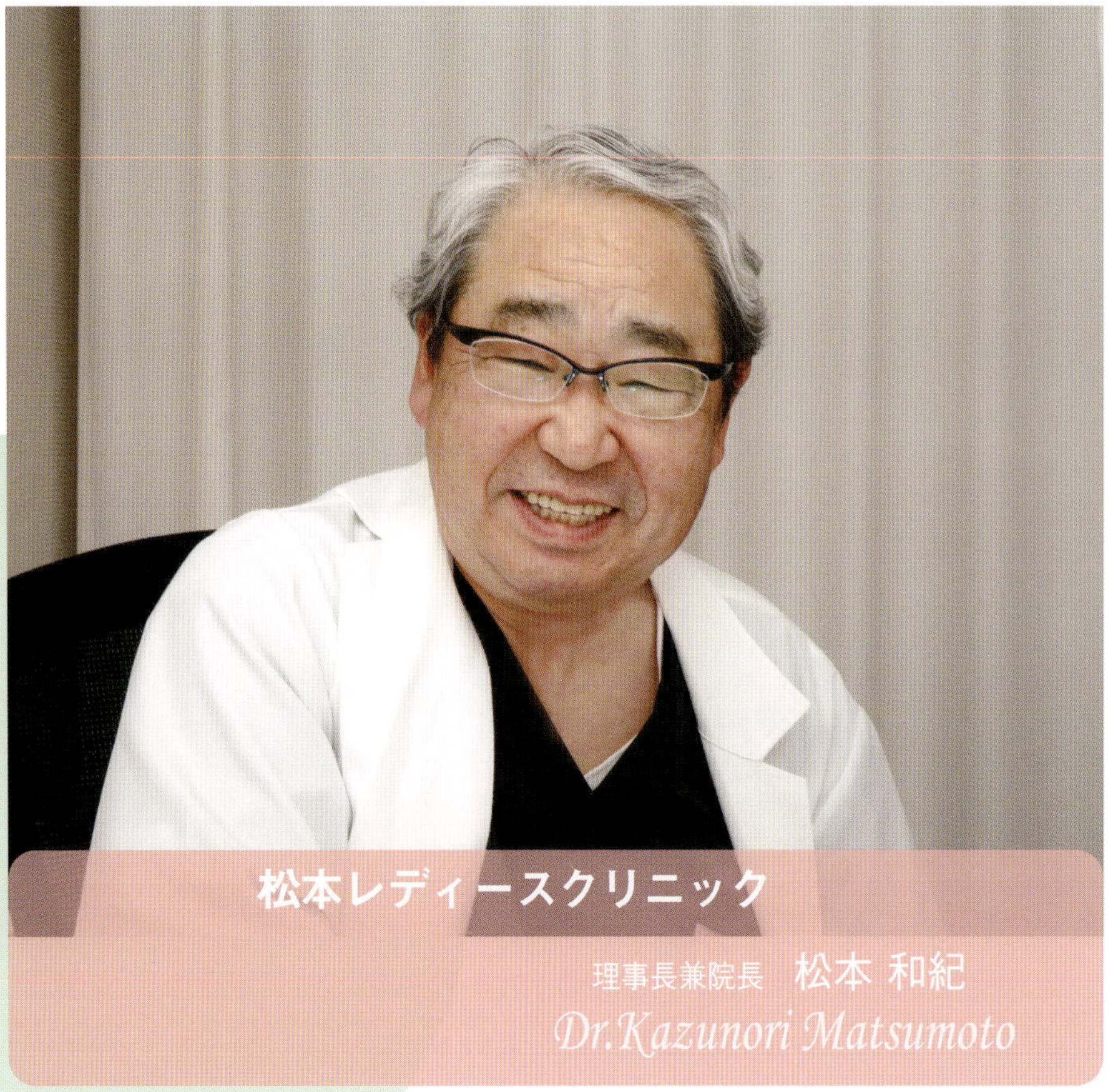

松本レディースクリニック

理事長兼院長　松本 和紀

Dr.Kazunori Matsumoto

説明会は、妊娠や不妊治療の知識を得るためにとても役立ちます。みなさん、早い時期から参加されるといいですね。

「ひとくちに不妊症といっても、絶対不妊（まったく妊娠する可能性がない）の方はまれで、何らかの原因で妊娠する確率が低下している状態の方がほとんどです。その低下した妊娠率を少しでも上げようとすることが不妊治療。赤ちゃんが欲しい方、妊娠したい方は、早めの相談が肝心！」と先生は話し、毎週開催している説明会は、不妊治療での大切なことや体外受精の現状を知っていただくのにとても役立っていると教えてくださいました。

今、学校のクラスに1人は体外受精児

毎週説明会を開催しているとのことですが、不妊症の方は増えているのでしょうか。

少子化と言われ、年間の出生児が100万人をきる昨今、お子さんを望まれて不妊治療施設を訪れる方は多くなってきています。それには不妊治療が世の中に浸透し、受けやすくなっていることも理由にあげられるでしょう。

また、体外受精の技術も上がり、人工授精などまでの一般不妊治療では妊娠できなかったご夫婦にも子どもが授かるようになったことも大きいことです。

説明会では、この体外受精の話が中心になります。

体外受精は、イギリスのエドワーズ博士とステプトー医師が1978年に最初に成功し、女の子が生まれています。そして、エドワーズ博士は2010年にノーベル生理学・医学賞を受賞しています。

日本では1983年に東北大学の鈴木雅洲医師らが成功し、その後技術的、医学的な発展も進み、今では学校のおよそ1クラスに1人の割合で体外受精により生まれたお子さんがいらっしゃいます。

体外受精を受けられるご夫婦も、それによって授かった命も多く、治療件数も飛躍的に伸び、今では世界一です。多くのメディアでも体外受精の情報を扱い、特殊な治療、特別な方法というイメージも低くなってきました。

説明会を始めたきっかけ そしてその様子は？

説明会を始められたきっかけは何でしょう？

医療において、患者さんに治療の説明をすること、そして患者さんが理解され納得して治療が進められることが大切で、これをインフォームドコンセントといいます。インフォームドコンセントを限られた診療中に効率よく行うために基本的な部分は合同で説明するのが良いだろうと、複数組のご夫婦を集めて少人数で行ったのが始まりです。

今のスタイルはクリニックを移転してからで、セミナールームを確保したことで定期的に多くのご夫婦にお集まりいただけるようになりました。

開催は、第1土曜～第3土曜までが体外受精の教室で、第4土曜日が妊活セミナーとなります。説明は、私だけでなく看護師と培養士も担当し、大きなポスターを準備するなどして、できるだけわかりやすく説明を行うようにしています（内容は次ページ「説明会のここが良い！」で紹介）。

IVF教室の風景

今日は体外受精の説明会です。実際に参加してみて、約2時間があっという間に過ぎました。いえ、あっという間というより、内容が充実していたため、はじめから終りまで順を追ってテンポの良い映画を見ているように時が過ぎ、話もわかりやすく、知識が身に付きました。本当に参加して良かったです。

Aさん（近所にお住まい）

＊＊＊＊＊＊＊＊＊＊＊＊＊＊

勉強会日程

第1～第3土曜日　体外受精説明会

第4土曜日　妊活セミナー

※詳しくはホームページをご覧ください

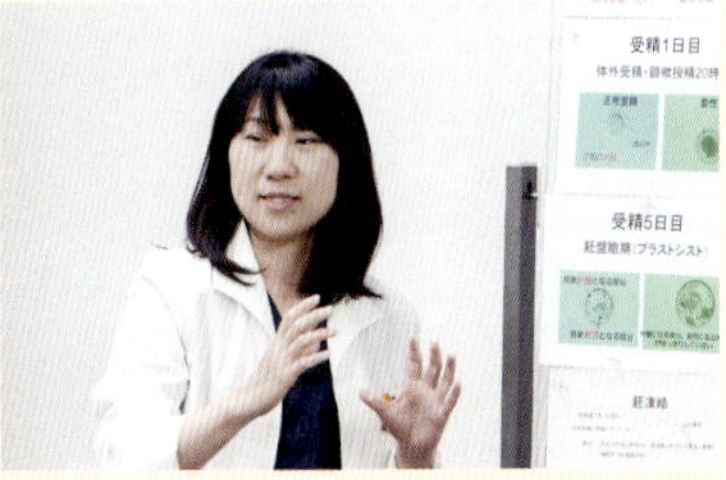

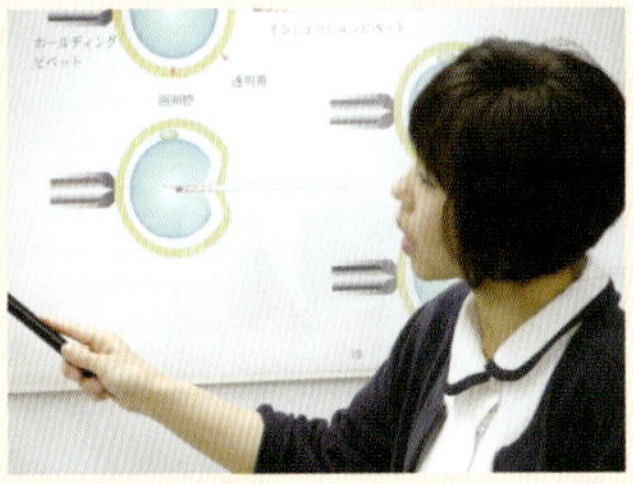

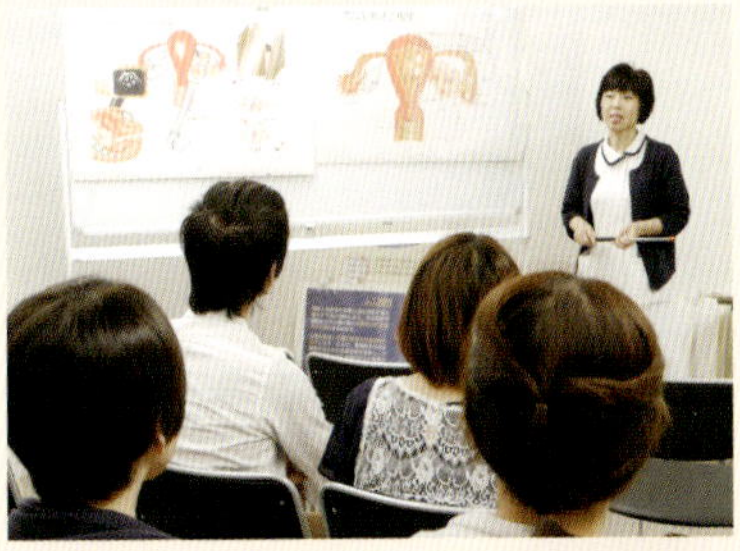

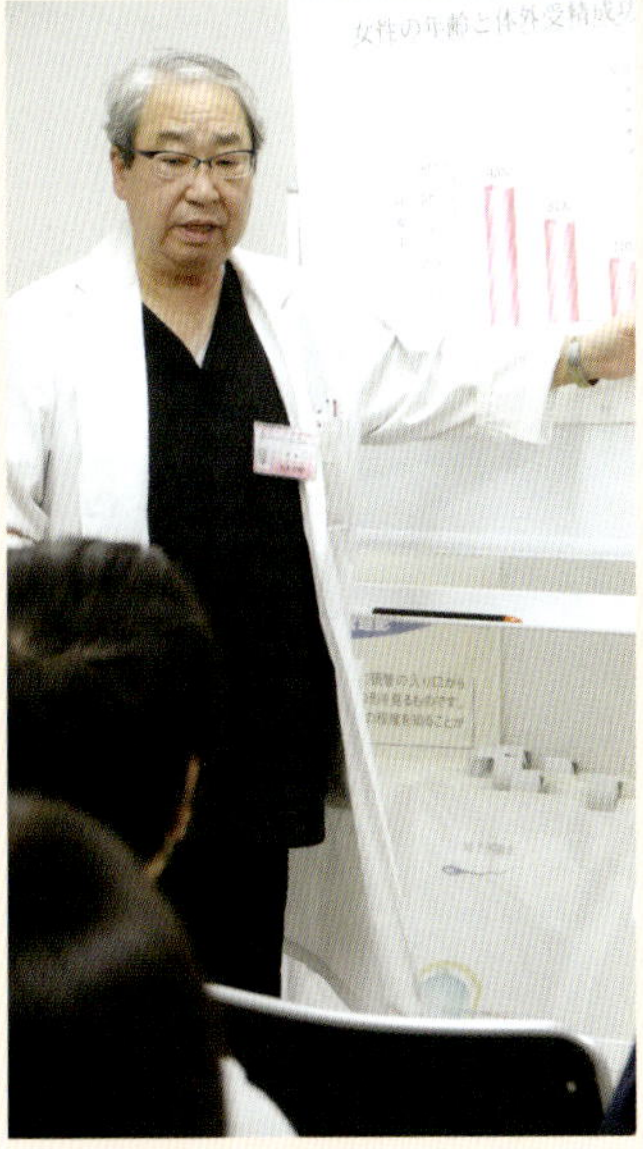

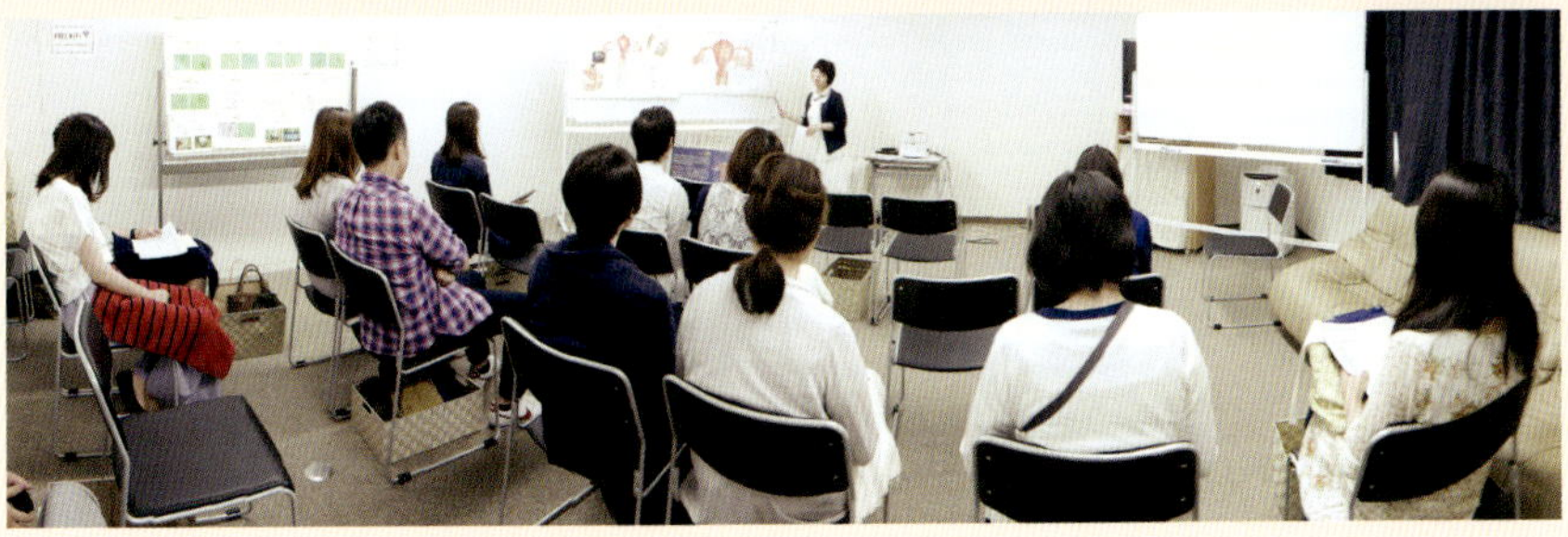

実際にどのような効果がありますか？

説明会に参加されているのは、ごく普通のご夫婦ばかりですね。

不妊症は、外見からはわかりませんし、みなさん、普通のどこにでもいるご夫婦です。そのため、お子さんができないことへの悩みも疑問も深いのだと思います。時にはお子さま連れの夫婦を見て傷ついたり、泣いてしまったり、夫婦間でお互いに辛くあたってしまうこともあるでしょう。

また、ほかの病のように痛みや痒みなどの不快な症状や日常生活への支障もありませんし、多くの夫婦が結婚して当たり前のように子どもを授かるため、私たちも「大丈夫！」と思われる方も多いことでしょう。

今日は体外受精教室でしたが、第4土曜は「妊活セミナー」を開催し、病院デビューのご夫婦にちょうど良いプログラムもあります。

体外受精教室は、既に病院に通院されている方で、治療の適応が体外受精になることがわかっているご夫婦が多いですし、実際にその治療予約の方法までお話しています。

妊活セミナーでは妊娠そのものに対しての知識を得るとともに、不妊治療の方法や生活の工夫など、夫婦でできることもお話しながら不妊治療の方法と現状をご理解していただくのですが、みなさん真剣に聞かれ、ホッとされ、安心して帰られる方が多いようです。

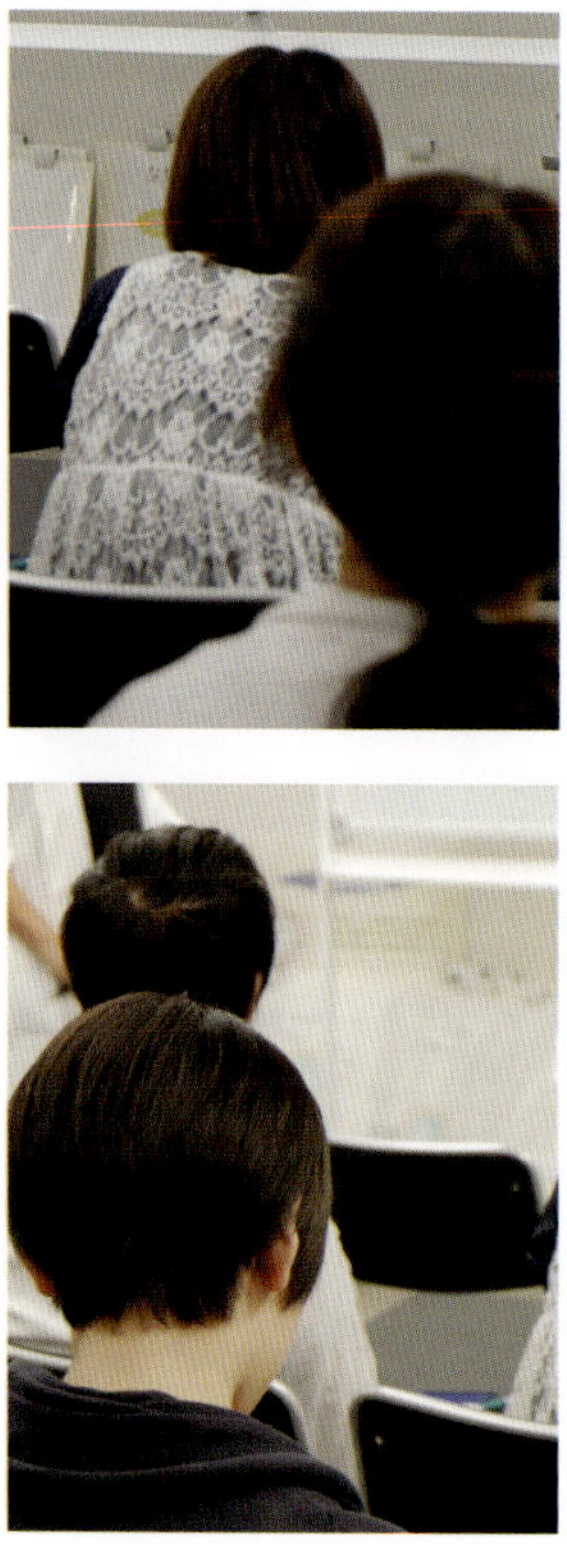
体外受精の治療情報を真剣に聞く参加者

不安なく、治療に臨めるように理解して治療に臨めるように

妊娠に向けては、年齢の影響も大きく受けますから、できれば早い時期に専門のクリニックで診てもらうのがいいでしょう。

生殖に適した期間に、しっかり治療とも向き合っていただければ、結果も十分に期待できます。

そこで、赤ちゃんが欲しい方、妊娠したい方は、早めに相談することが肝心で、妊活セミナーはとても役立つと思います。

また、ひとくちに不妊症といっても、絶対不妊（まったく妊娠する可能性がない）の方はまれで、何らかの原因で妊娠する確率が低下している状態のご夫婦がほとんどです。

不妊治療は、その低下した妊娠率を少しでも上げようとする方法です。

ご夫婦で参加されれば、2人の理解も深まり、協力体制も深まりますので、ぜひご夫婦で参加していただきたいものです。

これら説明会は、夫婦が理解を深め、妊娠への活力をアップさせるのにも効果があり、さらに治療に臨むときにも治療方法や内容の理解も早く、それが期間や妊娠までの時間の短縮にもつながり、今では必須の会となっています。

スタッフも小気味よく説明

スタッフさんも説明がとても上手ですね。

看護師長はBS放送の講座に出ていたこともあり、話も分りやすくとても上手です。培養士もしっかりとわかりやすく説明しています。スタッフにとっても患者さんご夫婦を見て、実際にお話したり、表情を見ることが高い意識で看護業務や培養業務を行うためのよい機会となっています。

コミュニケーションは大切 自分を紹介することも大切

最後にしっかりとご自分の経歴やエビデンスあるお話をされていましたね

患者さんとのコミュニケーションは大切です。かといって診療中にその都度ていねいに同じ話をするよりも、もっとしっかりと患者さんを診たいので、説明会でみなさんに挨拶しています。

自分が生殖医療とどう取り組んできたのか、現状がどうなのかを伝えることは、患者さんと共に子どもへの夢を叶えていこうという私の思いを伝えることでもあるのです。

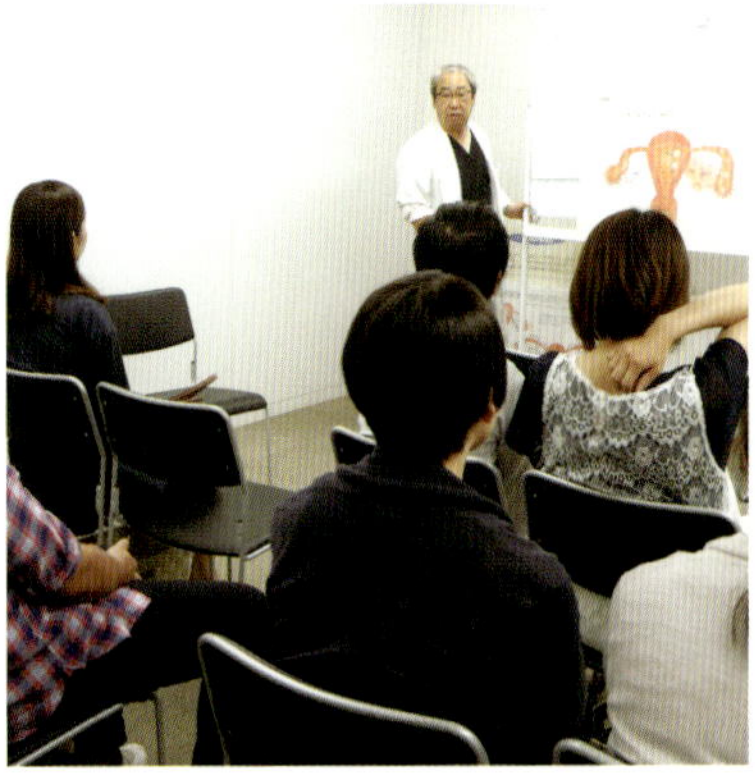

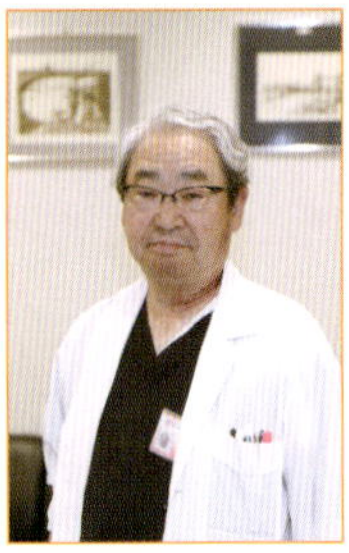

松本レディースクリニック
松本 和紀 理事長兼院長

Dr.Matsumoto Kazunori Plofile

東京慈恵会医科大学卒業
同大大学院博士課程修了　医学博士
英国ロンドン大学リサーチフェロー
●専門
日本産科婦人科学会産婦人科専門医
日本生殖医学会生殖医療専門医
母体保護法指定医
●職歴
東京慈恵会医科大学大学院博士課程修了後、東京慈恵会医科大学産婦人科講師（不妊・生殖班班長）診療医長を経て
松本レディースクリニックを開院

松本レディースクリニック 説明会 の ここが良い！

妊娠と不妊のことがわかる

正しい情報と最新の情報

巷にあふれる情報には偏りや誤り、古い情報が混在していて素人が区別することは大変難しいものです。現場のプロが話す情報は正しい情報と最新の情報ばかりです。

体外受精の方法と流れがわかる

体外受精への疑問が解消

体外受精は不妊治療の中でも特殊で高額。適応となったら、しっかり説明を聞いて理解し納得して受けることが大切です。説明会では治療方法からスケジュール、そして培養まで、一通りの情報をGETすることができます。

助成金の案内がある

少しでも金銭的負担を軽く

治療にかかった費用負担を軽くするための助成金の情報も案内されます。居住する自治体によって助成内容に違いがあるため、よく聞いておきましょう。

医師の話が聞ける

医師の人柄や院内の雰囲気もわかる

医師の話から、考えや人柄に触れることができ、受診前に自分との相性もわかるでしょう。また、スタッフや院内の雰囲気もわかり、通院にも心の余裕が持てますね。

Matsumoto Ladies Clinic
MLC
http://www.matsumoto-ladies.com

●「赤ちゃんが欲しいのになかなかできない」と悩んでいらっしゃる方のための不妊治療専門クリニックです。妊娠しにくい方を対象に、不妊原因の探索、妊娠に向けてのアドバイス・治療を行い、これまで不妊で悩んでいた多くの方々が妊娠し、お母様になられています。説明会やセミナーなど夫婦で参加できる教室も人気です。

松本レディースクリニック

電話番号. 03-5958-5633

診療科目／『高度生殖医療』『婦人科医療』
診療受付／（月～金）8:15～12:30　14:30～18:00
（　土　）8:15～11:30　13:45～16:00
休 診 日／日・祝日
変更情報等、HPでの確認をお願いします。

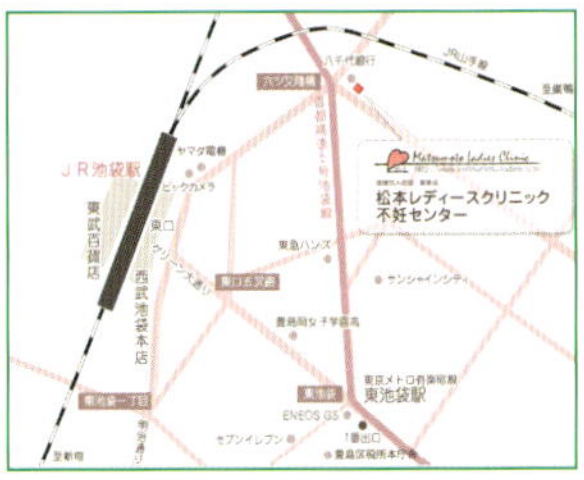

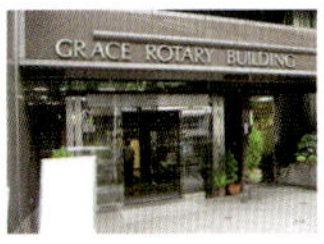

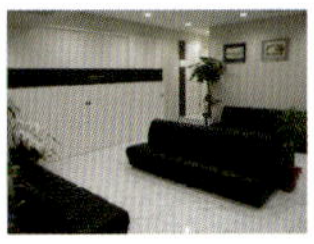

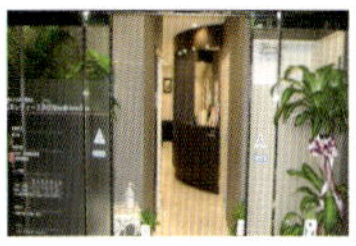

ていねいな説明と最新の技術でARTまでの診療を行っている。

●〒170-0013　東京都豊島区東池袋2-60-3
グレイスロータリービル1F

JR池袋駅 東口北から徒歩6分

不妊治療で多くの人が確実に妊娠しているのが今の時代です！

治療が必要な時には 私たちに お任せください。

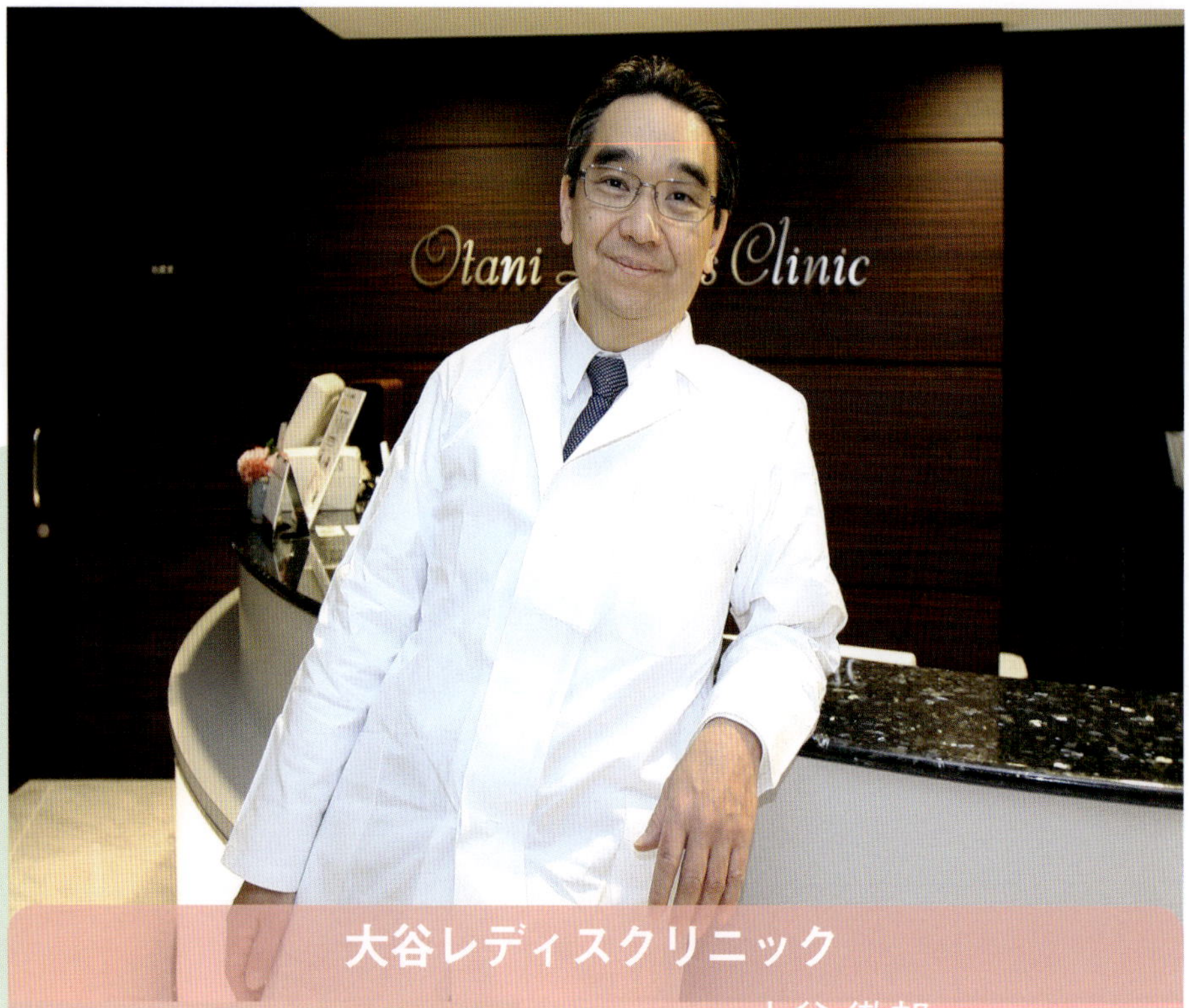

大谷レディスクリニック

院長 大谷 徹郎

Dr.Ohtani Tetsuo

不妊治療は確実に進歩しています。それは、技術面だけでなく、アメニティーの面でも快適に、そして心の面でもカウンセリング対応でより親切にと工夫されているようです。実際に不妊治療施設がどのようなところで、どのくらいの成績なのか、大谷レディスクリニックを例に見てみましょう。あなたにとって治療が必要になった時、きっと参考になるお話です。

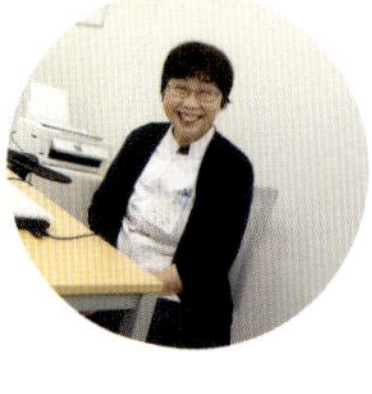

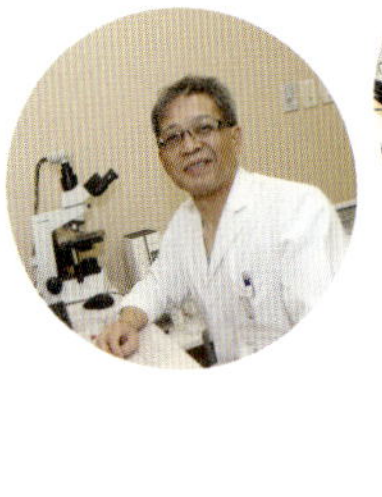

クリニックの開設と医師の思い

クリニックにはそれぞれ方針がありますが、大谷先生の方針は？

私自身も7年間、不妊で悩んだ経験があります。それがきっかけで医療の場で不妊を専門とするようになりました。ですから、不妊症のつらさはよくわかります。そして、新しい命を授かったときの喜びと感動もわかります。

私の原点はここにあり、ご夫婦が新しい命を授かられるのに、お手伝いをさせて頂ければこれ以上の喜びはありません。

また、当院へは不妊症だけでなく不育症で悩まれる患者さんも全国から訪れてくるため、少しでも良い環境で受診していただけるよう配慮し、スタッフが一丸となって「一人でも多くの命が誕生するよう」一生懸命に治療にあたることです。

新施設で5年以上が過ぎ多くの患者さんに恵まれて

駅近に新設して5年以上過ぎ、すっかり街にも溶け込んで、多くのご夫婦のもとにお子さんが誕生していますね。

私の方針は以前からぶれることもなく、ご夫婦をしっかり診ていくことで、多くのお子さんが誕生しています。その喜びはひとしおです。新設当初、産科の医師として地元で沢山の分娩を扱ってきた父は、私が生殖医療を専門としてここにクリニックを新設した時には何かと心配もしていました。

今、父は他界していませんが、自分の街に、そして国に、子どもを望むご夫婦のもとに新しい命が誕生することの尊さを同様に喜びとし、ご夫婦のお手伝いができることを誇りに思っています。

開設以来、順次整えてきた設備も、ご覧いただいたように、キッズルーム（診察状況もモニターで表示）はじめ、予約システムの院内設置など、アメニティの部分も充実して落ち着いてきました。

患者さんも、地元だけでなく遠方からも多くのご夫婦がこられ、忙しさとともに5年以上が過ぎました。おかげさまで診療実績を重ね、ご夫婦とたくさんの幸せも、見てまいりました。

スタッフと院内の様子

スタッフ構成や院内の配置などはどのような様子ですか。

私のクリニックには、大きく受付部門と看護部門、培養部門があり、庶務を扱う担当もいます。そして、医師が診察から種々の治療を行い、カウンセラーは相談に応えます。

院内には、診察室、内診室、レントゲン室、手術室、カウンセリングルームなどがあり、生殖医療の要となる培養室（クリーンルーム）があります。

受付を担当するスタッフは、患者さんと最初にお会いするスタッフです。日々の診療でも待合室の患者さんと医師の診察との間で細

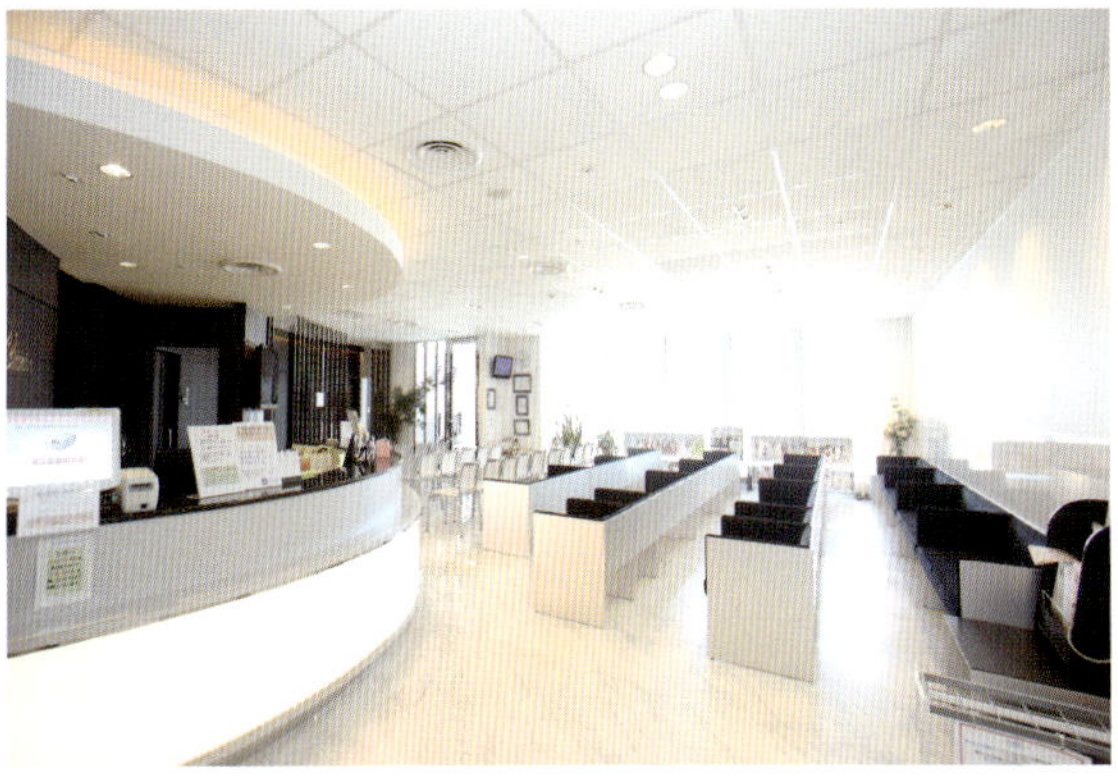

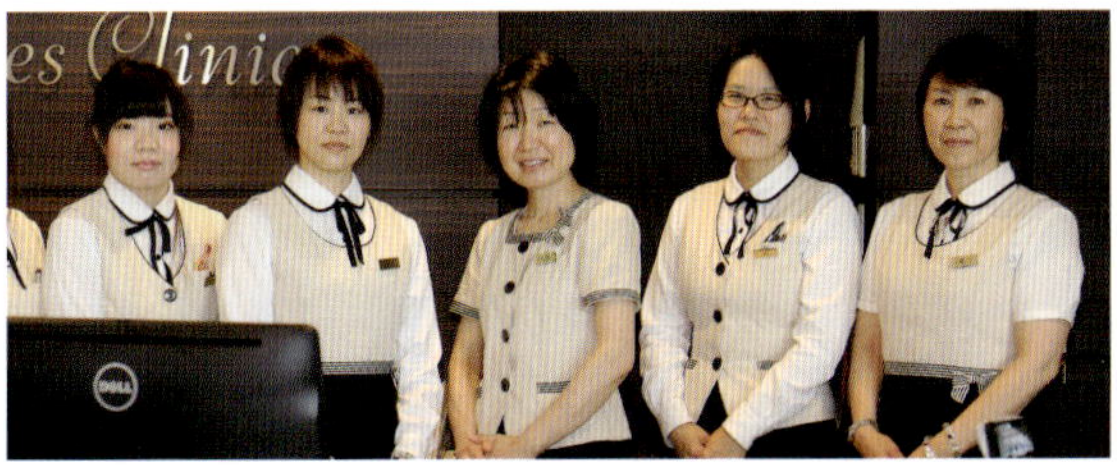

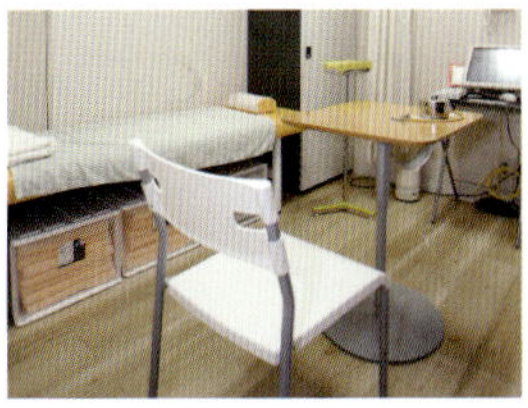

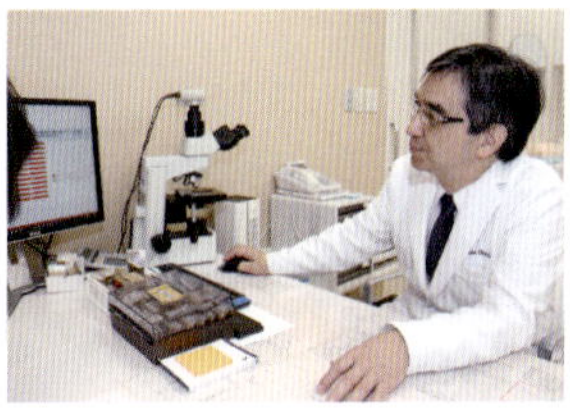

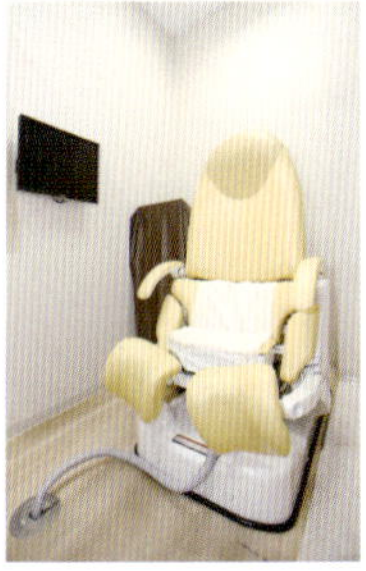

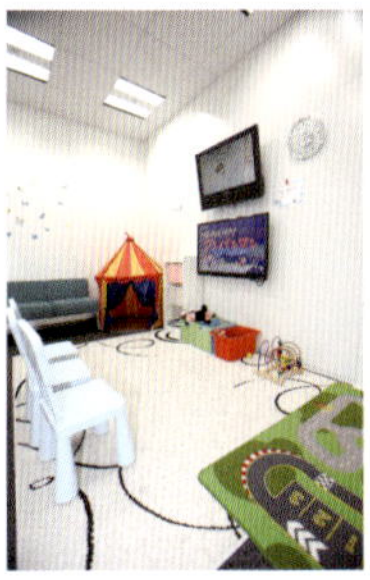

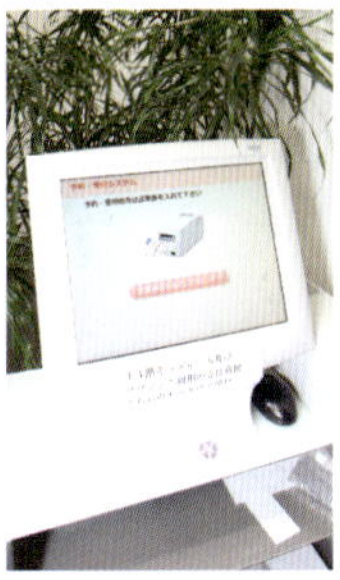

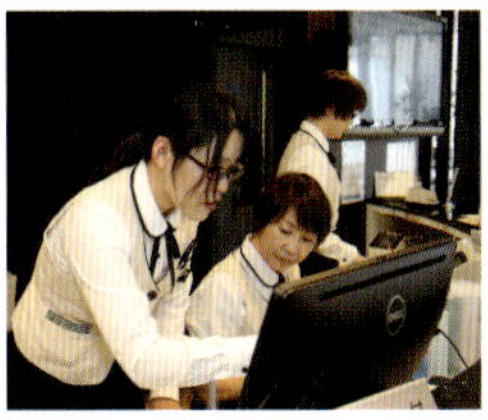

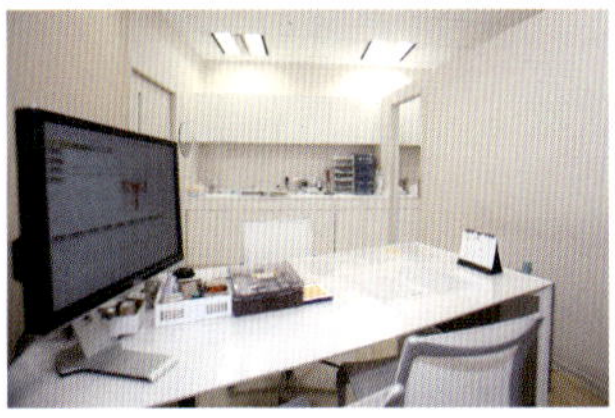

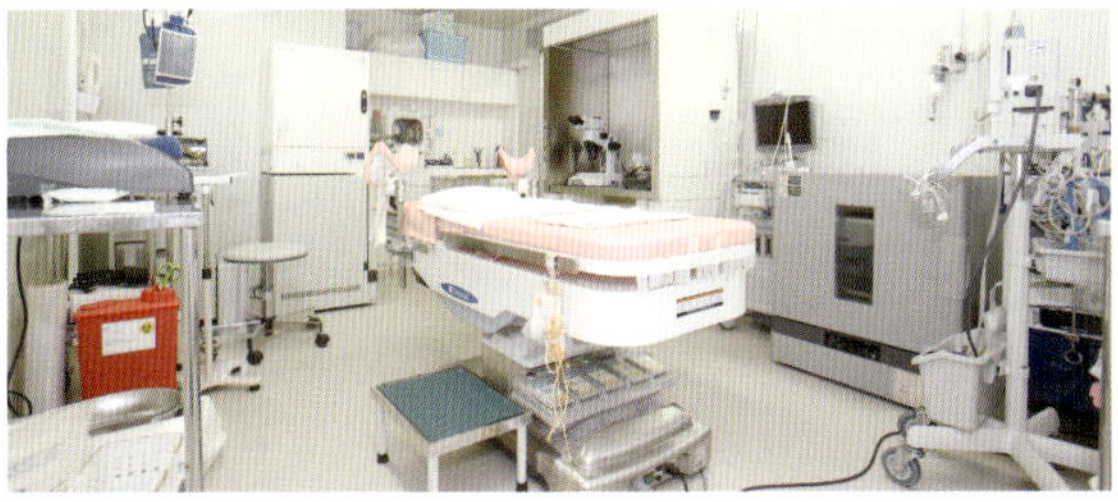

大谷レディスクリニックの院内の様子。受付と待合室ロビー、院長診察風景、処置室、診察台とキッズルーム、予約システム、診察室、手術室。とてもクリーンな印象です。

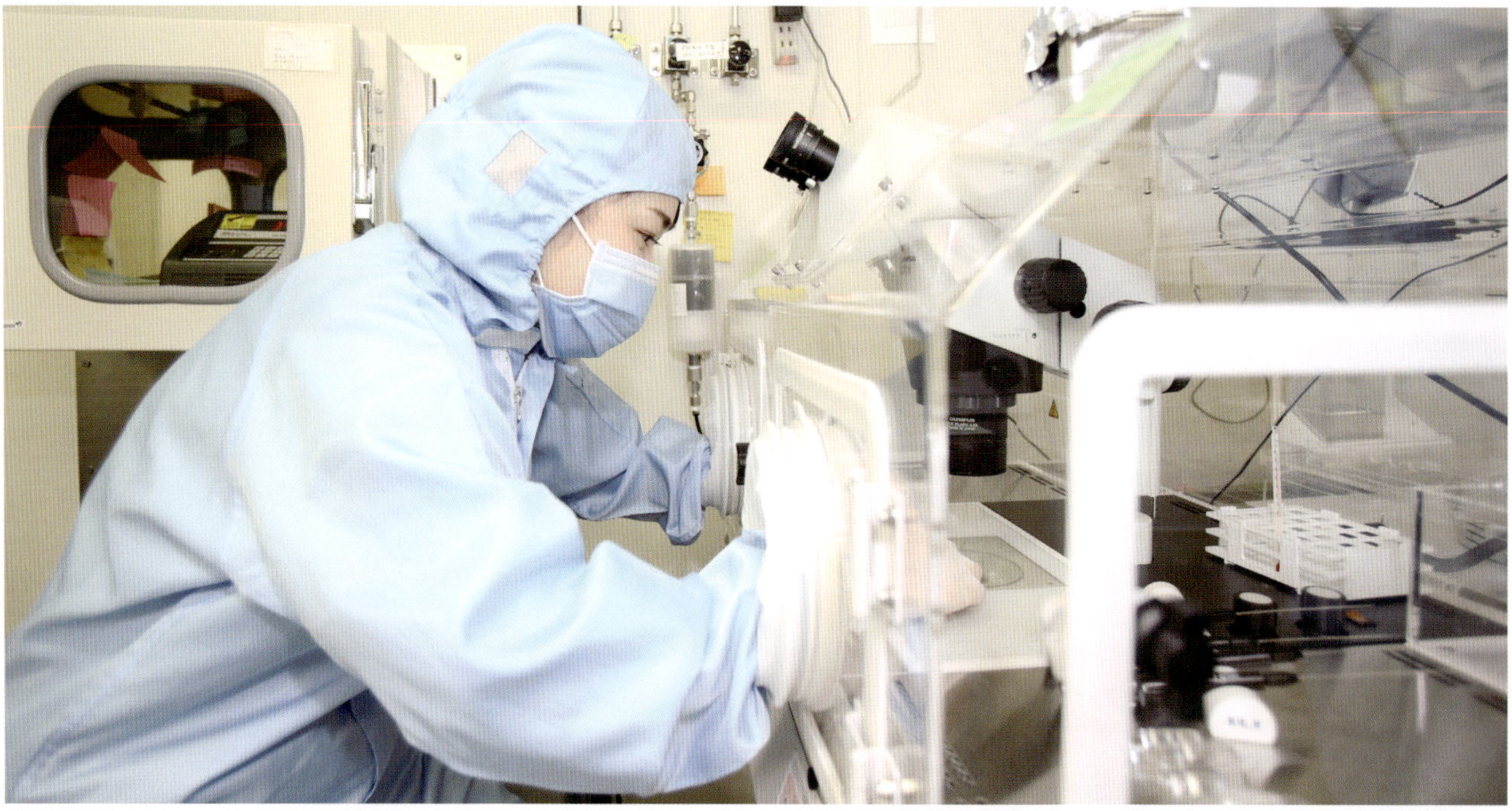

保育器型のクリーンベンチは、密封感もあり、外気の影響を受けにくく、こだわりの作業台です。

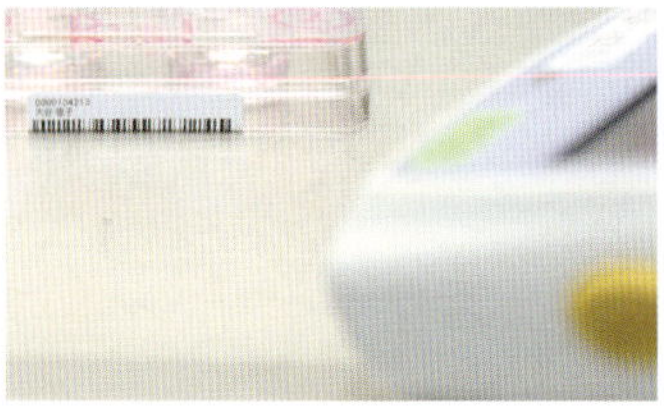

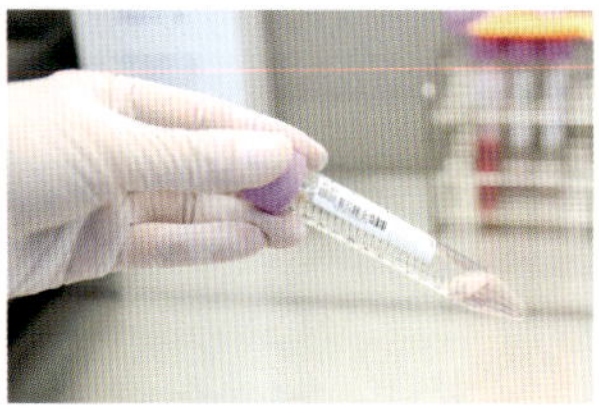

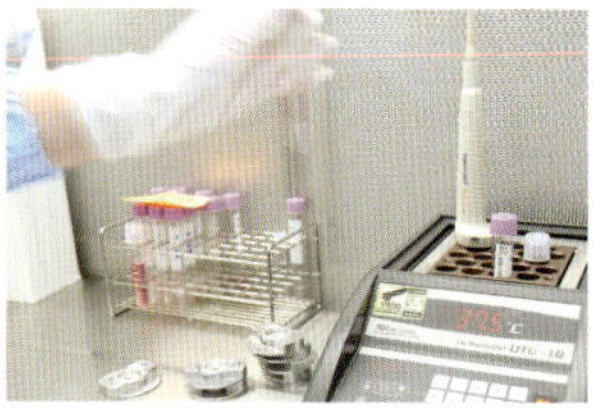

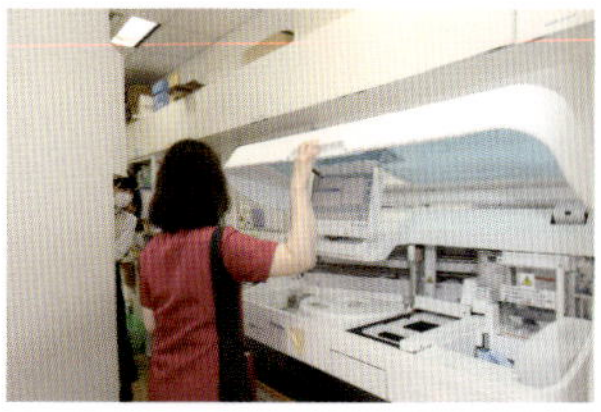

検体確認は、バーコードで行い（下段左）、取り違い防止のための注意も万全です。下段中央２枚の写真は、精液調整の作業。右はホルモン検査のための装置と作業中のスタッフ。上の写真にはパスボックスも見え、検卵作業もこのクリーンベンチで行われるのでしょう。

心の注意を払い、庶務もこなしています。

看護師は、患者さんと医師の架け橋となり、医師のフォローとともに患者ケアを行います。

不妊治療は月経周期との戦いでもあり、患者さんのホルモン検査がとても重要ですから、最新の検査機器を設置しています。

培養士は、体外受精時に活躍し、ご夫婦の大切な精子と卵子を預かり、受精培養管理を行うため、採卵～移植まで重責を担います。写真でも様子がうかがえることと思います。

治療の実績と妊娠の様子

治療の実績はいかがでしょう?

現在、患者さんの平均年齢は41歳です。最高齢の患者さんが51歳で最高齢出産が47歳です。

昨年は、胚移植が約１５００あり、出産が約６００件ほどありました。大雑把で恐縮ですが、詳細は『体外受精実施施設完全ガイドブック２０１７版』（不妊治療情報センター）をご覧ください。

当院でも自由参加（無料）の説明会があり、妊娠や不妊症、そして体外受精など治療の説明をしています。また、説明会に出られない方やご質問などでコンタクトを優先される方には電子メールによる相談窓口もありますのでご利用いただけます。

治療では体外受精の件数が年間で約２２００件あり、一般不妊治療も約同数行っています。

一般不妊治療で妊娠される方もいらっしゃいますが、体外受精の方が妊娠率は高いです。一般妊娠時よりも多胎率は低いですが、どちらも、流産はある程度の割合で起きています。

このように、いろいろな状況がありますが、ご夫婦にとって、最高の結果がでるよう、診療していますから、ご自身で妊娠力を取り戻して生活圏での元気を確保され、治療に頼る部分はしっかり治療施設にご相談下さい。

今後もさらに情報はご提供していきたいと思います。

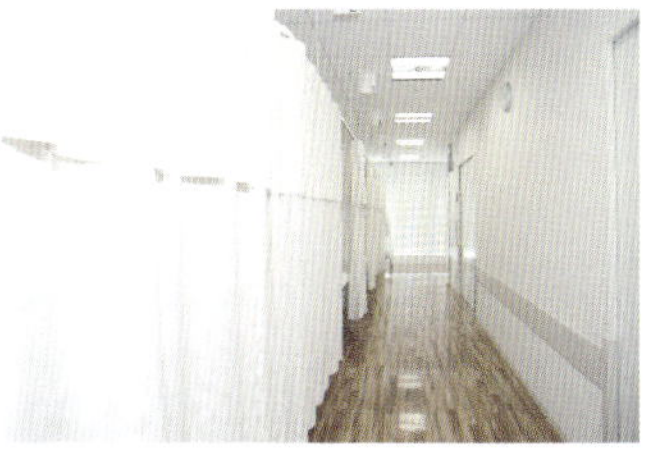

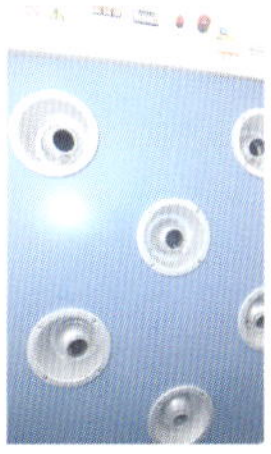

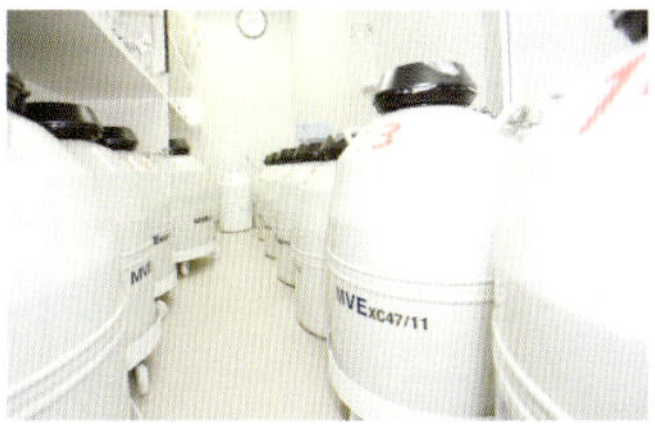

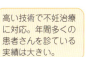

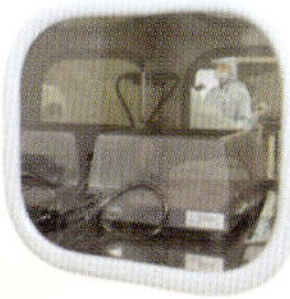

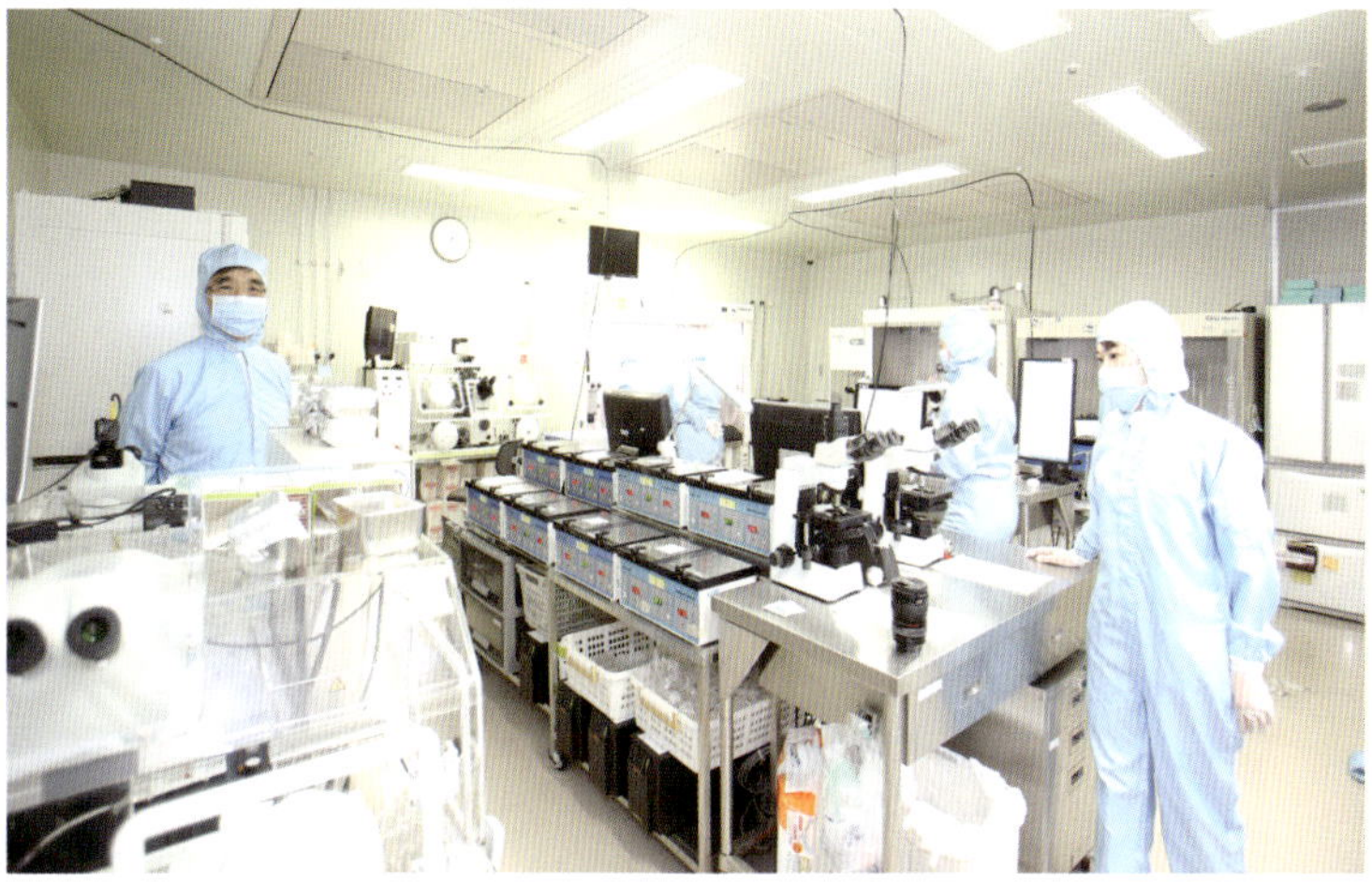

培養室はクリーンに設計。入室時には手洗い、マスク、着帽しエアシャワーを浴びます。インキュベーターがセンターに並び、クリーンベンチは、保育器型も使用、採卵手術時に培養室との卵子の受渡窓となるパスボックス、凍結保存のタンクや、患者さんの安静室など専用の設備があります。

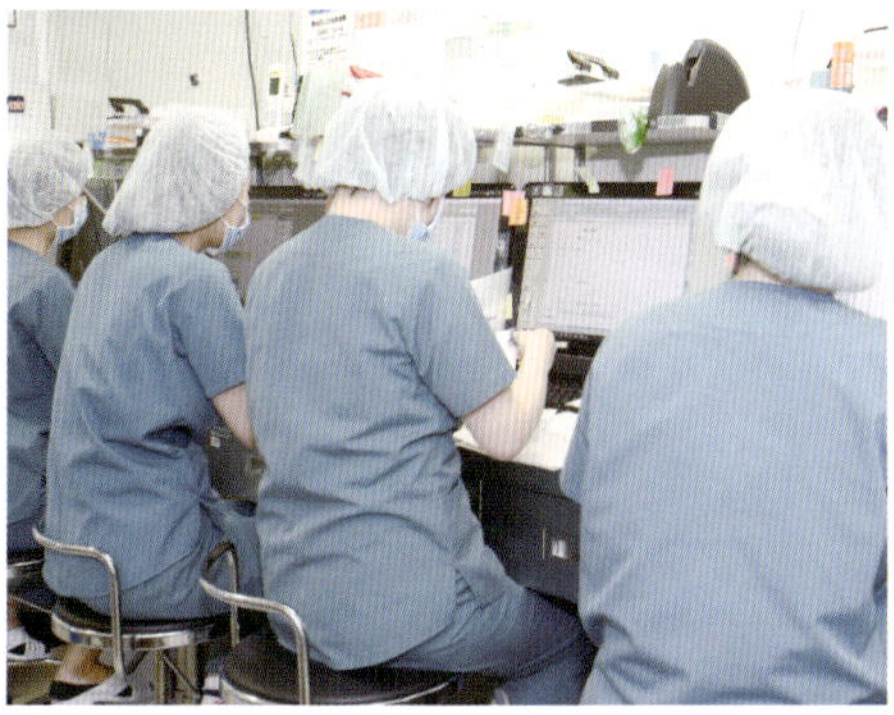

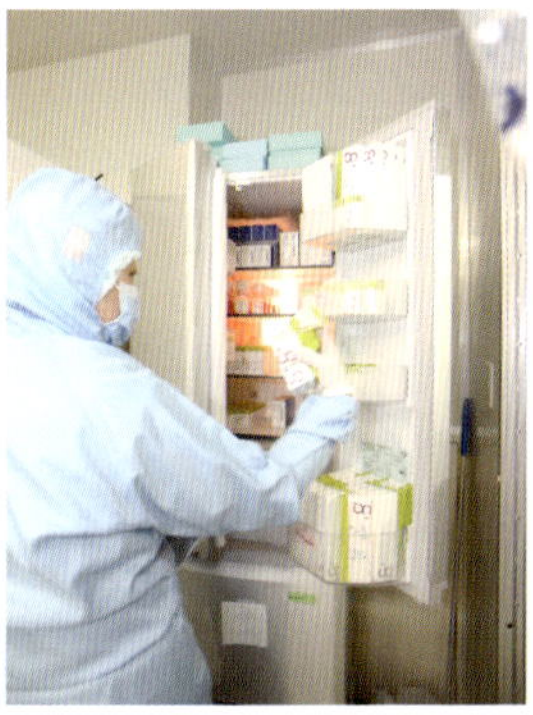

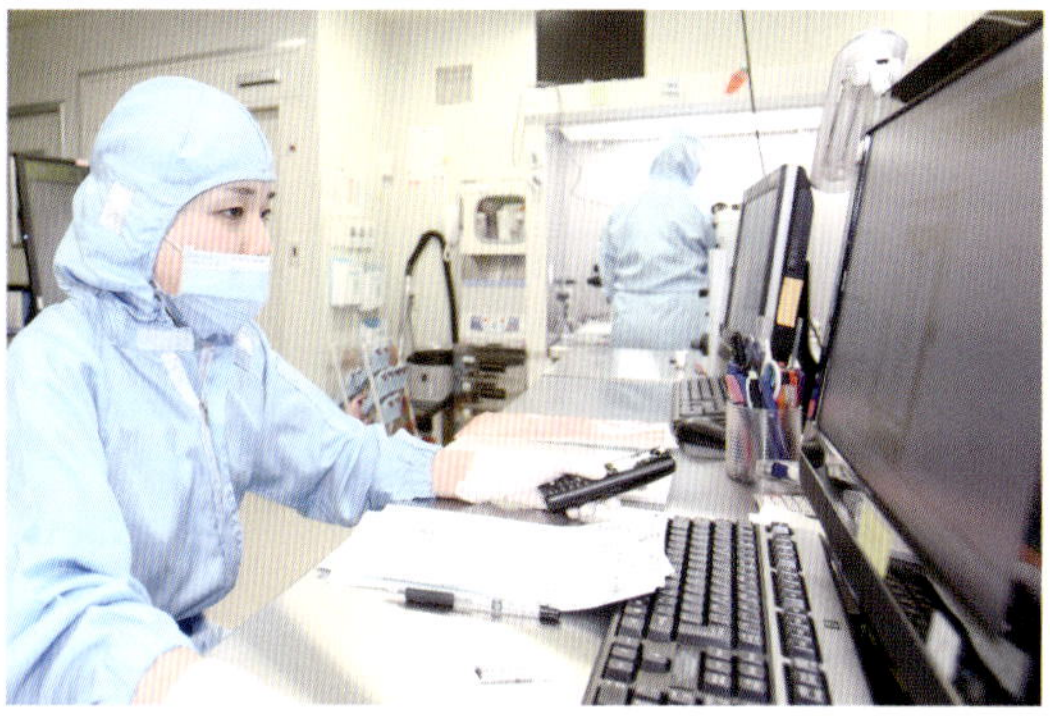

培養室スタッフは女性が多く、作業は真剣に行います。培養液など試薬の保管も大切で、培養液をきらすことは卵子や精子、胚にとってもダメージとなります。培養室のお手本はお母さんのお腹ですから、温度や空調、照明などを整えています。

大谷レディスクリニック

大谷 徹郎 院長

Dr.Ohtani Tetsuo Plofile

1979年	神戸大学医学部卒業
1984年	神戸大学大学院博士課程修了 医学博士 米国ワシントン大学、オーストラリア メルボルン大学附属ロイヤルウイメンズホスピタル生殖医療科、ドイツキール大学医学部産婦人科に学ぶ
1995年	兵庫県で最初の顕微授精に成功
1996年	神戸大学医学部附属病院助教授
1997年	日本初の腹腔鏡下子宮筋腫核出術に成功
2000年	大谷産婦人科　不妊センター　院長
2011年	大谷レディスクリニック　院長　大谷 徹郎

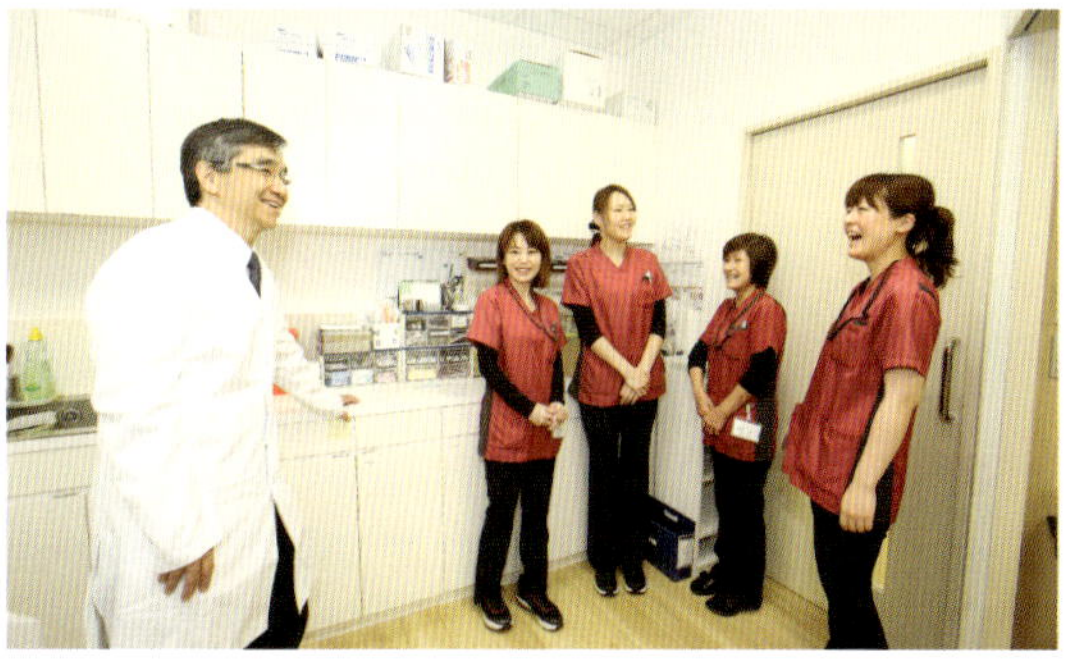

大谷レディスクリニック

Otani LADIES CLINIC

●不妊治療に精通したスタッフが一般不妊治療・体外受精・顕微授精など、不妊でお悩みの方のための治療に、日々取り組んでいます。交通の便もよく遠方からの患者さんも多く、ご夫婦に高い妊娠率でお応えし、実際に多くのご夫婦が子どものいる家族生活を実現されています。

大谷レディスクリニック

電話番号. 078-261-3500

診療科目／『高度生殖医療』『婦人科医療』

診療受付／（月～金）9:00～13:00　15:00～19:00
（ 土 ）9:00～15:00
（ 日 ）9:00～14:30
祝・祭日は予約のみ

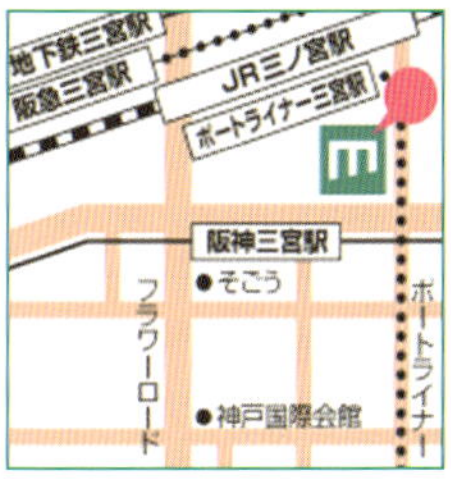

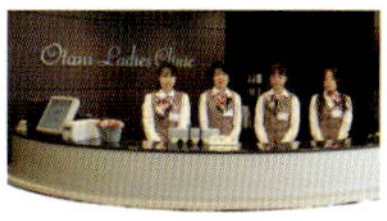

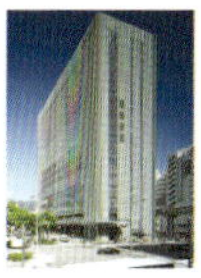

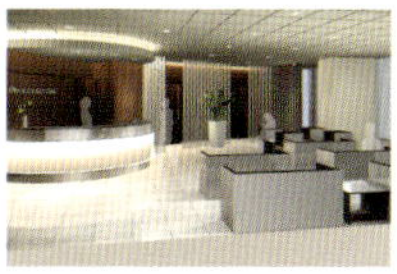

高い技術で不妊治療に対応。年間多くの患者さんを診ている実績は大きい。

●〒651-0096　神戸市中央区雲井通7-1-1
ミント神戸15F
JR三ノ宮駅、阪神・阪急三宮駅 駅前ビル15階最新の治療を取り入れて患者様に貢献！

365日、年中無休で診療中！新しい治療も積極的に取り入れて実施しています。

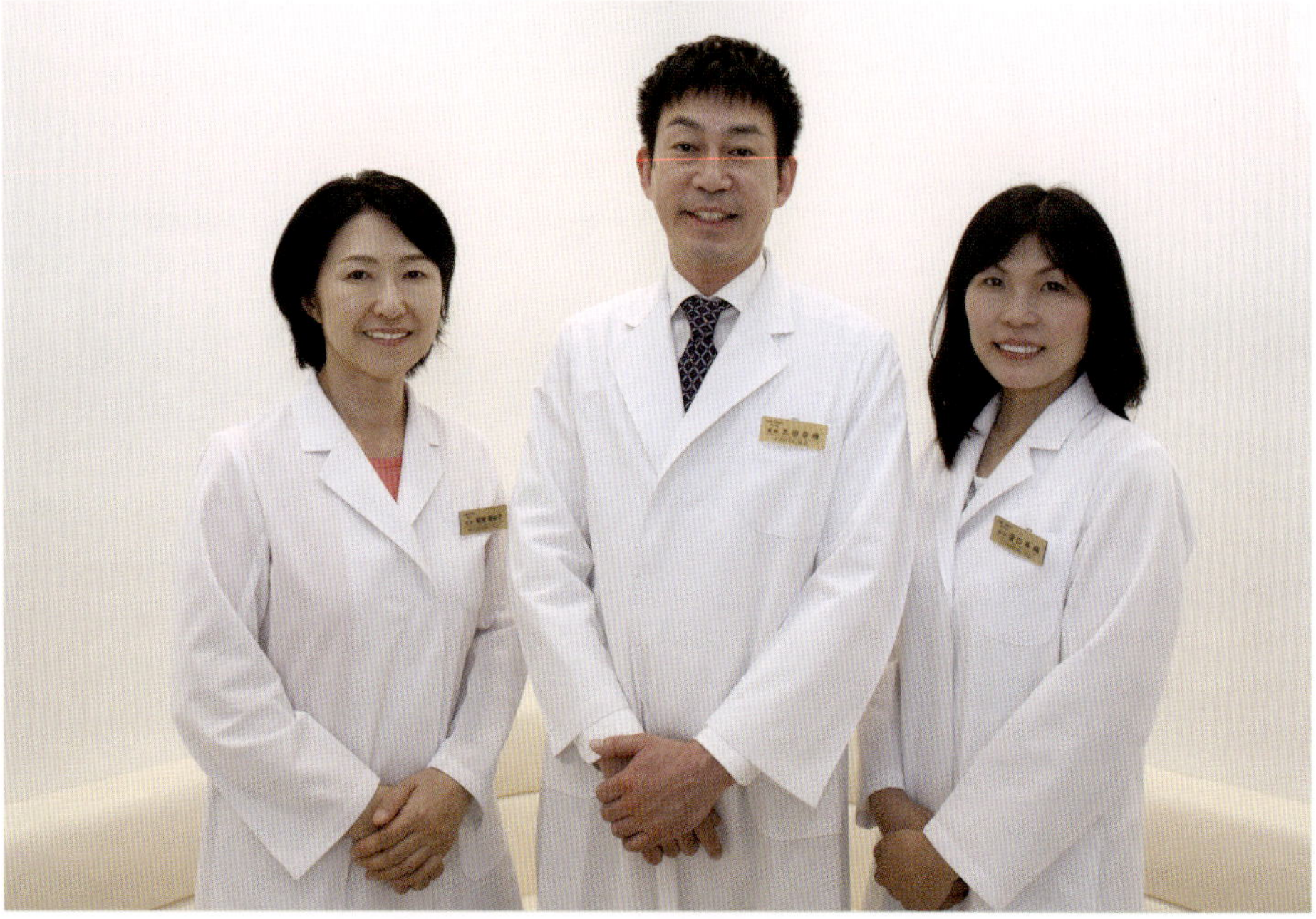

オーク銀座レディースクリニック

左から 船曳 美也子 医師
太田 岳晴 院長
田口 早桐 医師

2016年10月に銀座に開院したオーク銀座レディースクリニック。開院から約9ヶ月が経ち、現在の診療についてうかがいました。

来院目的はさまざま 外国人の患者様も多数

開院から約9ヶ月が経ちましたが、現在、どんな患者様が多いですか？

これから治療を始める方もいれば、今まで他院で治療を受けていて転院して来られる方もいらっしゃいます。当院は卵子凍結やダイエットなど他であまり実施していないような診療もしているので、来院目的もさまざまです。

外国人の患者様も多くいらっしゃいますが、ドクターは英語が話せるので問題ありません。

胚培養士とコーディネーターにも外国人（イギリス人、アメリカ人、中国人）がいるので、スタッフから説明をすることもあります。普段は大阪にいるスタッフですが、東京に来ることもありますし、オンライン上でも患者様との受け答えが可能です。

ドクター全員で情報を共有 患者様とオンラインカウンセリング

現在、どのような体制で診療しているのか教えてください。

まず一番に土日祝日を含めた365日の診療をしていることが挙げられます。

東京専属のドクターに加え、大阪からもドクターが順番で診療に来ています。カルテはドクター全員で共有できるようになっているので、大阪で東京の患者様のカルテを見ながら診療方針を話し合うことも可能です。

ひとりのドクターが判断するのではなく、ドクター全員で協力しあって診療にあたっています。患者様とのコミュニケーションも通常の診療のほかに、有料にはなりますがカウンセリング外来を設け、東京・大阪間でオンライン上で受けていただくことも可能です。

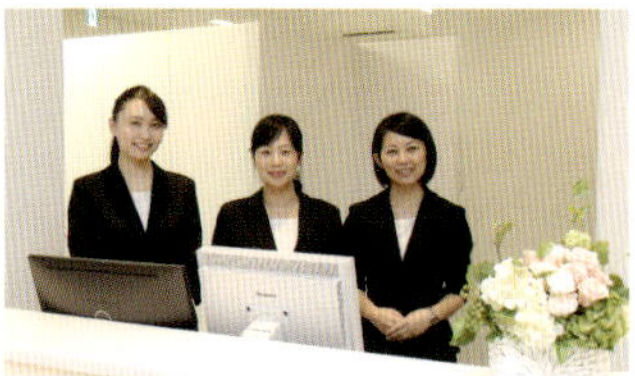

卵子の老化は防げない 凍結卵子での妊娠も増加中

卵子凍結の状況を教えてください。

大阪では何年も前から未婚女性の卵子凍結を実施しています。中には結婚して凍結卵子を使って妊娠する方もいらっしゃいます。凍結卵子があるということで婚活にも力が入るのではないでしょうか。凍結から2年くらいで来院される方も多くいます。

排卵や受精、着床、精子など不妊の要因となりうる問題ごとに研究が進み、治療技術も発達していますが、女性の年齢による卵の質的変化については、これといった治療法はありません。ですから、卵子もしくは胚を凍結しておくしかないのが現状です。妊娠を希望するなら戦略を立てて臨むことが大切ですが、その戦略のひとつになるのが卵子凍結だと考えています。

不妊内科の設置で 治療スピードがアップ

最近の新しい取り組みがあれば教えてください。

最近は抗セントロメア抗体をもっている患者様の治療ですね。抗セントロメア抗体をもっていると受精がうまくいかないといわれているのですが、治療でステロイドを使用します。

こういう場合、以前は内科に紹介状を書いて治療してもらっていたのですが、時間はかかるし、患者様の負担も大きくなってしまうのがネックでした。紹介してもドクターによっては「治療の必要はない」と判断され、思うように治療が進まないケースもありました。

ですから、現在は不妊内科として内科のドクターに外来を持っていただいています。

これにより治療スピードがあがり、短期間で妊娠する患者様もいらっしゃいます。

もちろん、このような治療が東京でも同じように可能となっています。

着床時期のずれが 着床不全の一因

ほかに新しい治療法があれば教えてください。

着床不全に対する新しい治療があります。

着床はいつでも可能というものではありません。子宮内膜が厚くなって、そこに黄体ホルモンが入ってきてはじめて着床可能状態になります。

この時期が、主にホルモン補充周期の患者様の中で少しずれている方が15％程いらっしゃいます。この場合、本来5日目に戻すべき胚を6日目に戻したほうがいいのです。

最近、この時期が子宮内膜組織からわかるようになりはじめました。この時期が解析されることで、移植時期も移植胚との関係もクリアになります。

研究機関はスペインで、そこを協力先として、検体を送っています。今は世界各国から送られたデータを解析しているところだと聞いていますが、この検査を扱う日本支社ができたため、日本からも多くの施設で利用し、このズレの解決が進むことでしょう。

新しい研究もスタート 治療に活かしていきます!

現在、研究中のものもあるのですか?

はい、こちらもスペインのドクターとの共同研究になるのですが、子宮内膜の細菌についての研究です。

今までは子宮内膜に細菌はいないと考えられていたのですが、最近になって内膜にも細菌がいて、正常な細菌がいないと着床できないのではといわれるようになってきました。ですから、子宮内膜の細菌を遺伝子レベルで調べる研究に参加することにしました。

このように治療に活かせそうな方法は積極的に取り入れ、必要に応じて患者様にもお伝えしながら、治療実践していきたいと思っています。

Oak Clinic Ginza

●最高水準の培養ラボラトリーで、全ての受精卵をコンピュータシステムで個別管理。不妊治療に年齢制限を設けず、初診は予約なしでその日に診察が可能です。自家発電装置や医療ガス配管など目に見えないところでも安全に配慮しています。

オーク銀座レディースクリニック

電話番号. 03-3567-0099

診療科目／『高度生殖医療』『一般不妊治療』

診療時間／月～土・日・祝　9：00～13：00
月～土　14：00～16：00
月～金　17：00～19：00

http://www.oakclinic-group.com/

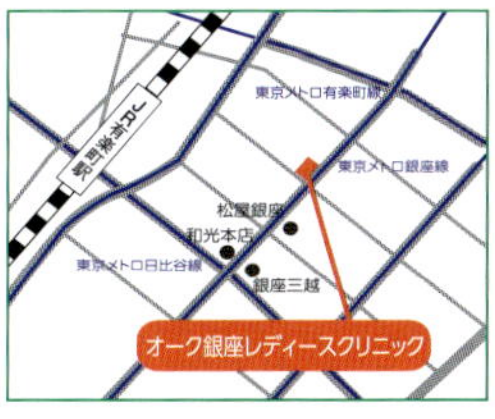

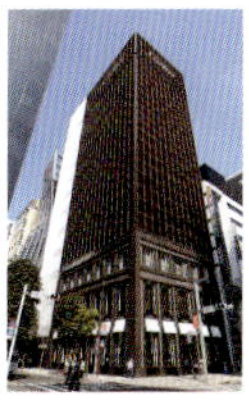
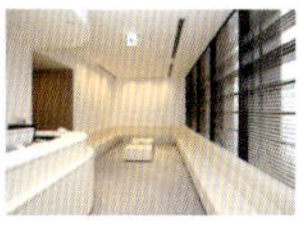
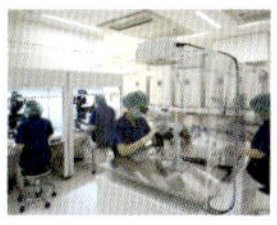
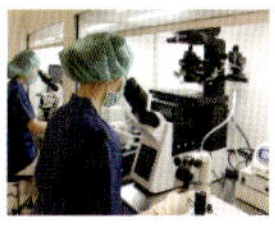

●東京都中央区銀座2-6-12 Okura House 7階
東京メトロ「銀座駅」A13出口 徒歩約3分
JR山手線・京浜東北線「有楽町駅」中央口徒歩約５分

わたしのからだはわたしがつくる！

葉酸を摂ろう！

妊娠力を取り戻すために！ そして、生まれてくる赤ちゃんのために！
葉酸を摂りましょう！

葉酸は、妊娠初期に不足すると赤ちゃんの発達に影響します。特に「二分脊椎症」などの神経管閉鎖障害の発症リスクを高め、赤ちゃんが先天異常を持って生まれてくることもあります。ママが葉酸を十分に摂ることが発症リスクを低減できることから、妊娠を希望する女性には「赤ちゃんが欲しい！」と思ったその日から葉酸を十分に摂ることが勧められています。

「あれ？ 妊娠力を取り戻すのではないの？」と思われた方もいるでしょう。実は、妊娠力を取り戻すためにも葉酸は必須です。葉酸は、ホウレンソウの葉から発見された成分で、水溶性のビタミンB群の一種です。ビタミンB12と協力して血液をつくる働きや、細胞を分裂させるときにDNAを間違えて伝えないように働きかけ、また間違いがあった場合には修正をして新しい細胞をつくるのも葉酸の役割の１つです。

卵子も精子も細胞で、胚もまた細胞です。正しくDNAを伝えることが、卵子の質や精子の質、そして胚の質にもつながるため葉酸不足を今日から解消しましょう。

ママだけでなく、パパにも必要な葉酸を摂るための食材に注目！

葉酸が多い野菜は、ほうれん草、枝豆、モロヘイヤ、ブロッコリーといった緑黄色野菜、お肉ではレバー、果物ではいちご、アボカド、キウイなどがあり、納豆にも多く含まれています。日頃の食生活の中で、積極的に取り入れ、葉酸不足が気になる方は、サプリメントなどで補いましょう。

葉酸の１日の必要量は、女性も男性も240μgです。女性は、妊娠するとその倍の480μgが必要で、赤ちゃんが生まれ授乳が始まると340μgが必要になり、上限は1000μgです。また、妊娠を希望する女性の推奨摂取量は400μgと厚生労働省では発表しています。葉酸は、水溶性なので食品から多く摂取してもいらない分は尿などで体の外へ出てしまいます。そのため日頃の食生活で過剰になることは考えにくいのですが、食品以外からたくさん摂取する（1000～10000μg以上）と葉酸過敏症を引き起こし、発熱、じんましん、かゆみ、呼吸障害などの症状が出ることもありますので、気をつけましょう。

※1000μg＝1mg

よく使う野菜 100g に葉酸はどれくらい入ってるの？

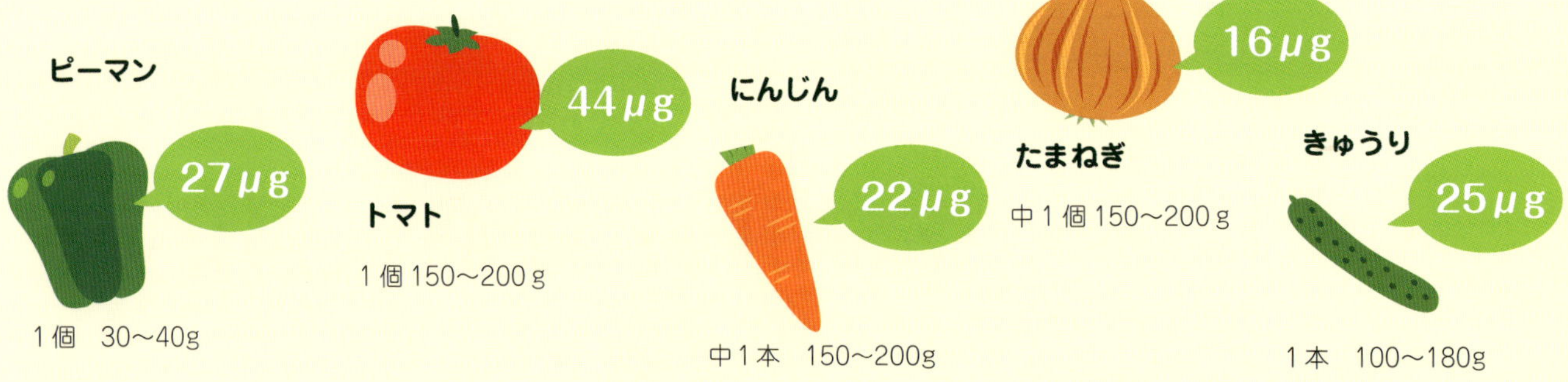
ピーマン
27μg
1個　30～40g
44μg
トマト
1個 150～200ｇ
にんじん
22μg
中１本　150～200g
16μg
たまねぎ
中１個 150～200ｇ
きゅうり
25μg
１本　100～180g

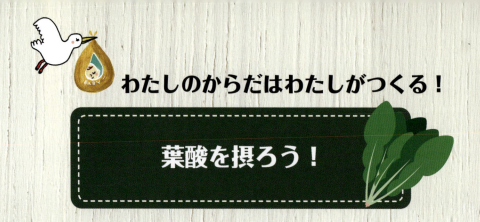

葉酸が含まれている食材 100g 種類別　ランキング！

お肉部門　／　ホルモン系がダントツ！ でも食べ過ぎに注意！

1 にわとり　レバー	**1300μg**
うし　レバー	1000μg
うし　もも	15μg
うし　リブロース	14μg
にわとり　もも（皮つき）	13μg（皮なし　11μg）
にわとり　むね（皮なし）	13μg（皮つき　12μg）
にわとり　手羽元	12μg
にわとり　ひき肉	10μg
にわとり　ささみ	10μg
うし　ヒレ	11μg

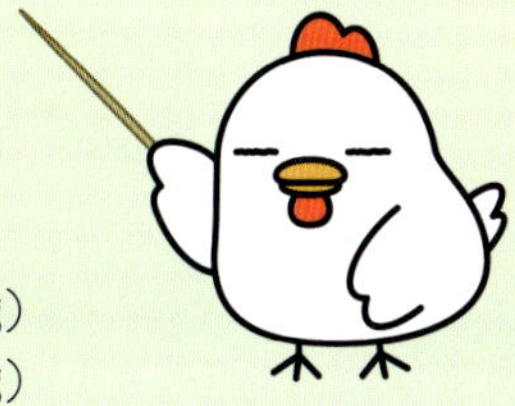

15位くらいまで牛や豚などのホルモン系ばかりなので、日常的に食べるものを紹介します！鶏肉は、低カロリーで高タンパクなのでおすすめです。

野菜部門　／　濃い色の野菜を狙え！　手軽なのは枝豆！

1 きく　菊のり	**370μg**
なばな	340μg
枝豆	320μg
からしな	310μg
モロヘイヤ	250μg
みずかけな	240μg
芽キャベツ	240μg
キャベツ、アスパラガス、パセリ	220μg
あさつき、ぜんまい、ほうれん草	210μg
切干しだいこん、ブロッコリー	210μg

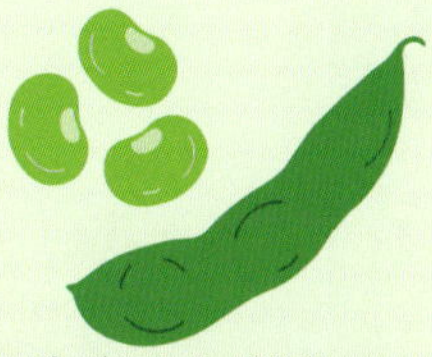

枝豆は冷凍でも310μg、茹でても260μgあり、手軽に葉酸が摂れておすすめです。
菊のりは、乾燥させた菊を板のり状にしたもの。水で戻して酢の物にすると美味しいですよ！

くだもの部門　／　南国のフルーツを食べよう。　でも旬が一番！

1 マンゴー（ドライ）	**260μg**
ドリアン	150μg
なつめ（ドライ）	140μg
ライチー	100μg
いちご、チェリモヤ	90μg
パッションフルーツ	86μg
アボカド、マンゴー（生）	84μg
まくわうり	50μg
アセロラ	45μg
さくらんぼ	42μg

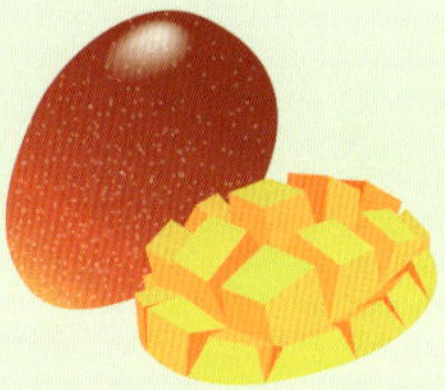

マンゴーは、ドライフルーツがおすすめ。チェリモヤは、マンゴーやマンゴスチンと並んで世界三大美果の1つ。カスタードクリームのようななめらかさが特徴！

きのこ部門　／　乾燥させたキノコがいいよ！　いろいろなお料理に使おう

1 しいたけ（乾燥）	**240μg**
まいたけ（乾燥）	220μg
きくらげ（乾燥）	87μg
えのきたけ、生しいたけ	75μg
エリンギ	65μg
なめこ	63μg
まいたけ	57μg
ぶなしめじ	28μg
マッシュルーム	23μg

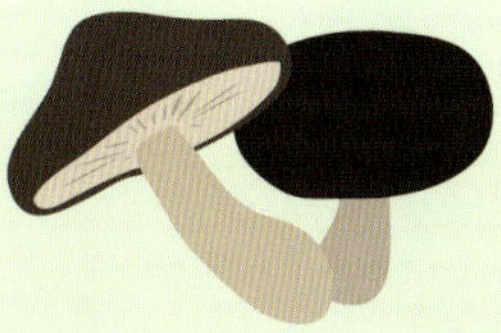

きのこは、スーパーなどで買いやすいものを紹介！乾燥したものは、栄養価も高くなるからおすすめです。自分で乾燥させるのも、意外とお手軽にできます。

文部科学省　食品データベースより参照

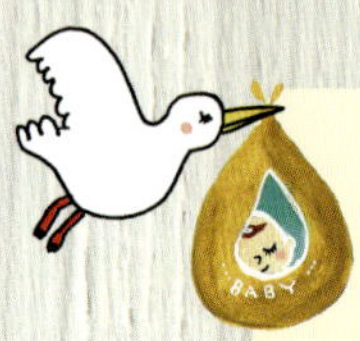

わたしのからだは わたしがつくる！「葉酸は足りてる？」

食事だけでは不十分だな…。

という方は、サプリメントで補いましょう。

自分の食生活に合わせて、必要な量が摂れるように、どれくらい葉酸が入っているのかも確かめて！

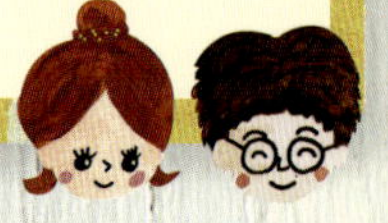

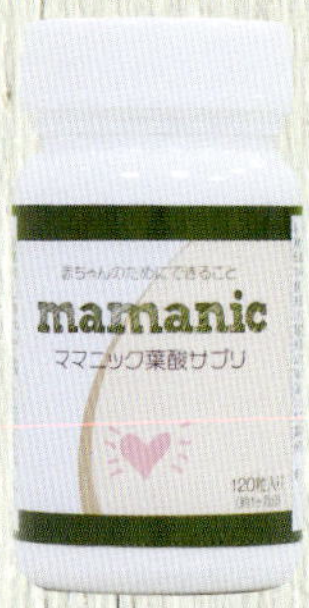

● ママニック葉酸
妊活から授乳中のママに必要な栄養素をギューっと配合。安心の国産野菜から必要な成分を丸ごと必要な量だけ補えるサプリメントです。
＊レバンテ

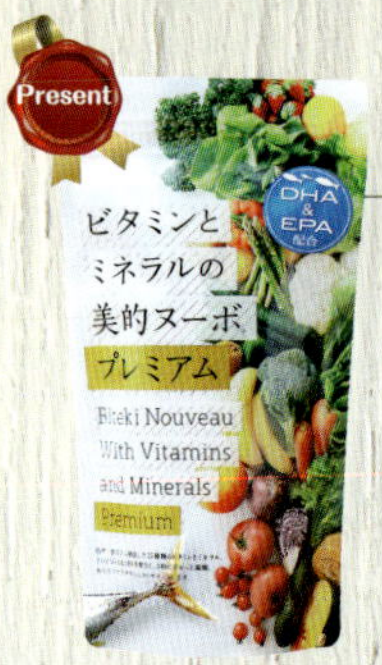

● 美的ヌーボプレミアム
妊活に必要な栄養成分を１日５粒でオールサポート。葉酸 400μg、ビタミン、ミネラルを 27 種類配合。

さらに DHA&EPA も配合！

パパも一緒にはじめましょう。
＊フック

葉酸 ●
天然由来を原料にした葉酸 480μg を１日１粒で摂取できます。妊活期から妊娠中、授乳期までの栄養サポートに！
＊小林製薬

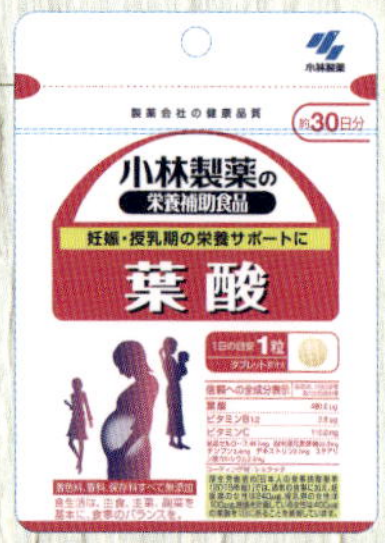

● VEGEMAMA（ベジママ）
『野菜で女性をしあわせにする物語』１粒１粒に"しあわせ成分"をギュッと詰めました。

１日４粒の新習慣！
＊関西鉄工

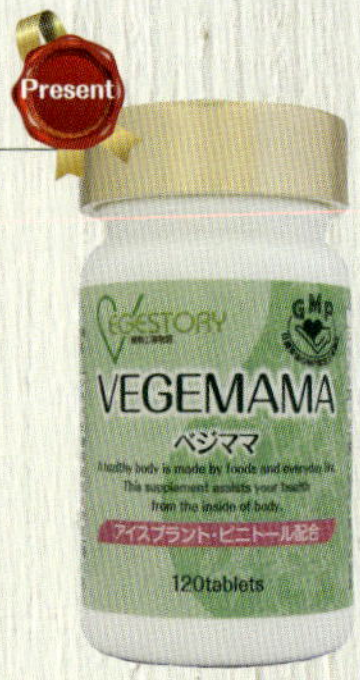

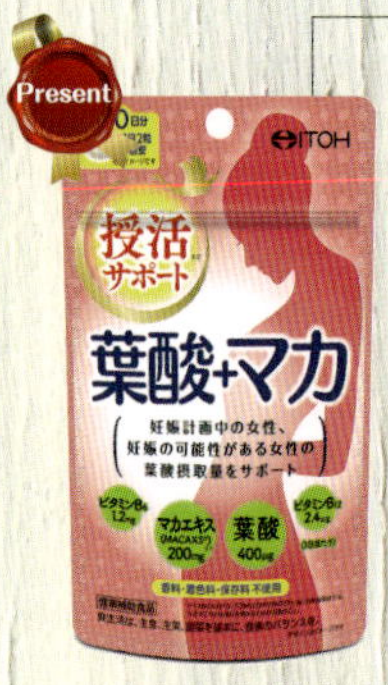

● 葉酸＋マカ
葉酸 400μg とマカ 200mg が１日２粒で一緒に摂れる！妊娠とこれからの「できる私」の健康をサポート。
＊井藤漢方製薬

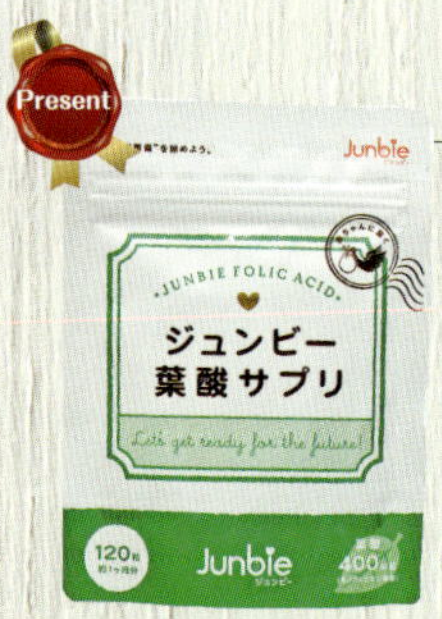

● ジュンビー葉酸サプリ
ママのお腹は、赤ちゃんのベッド！ママ活期のお腹の環境づくりのために妊活専門会社が開発。お米由来の乳酸菌を配合した日本人女性向けの国産・無添加の葉酸サプリ。４粒に 400μg！
＊ジュンビー

● 葉酸プラス
妊娠中に大切な栄養素、葉酸 400μg、鉄分、７種のビタミンＢ群が１日１粒で摂れます。粒をコーティングして飲んだ後すぐに消化されてしまわないようタイムリリース加工されているのでゆっくり吸収。
＊ピジョン

● レピールオーガニックス 葉酸サプリ
オーガニック栽培で育ったレモンから抽出した貴重な葉酸エキス「レピールＦ葉酸®」を 100％使用。もちろん合成添加物無添加。葉酸は１粒 200μgDFE！
＊Lepeel Organics

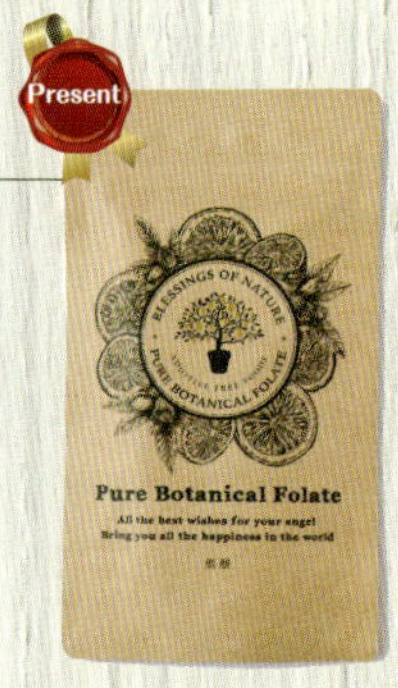

美人通販の葉酸 ●
１日３粒に葉酸 400μg と女性のリズムを整える発酵大豆胚芽イソフラボンも入っています。美容と健康に必要な成分をバランスよく配合！
＊モアプラスネット

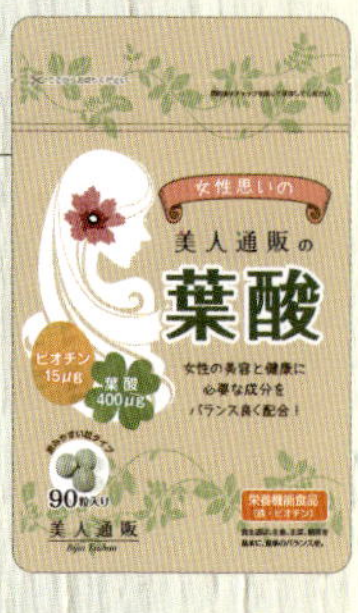

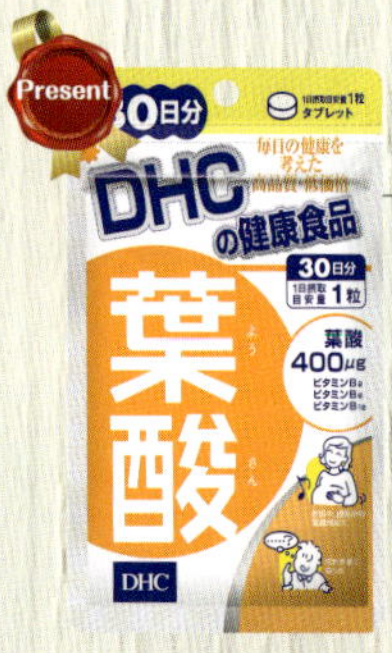

● 葉酸
厚生労働省が推奨する 400μg を１日１粒で摂取できます。妊娠を希望した時から妊娠中、授乳中まで、健康維持を考えるすべての方におすすめ！
＊DHC

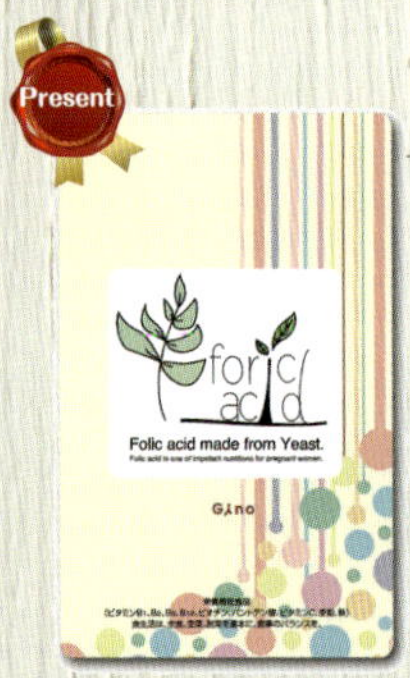

● ジーノ葉酸 480
妊活中のご夫婦に必要な葉酸プラス必要な栄養素をプラスしてバランスよく配合。１日４粒で葉酸 480μg をたっぷり摂ることができます。

妊活からはじまる、健全で元気な赤ちゃん計画のために！
＊Gino

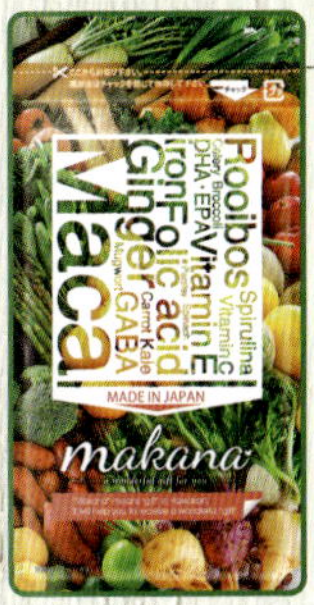

makana（マカナ）
"妊活専門の管理栄養士" が作ったオールインワン妊活サプリ。日本産マカや葉酸 400μg、妊娠ビタミンと呼ばれるビタミンEなどを配合。1日4粒が目安。
＊ニューアクション

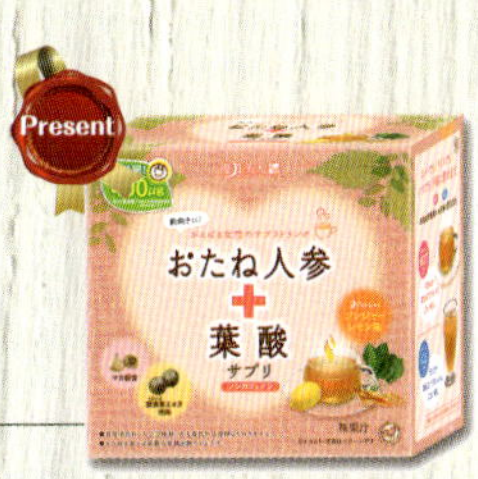

Present

おたね人参＋葉酸
お湯またはお水に溶かして飲むジンジャーレモン味の粉末ドリンクタイプ。1日1包で葉酸 400μg とおたね人参（朝鮮人参）など女性をサポートする成分が充実！
ヨーグルトにかけても美味しい！
＊グラフィコ

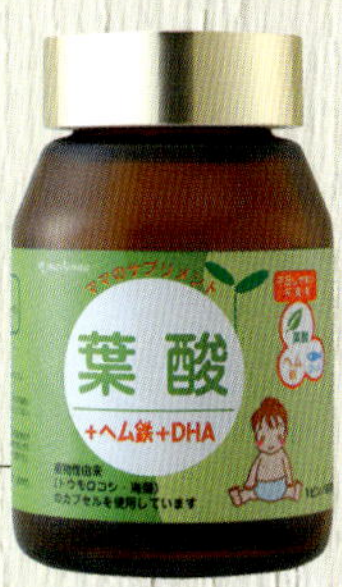

葉酸＋ヘム鉄＋DHA
発売から 16 年のロングセラー。安心の植物性由来カプセルに葉酸 400μg、ヘム鉄、DHA、カルシウムなど必要な栄養素をが 1 日 1 粒で摂れます。
＊マドンナ

ベルタ葉酸サプリ
女性に不足しやすい成分をバランス良く配合。葉酸に酵母を含有させ効率良く摂取することができます。
1日4粒で葉酸 400μg！
＊ビーボ

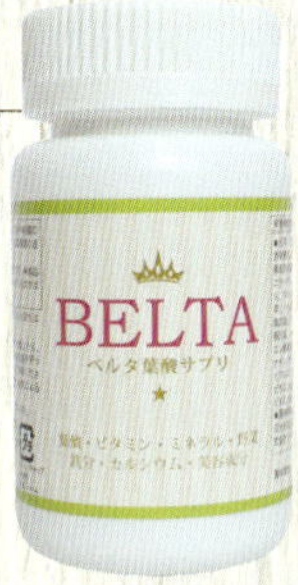

Present

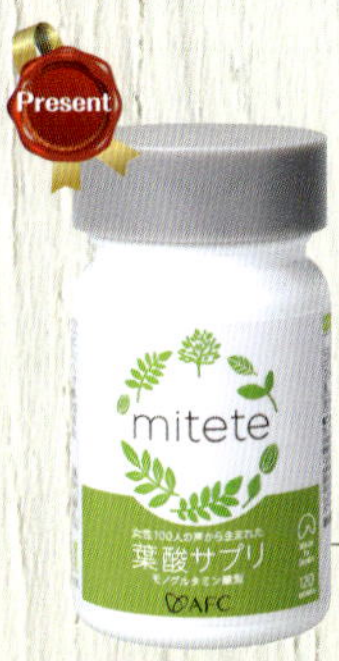

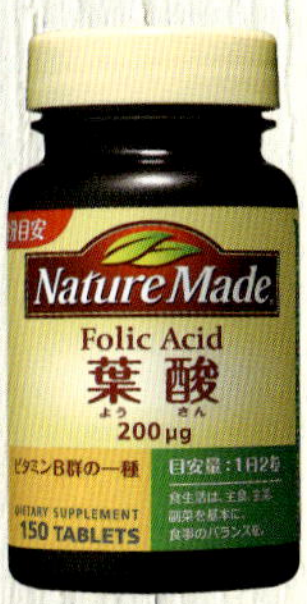

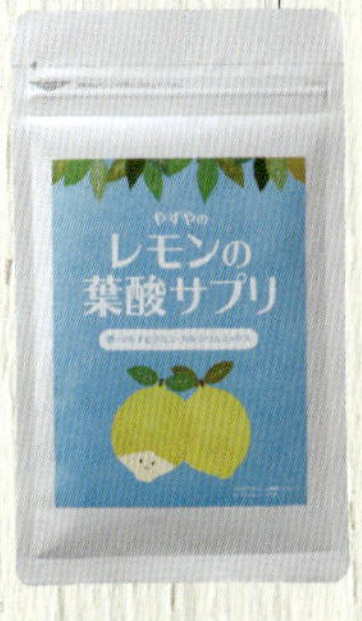

**やずやの
レモンの葉酸サプリ**
自然派ママが、安心して飲める小粒サプリ。オーガニック由来の主原料を使い、必要な栄養素をしっかり詰めています。
1日4粒で葉酸 400μg！
＊やずや

mitete 葉酸
100 人以上の女性の声をもとに、葉酸を中心に鉄やカルシウム、各種ビタミン、ミネラルなど女性に不足しやすい成分をバランス良く配合。1日4粒で葉酸 400μg が摂取できます。
＊エーエフシー

ネイチャーメイド 葉酸
これからママになる方に、1日2粒でほうれん草6株分、葉酸 400μg を摂ることができます。
赤ちゃんの発育にも必要な葉酸を今から摂りましょう！
＊大塚製薬

**ドクター開発のサプリ
＆クリニック取扱サプリ**

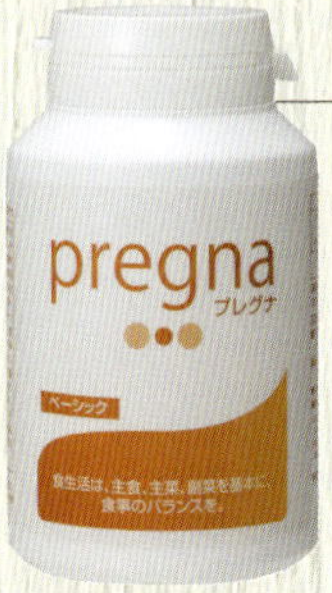

プレグナ ベーシック
たっぷりのビタミン群と各種ミネラルを配合しています。葉酸も1日分（6カプセル）で1日必要摂取量と言われる４００μgを摂ることができます。
＊メニコン

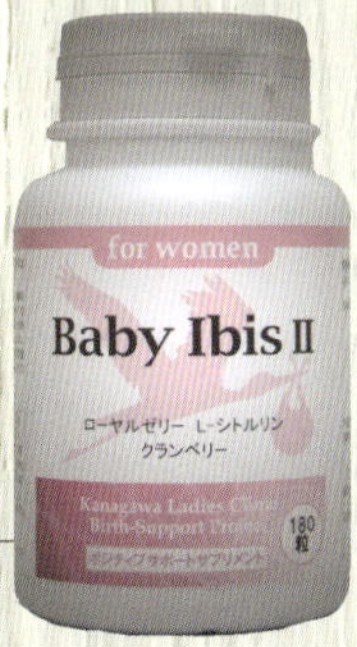

Baby Ibis II
これから母親になるための健康的な体づくりのために葉酸、L-シトルリンなどを配合。
1日6粒で葉酸 400μg が摂れます。
＊神奈川レディースクリニック

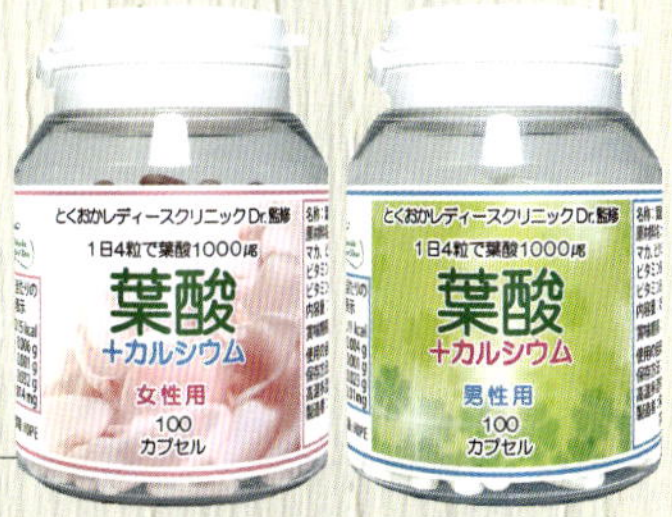

葉酸 ＋ カルシウム
食生活で摂ることが難しい栄養素はサプリメントで補いましょう。子宮内膜の質を上げ、着床率の向上や受精卵を保護する働きの葉酸。卵子の受精する力、精子の運動する力はカルシウムが大切！
葉酸は 1 カプセルに 250μg！女性用と男性用があります。
＊とくおかレディースクリニック

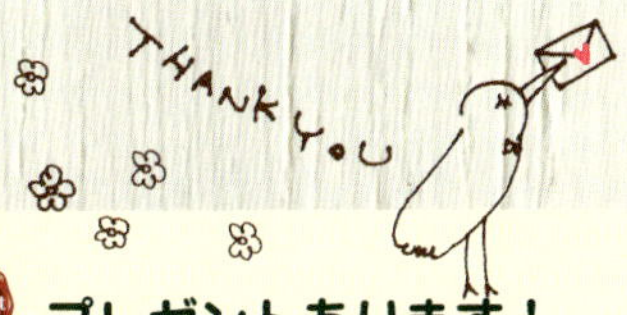

Present

プレゼントあります！

このマークのついたサプリメントは、読者のみなさんにプレゼントがあります。

サイト「funin.info」やFacebook、Twitterやブログなどで応募方法をご案内しますので、ぜひご覧ください。

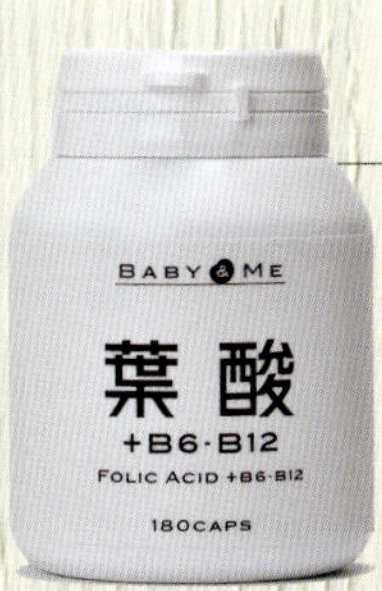

葉酸＋B6・B12
葉酸は妊娠、出産に際しとても重要な役割を担う大切なビタミン。1日2カプセルに葉酸 400μg にビタミン B6 とビタミン B12 をブレンド。
＊パートナーズ

妊娠に向けて自分でできる生活習慣の改善やからだへの思いやり

妊娠力を取り戻そう！

妊娠力を取り戻すためのヒント

妊娠力を取り戻すために健康なからだ作りが有効ですが、そのためのお助けグッズ、お役立ちのヒントを紹介します。

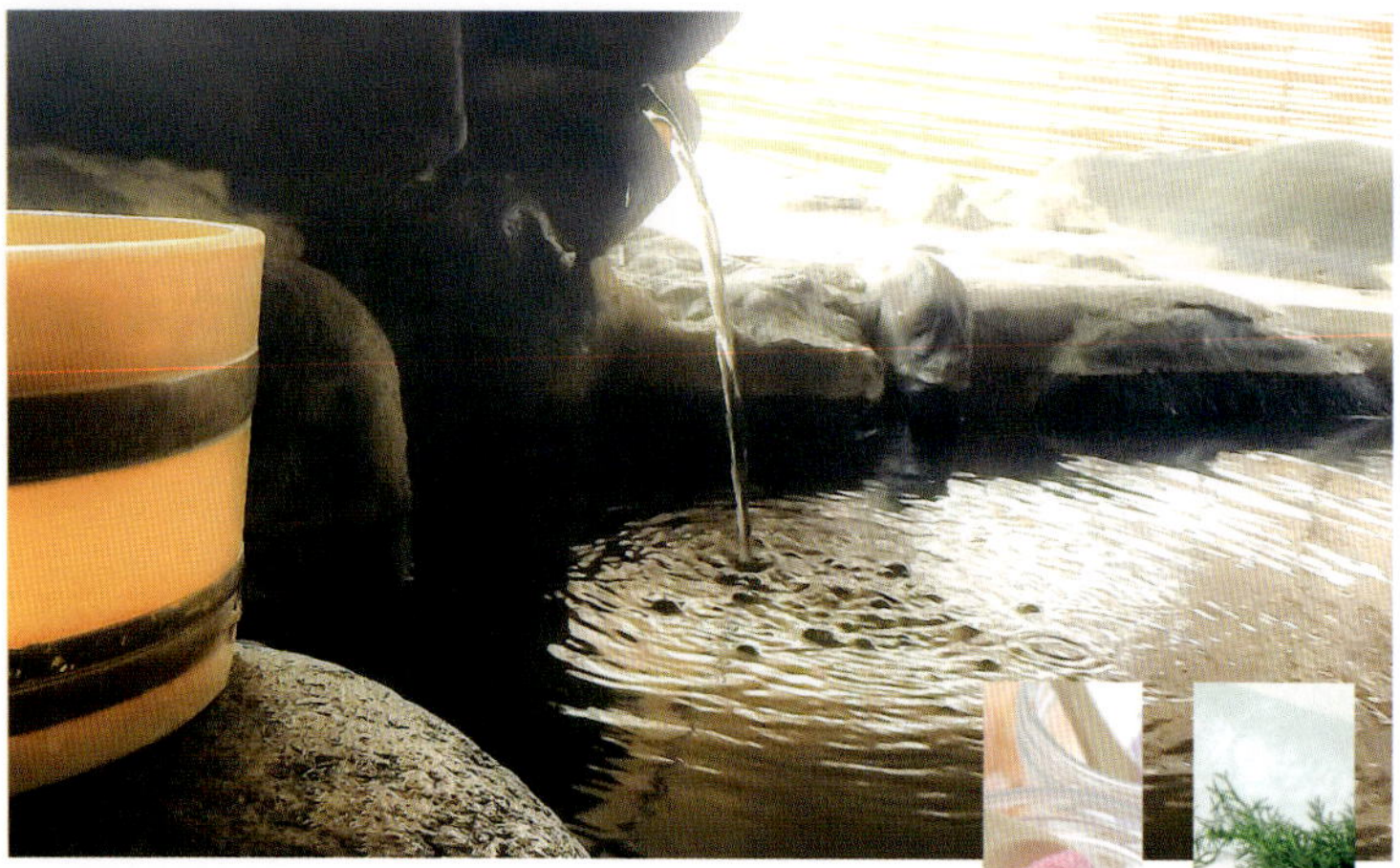

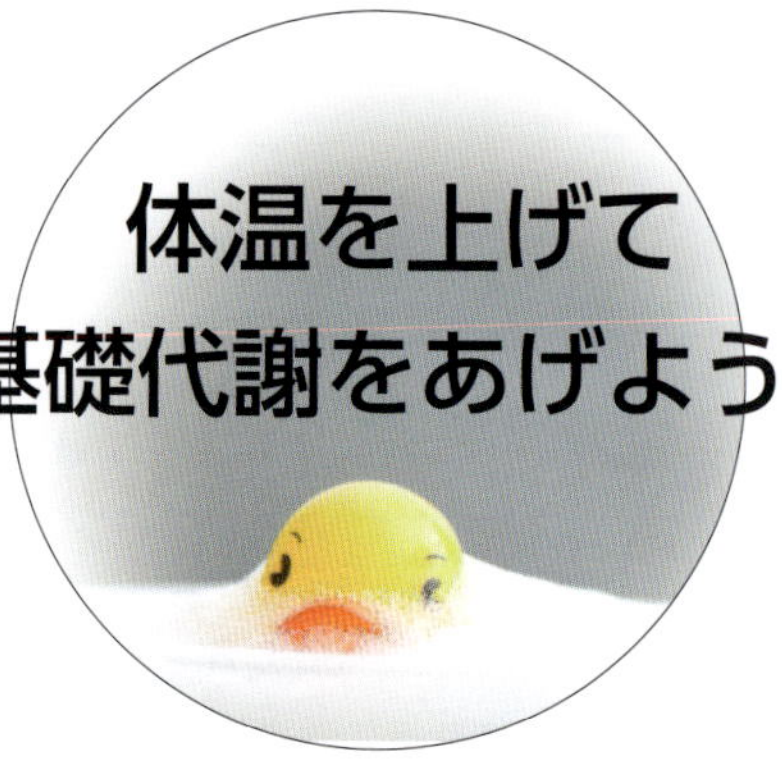

体温を上げて基礎代謝をあげよう！

夏。冷房にあたりすぎて体が冷えてはいませんか？

ひざかけや羽織ものでの冷え対策も大切ですが、お風呂でゆったり湯船に浸かり、体を芯から温めましょう。


疲労回復、婦人病に効く、子宝に恵まれる、といった効能をうたった温泉にいくのもいいですね。炭酸水素塩泉や塩化物泉を含む湯は、保温効果が高くなります。

温泉には行きたいけれど、時間が取れない……。そんな時は、ウチ風呂を楽しみましょう！ 市販の入浴剤を入れたり、好きなアロマオイルを2、3滴たらしてみたり、リラックスしながら体を芯まで温めることができるでしょう。

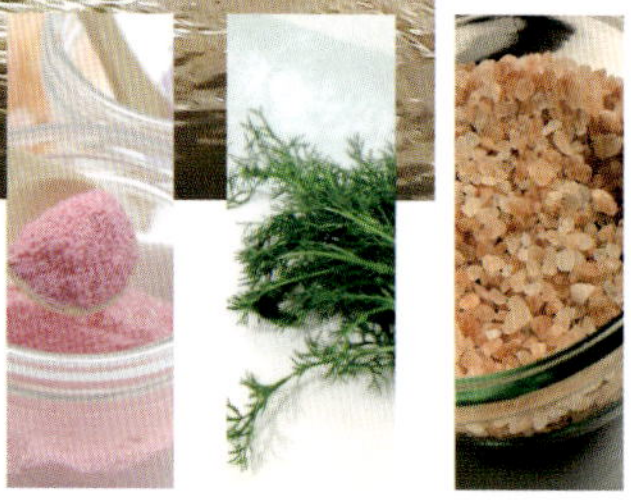

左から　粉末状入浴剤、生ハーブ、バスソルト

岩盤浴みたい！？

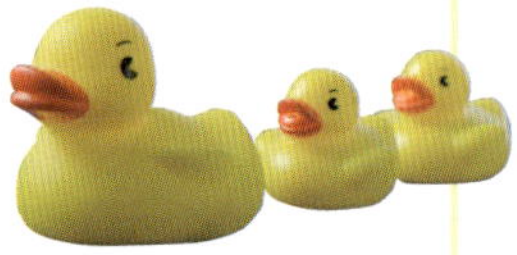

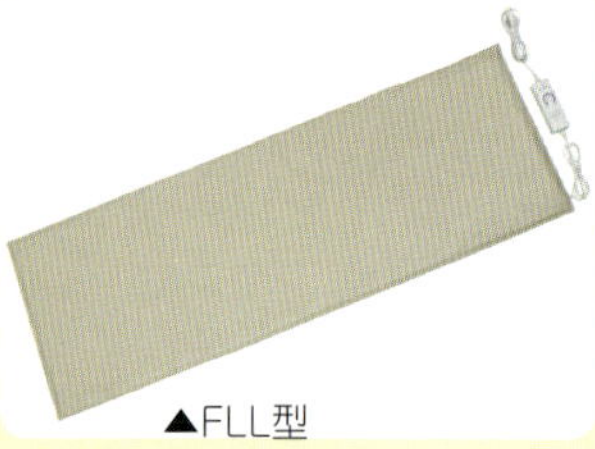

▲FLL型

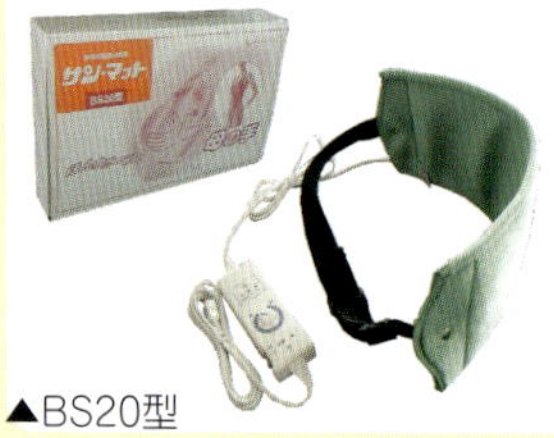

▲BS20型

遠赤外線治療器：サンマット

10ミクロン前後の遠赤外線でからだを温め、血流改善に効果を発揮する。不妊治療施設で、温熱治療に使われているサン･マット敷きタイプ(左)と巻き付けタイプ(右)。

巻き付けタイプは家庭で使用でき、お腹に巻いたり、腰に巻いたり、肩こりのある人は肩に巻いて、また冷え性の人は膝に巻いたりと、日常生活でも使いやすい便利な温熱治療器。/サンメディカル

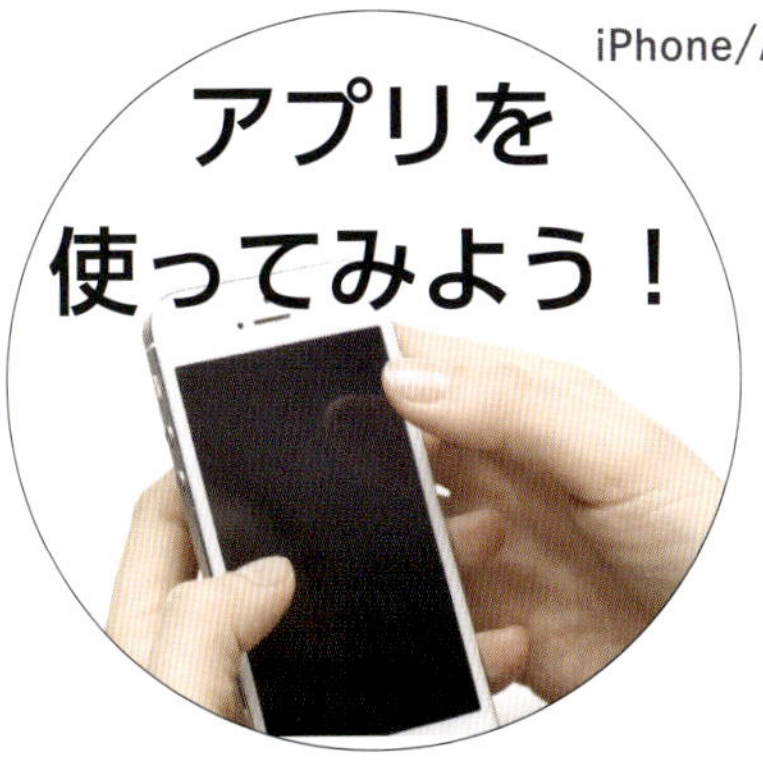
アプリを
使ってみよう！

iPhone/Android 共通

現代人になくてはならないスマホ！様々なアプリがあり、妊活をサポートしてくれるアプリには、とても便利な機能が満載！

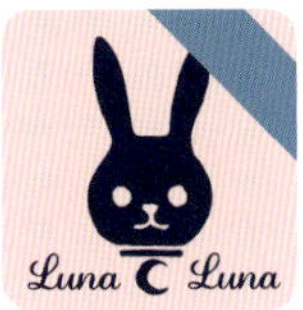

ルナルナ：<ファミリーコース>
妊活から妊娠・出産までを独自の予測ロジックやアドバイスでサポートするサービス。妊娠しやすいタイミングを「仲良し日」としてお知らせし、妊活を手厚くサポート。有料版と無料版のベーシックコースも有る。/(株)エムティーアイ

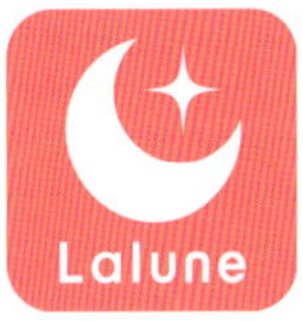

ラルーン：
生理日・排卵日予測だけでなく体重や体温の記録もできるので、妊活やダイエットにも使える体調管理アプリ。
排卵予定日などのお知らせ機能や女性のカラダに関する悩みを匿名で相談できたり、コラムも充実。/Ateam Inc.

リズム手帳：
生理予測のほか、基礎体温・体重・体脂肪率・スケジュールを一括して管理できる女性のためのサポートアプリ。妊娠しやすい期間・しにくい期間の予測、ダイエットにも便利。
/Nihon Enterprise Co., Ltd.

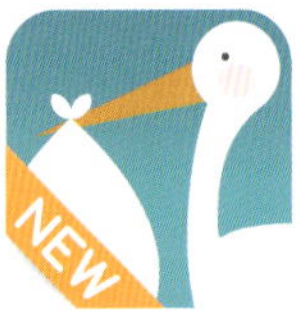

コウノトリ：
排卵日＆妊娠しやすい日の予測をカップルで共有できる。基礎体温管理機能や2人だけのメッセージ機能で、カップルの子作りのタイミング合わせをサポートする人気妊活アプリ。
/amane factory inc.

総合お薬検索&お薬手帳：
医師から処方される「処方薬」と薬局などで買える「市販薬」両方の効果や副作用、保管方法などが写真付きで検索できる。薬の飲み忘れを防止するアラーム機能付き。
/ QLife, Inc.

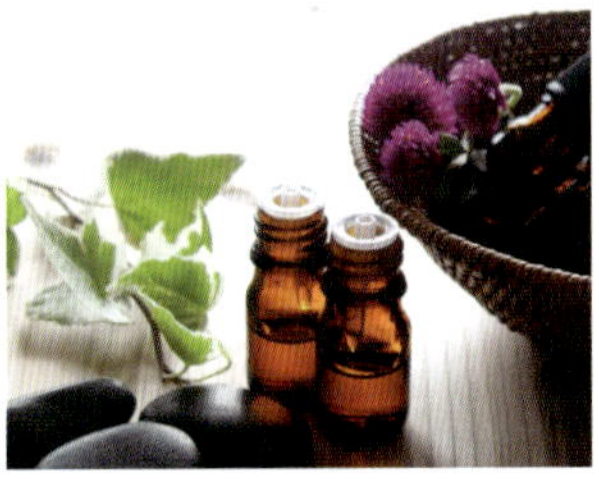
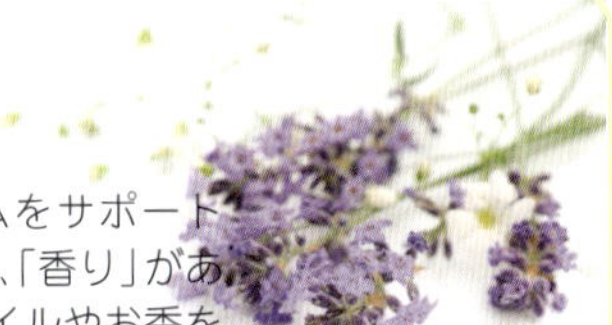

アロマ：
リラックスタイムをサポートしてくれるものに、「香り」があります。アロマオイルやお香を焚いたり、香り付きのボディクリームを使ったり。ラベンダー、サンダルウッド、マージョラムなどが効果的です。

ハーブティー：
アロマ同様、リラックス効果のあるハーブでゆったりとティータイムを楽しみましょう。カモミール、ジャスミン、レモングラス、オレンジピール、ミントなど。いろいろブレンドして、自分の好みのフレーバーを見つけてみては？

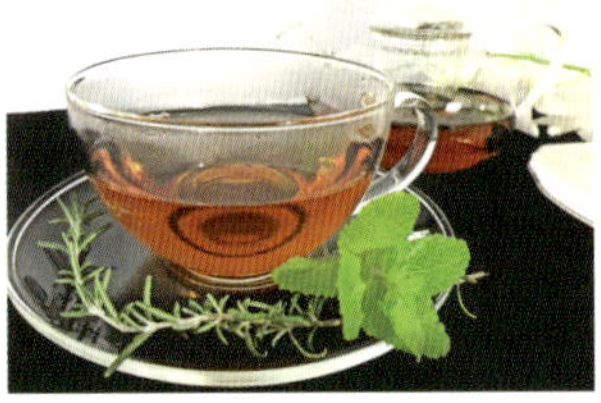

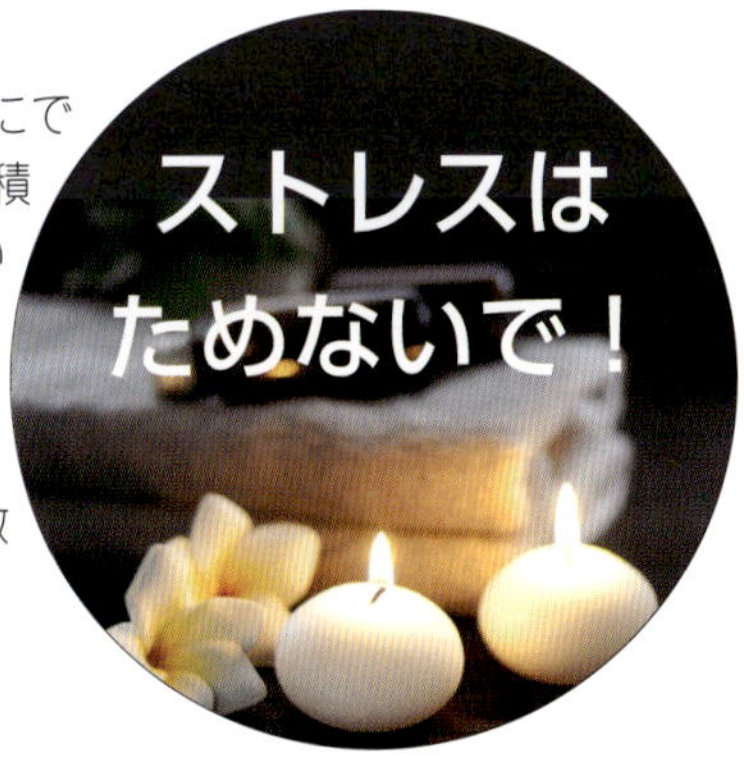
ストレスは
ためないで！

ストレスは誰にでもあるもの。積み重ならないように、リラックスタイムを作るなど、少しずつ発散しましょう。

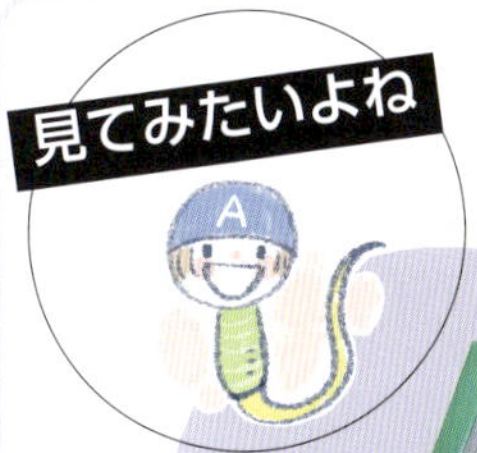

スマホでできる 精子セルフチェック

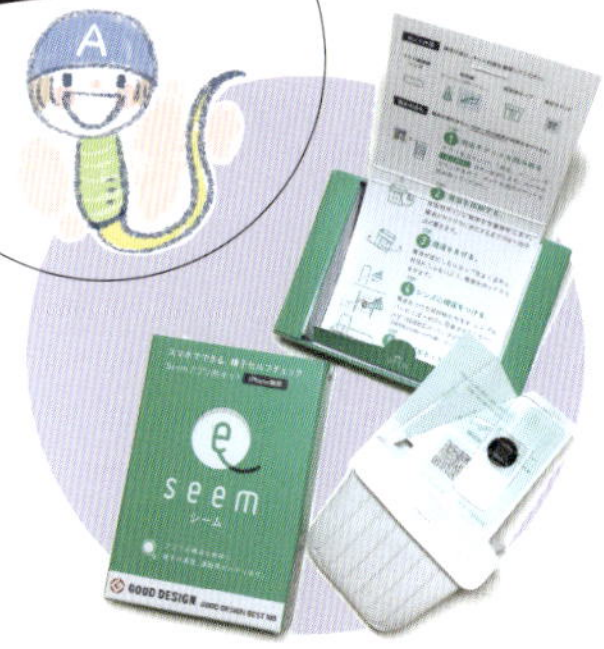

Seem《シーム》:
Seem（シーム）は自宅にいながら手軽に精子の濃度と運動率を測定できるサービス。男性の妊活への参加を促すために作られた。（iPhone専用）/リクルートホールディングス

精子のこと、やっぱり専門家に診て欲しい

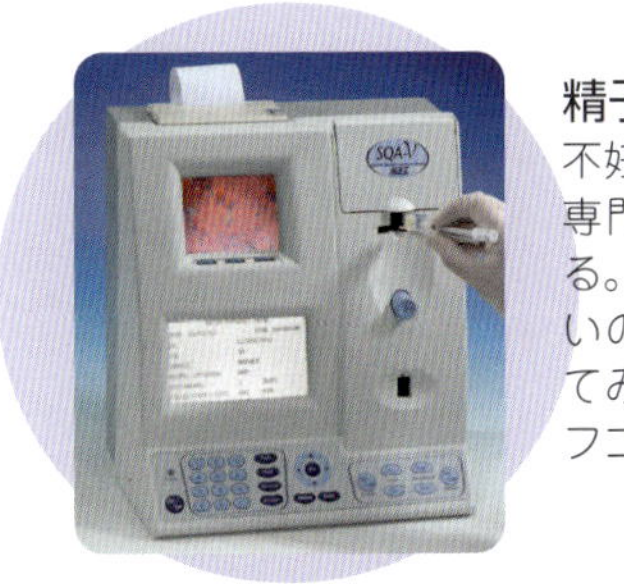

精子特性分析機SQA：
不妊治療クリニックなどでは専門の測定機が使われている。精子の状態は変動が激しいので、検査は2〜3回受けてみるのがおすすめ。/ジャフコ

Happyなからだになりたい！

ヨガを1日30分！

　ヨガは、サンスクリット語の「つなぐ、結ぶ」が語源といわれています。
心とからだは、1つです。つながっているもの、結ばれているものです。
　心が健康でなければ、からだは健康になりません。
　からだが健康でなければ、心は健康になりません。
　どちらも健康でありますように、ヨガを1日30分！
　始めてみませんか？

猫のポーズ

骨盤周りを動かして子宮を温める効果があります。

How many times?
2回

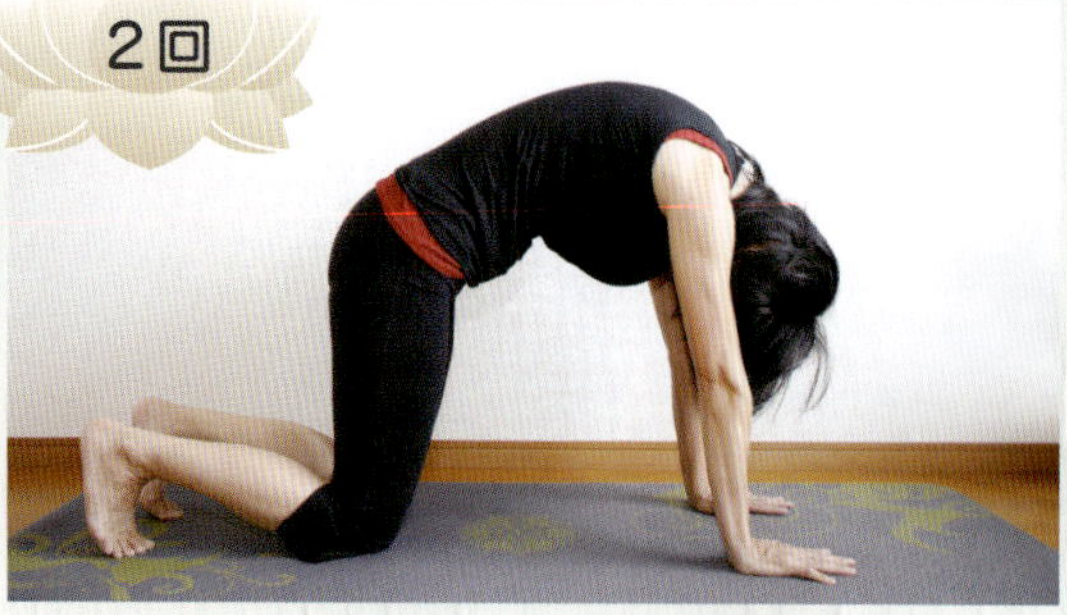

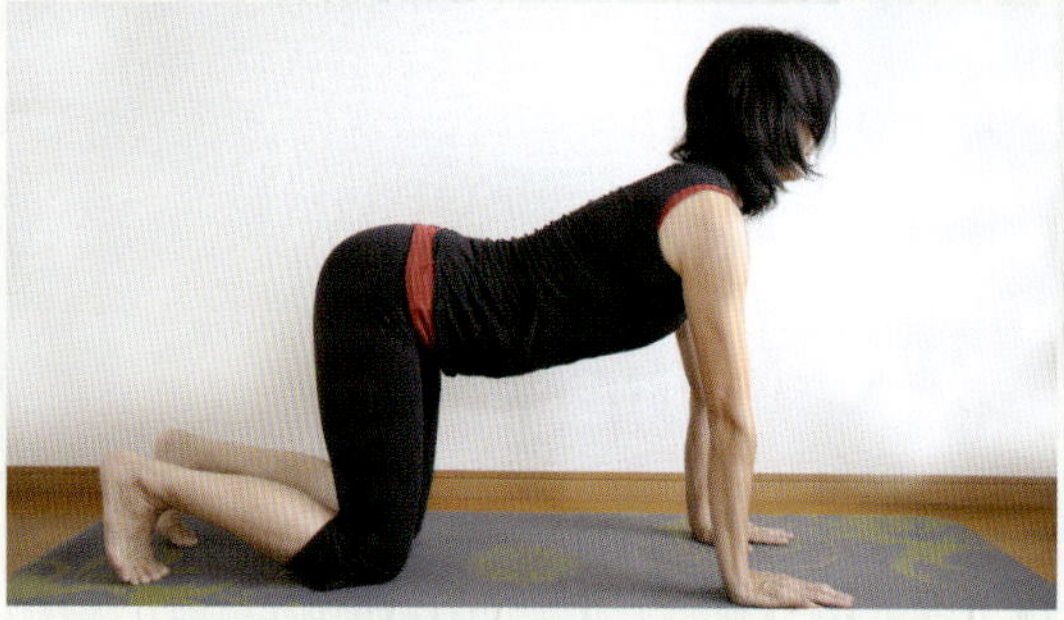

1. 両手と両膝をついて四つん這いになります。足は腰幅、手は肩幅くらいに置きます。
2. 息をゆっくり吐きながら、しっぽを足の内側へ入れるような気持ちで背中を丸くして天井に突き出します。
3. 息をゆっくりと吸いながら、しっぽを立たせるような気持ちで背中を反らせます。これを5回繰り返しましょう。

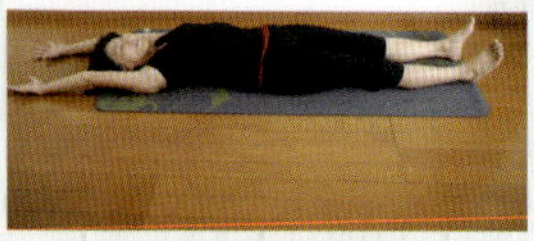

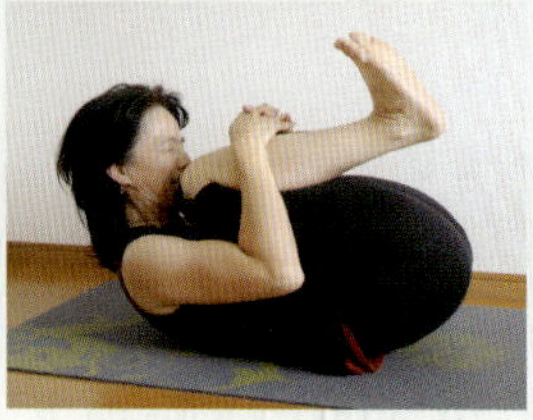

胎児のポーズ

のびのび〜の姿勢から、きゅうっと足を抱えて胎児のポーズに。便秘解消に効果があります。

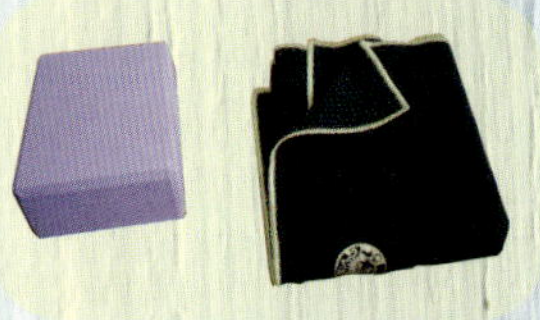

ヨガブロックは、100均でも買えます！タオルはバスタオルでOK！ヨガ用のものは、滑り止めがついています。

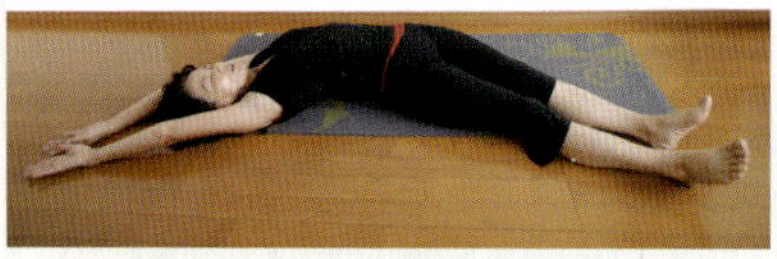

三日月のポーズ

体側を伸ばすことで気の流れがアップします。腰痛にも効果あり！交互に行いましょう。

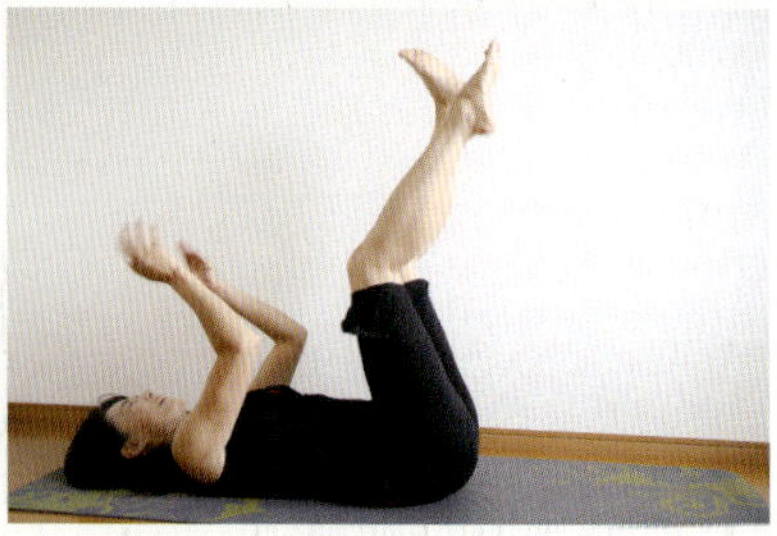

手足バタバタ

手足を上げてバタバタさせると血流アップの効果があります。手足の冷たい人には特に効果的。寝る前に15〜30秒くらいやると心地よく眠れるように。

下向きの犬のポーズ

全身の活性化や疲労回復に効果があります。

How many times?
2回

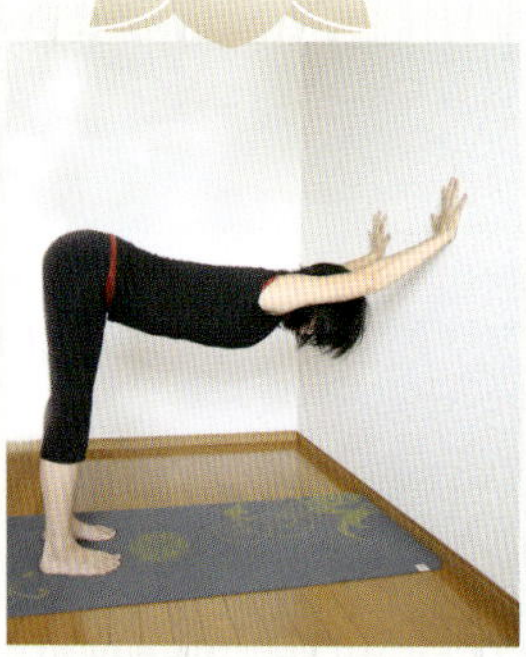

　床で行うのが難しい場合は、壁を使ってみましょう。床と背中が平行になるまで、ゆっくり手をずらし5回呼吸をします。

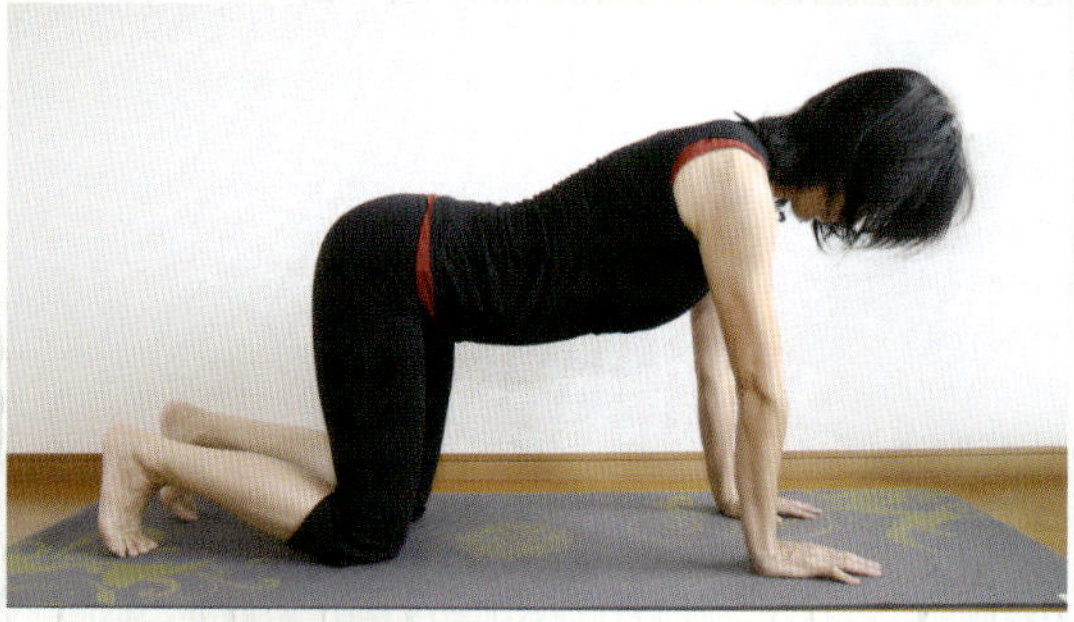

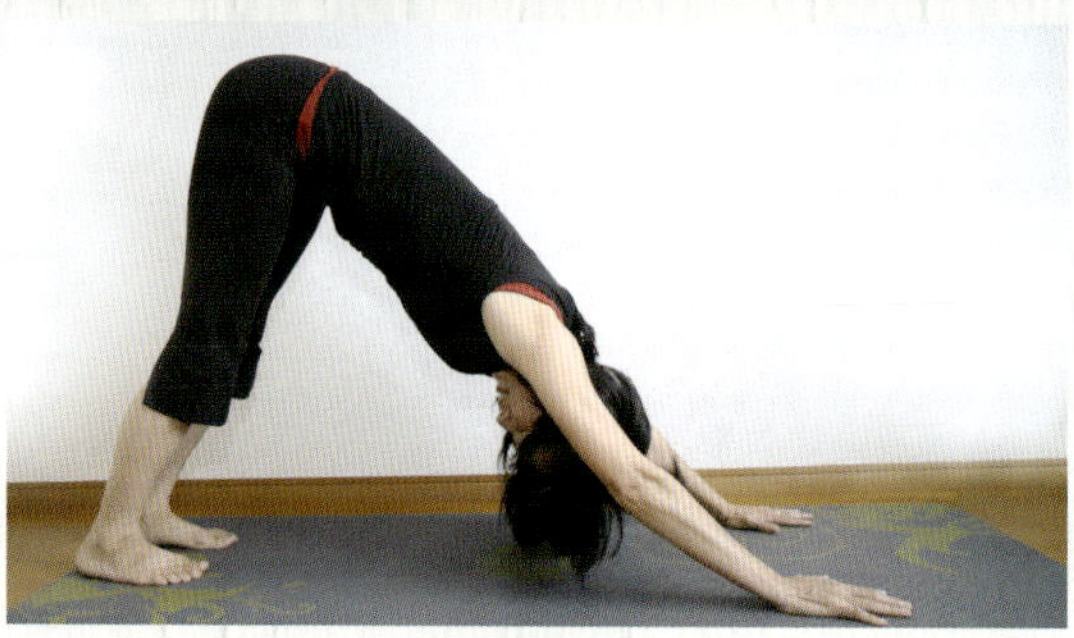

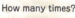

1. 両手と両膝をついて四つん這いになります。足は腰幅、手は肩の真下から少し前、指一本分外に向けて置きます。
2. しっかりと手をつき、息をゆっくり吸いながら両膝を床から持ち上げお尻を上げて、そのまま5回呼吸をします。
3. 息を吐きながら、お尻をゆっくりと下ろして膝を曲げ、床にひざまずくように上半身も下ろします。両手は手のひらを上向きにして体と平行にします（子どものポーズ）。

子どものポーズ

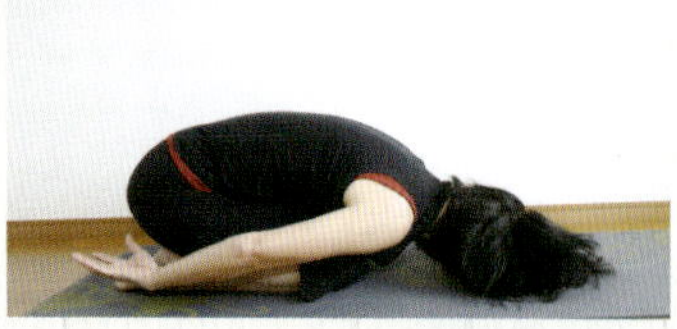

開脚前屈のポーズ

股関節や太もものコリを改善することで子宮や卵巣の血流をアップする効果があります。

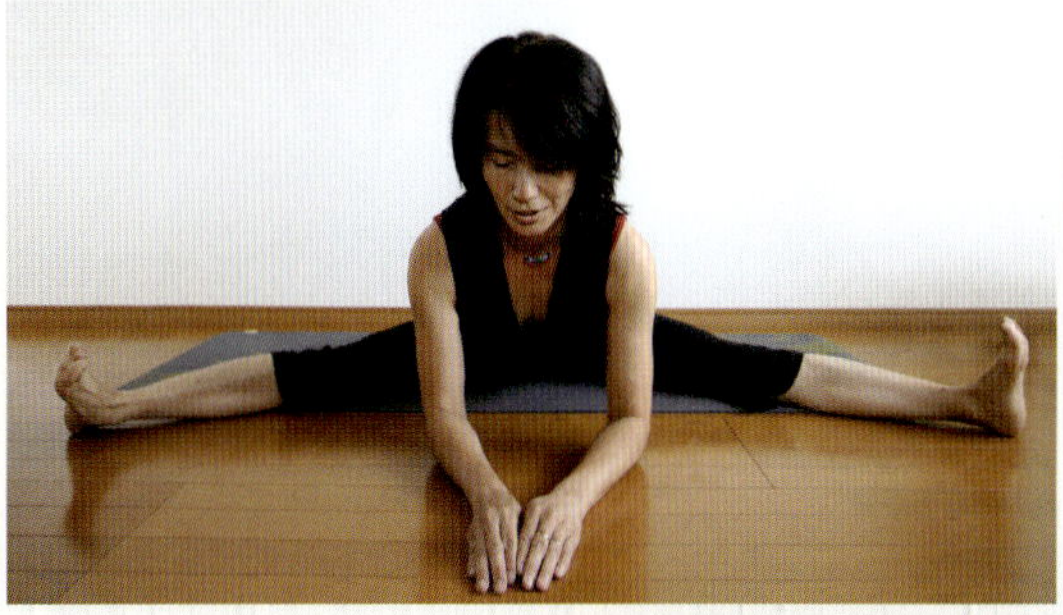

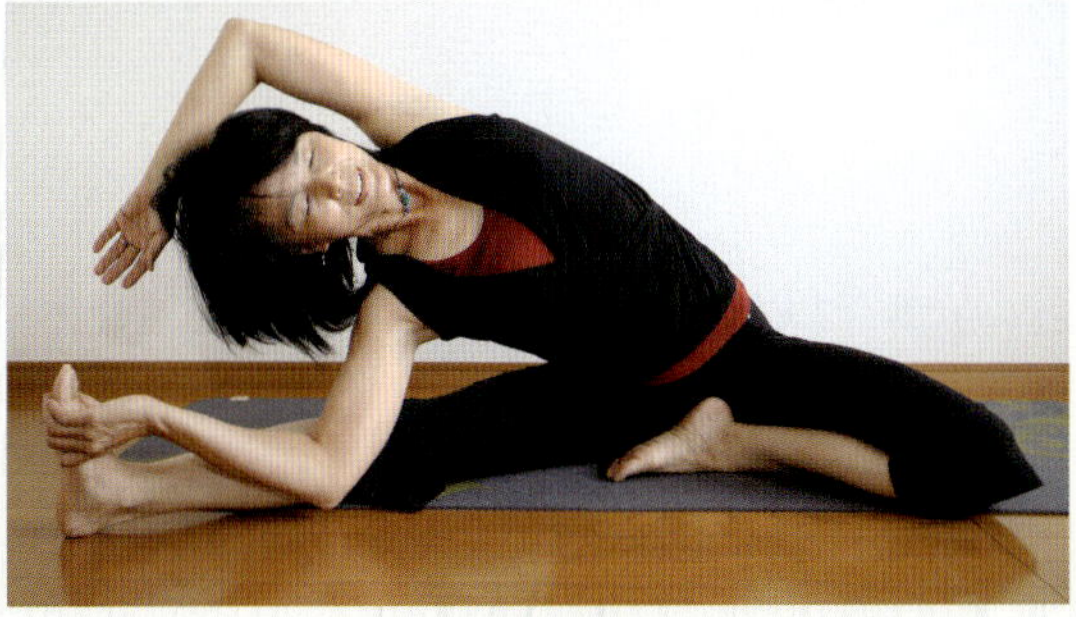

両足広げては、ちょっとキツイ…という人は片足ずつでも OK！
その場合は、上半身を広げた足側に倒して体側を伸ばしましょう。
足が伸びない人は、無理に伸ばさなくても大丈夫です。

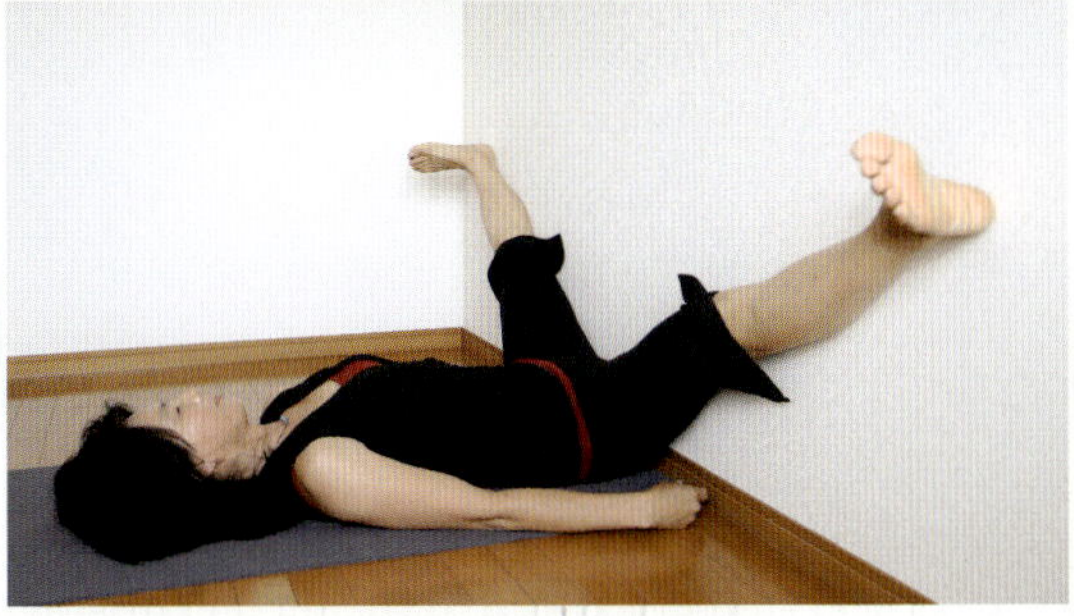

壁を使って足を広げる方法もあります。お尻を壁にぴったりつけて、ゆっくりと足を広げましょう。重力も手伝って楽に足を広げることができます。
気持ちよすぎて寝てしまわないように！

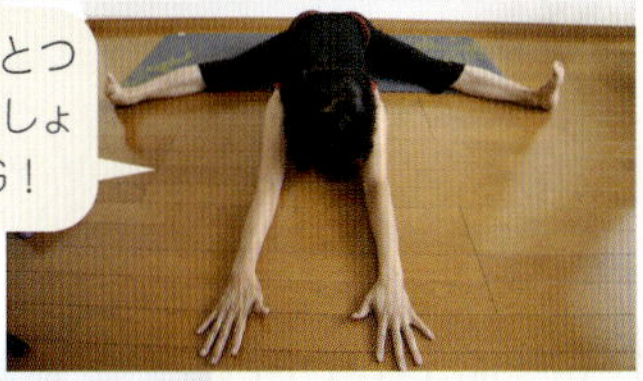

無理なく床にペタっとつける人は、やってみましょう！でも痛いのは NG！

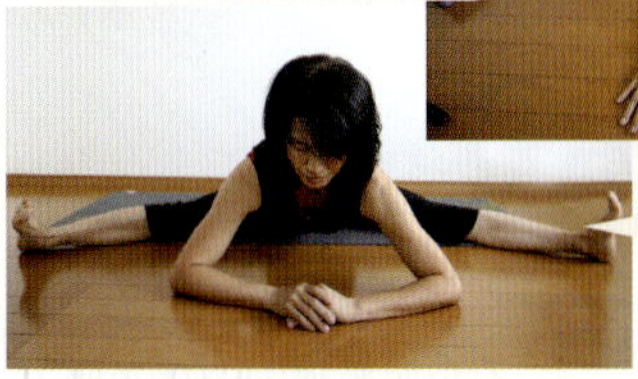

床に上半身をつけるなんて無理！という方は肘まででも OK！

How many times?
2回

1. 両脚をそろえて床の上に座ります。体が後ろへ行ってしまう場合は、折りたたんだタオルなどの上にお尻を乗せて股関節を開き、骨盤を立たせるようにします。
2. 足をゆっくり開いて膝が天井に向くように太ももを外側へ回転させます。
足の裏を伸ばしてかかとを床につけて足先を天井へ向けます。
3. そのまま息を吐きながらゆっくりと上半身を前に倒し 15～30 秒姿勢を保ちます。
このとき、無理なく上半身を倒せるところをキープしましょう。無理をして痛いのはよくありません。
4. キープ後は、上体を起こし広げた足を戻します。このとき、内腿、外腿を軽く叩きながら戻しましょう。

橋のポーズ

子宮などを支える骨盤底筋を締める効果、生理痛や生理不順にも効果的。胸を開くので落ち込んだ気分から解放してくれます。

How many times?
2回

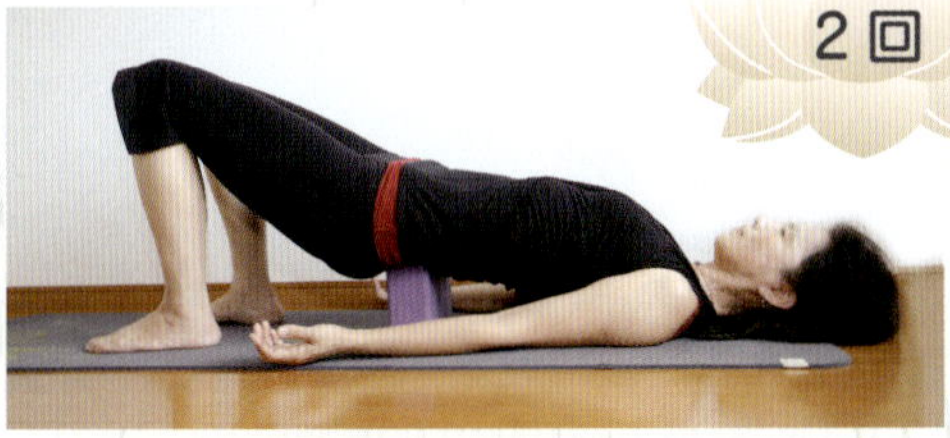

腰をあげるのが大変…という人は、ヨガブロックを使っても OK！

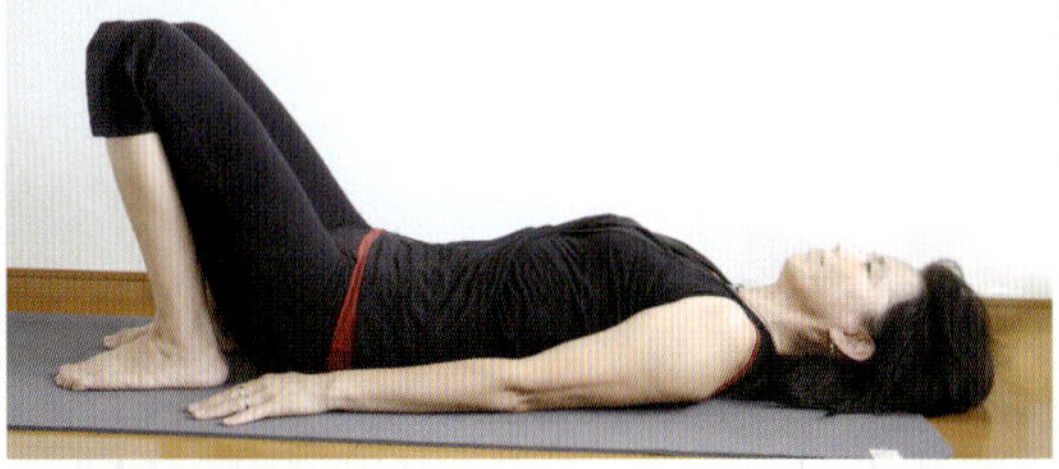

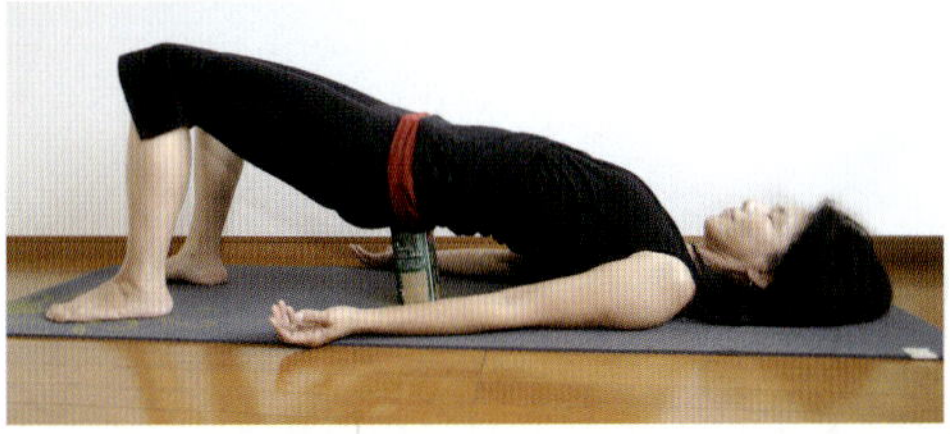

牛乳パックに 1 日分の新聞をぎゅうぎゅうに詰めてヨガブロックにしても OK！

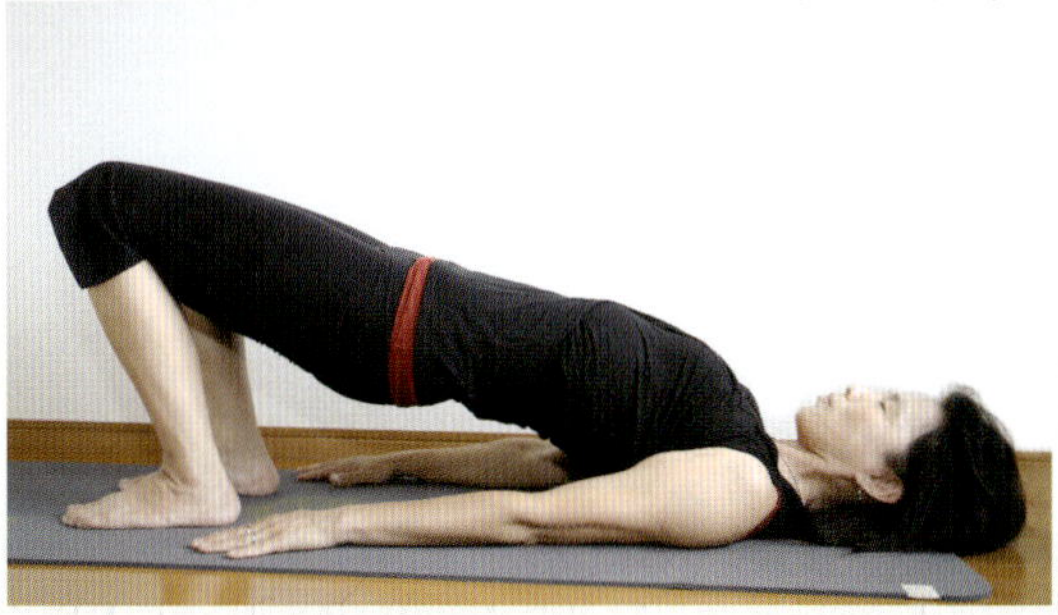

1. 足は腰幅に開いてかかとをできるだけお尻の近くに持ってきましょう。手は自然に下ろし手のひらを床につけます。
2. 息を吐きながらお尻を持ち上げます。両足と両手で床を押すようにして持ち上げましょう。
背中をまっすぐに伸ばし、足の裏を床につけたまま 15～30 秒姿勢を保ちます。
3. 姿勢をキープするのが難しい場合、ヨガブロックなどで腰を支えても OK です。ヨガブロックは仙骨付近（背骨の付け根）に置きましょう。最初は低い状態で、慣れてきたらヨガブロックを立てるなどして高さを調節しましょう。
4. キープ後は、首からゆっくりと床へ降ろすようにして元の姿勢に戻ります。

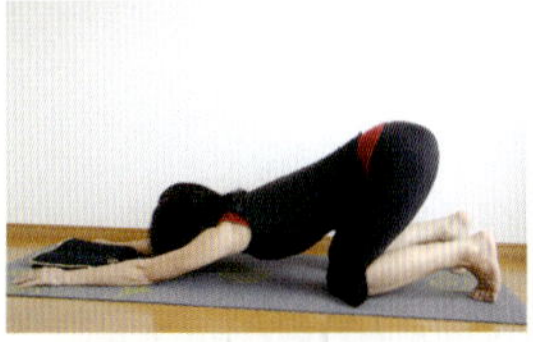

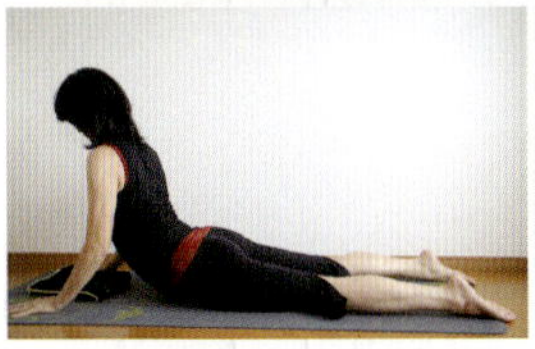

寝る前に布団の上で軽く。お尻を突き出すようにしたら、次は腰を反らせてを数回繰り返しましょう。

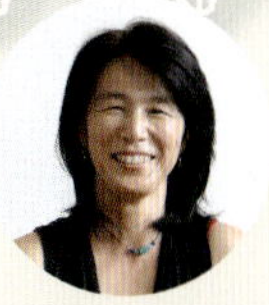

ヨガインストラクター
齊藤 香苗さん
ヨガは、朝がオススメです。でも、時間がない！という方は寝る前にリラックスできるものからはじめてみましょう。朝が変わりますよ！

クリニックも応援

不妊治療が必要な時には私たちがお手伝いします

「なぜ」妊娠しないのか？を知るために、不妊治療を専門に行うクリニックで診てもらうのは大事なことです。

一人であれこれ悩んでいても、時間だけが過ぎてしまいます。妊娠したい女性にとって時間は大切。

赤ちゃんを望んで1年以上経っていたら、医療に手伝ってもらいましょう！

一人でも多くの方の希望が叶いますよう、
スタッフ一同一丸となって努力しています

松本レディースクリニック 不妊センター

TEL.03-5958-5633
http://www.matsumoto-ladies.com

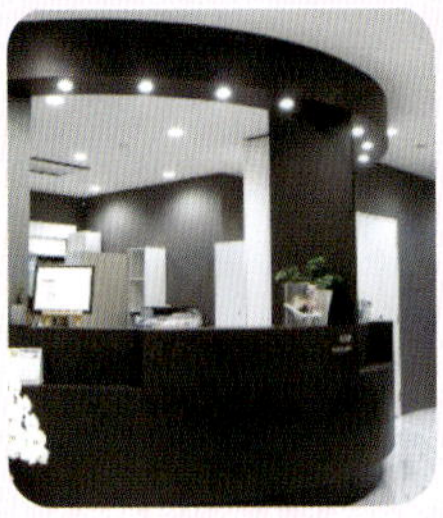

東京都豊島区東池袋 2-60-3
グレイスロータリービル 1 F
JR 池袋駅 東口北から徒歩 6 分
[受付時間]
午前8:15～12:30、午後14:30～18:00
土曜は8:15～11:30、13:45～16:00、日曜は8:15～11:30 初診の方の受付は30分前まで
[休診] 水曜午後、年末年始　詳しくはHPをご覧ください

こころ穏やかに『夢』であるわが子を早くその胸に抱いていただきたい

Shinjuku ART Clinic

TEL.03-5324-5577
http://www.shinjukuart.com

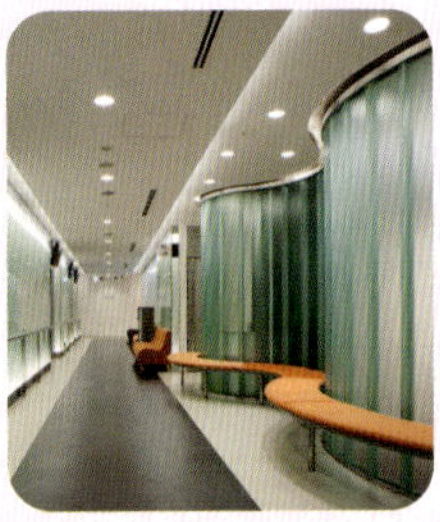

東京都新宿区西新宿 6-8-1
住友不動産新宿オークタワー 3F
東京メトロ丸ノ内線 西新宿駅 2 番出口 徒歩 3 分、都営大江戸線 都庁前駅 E4 伴出口徒歩 3 分
[診療時間]
午前8:30～11:30、午後14:00～15:30
土･日･祝日の午前は8:30～12:00

私たちは、薬を最小限にしてなるべく自然に
近い、体に優しい治療を目指しています

みなとみらい夢クリニック

TEL.045-228-3131
http://www.mm-yumeclinic.com

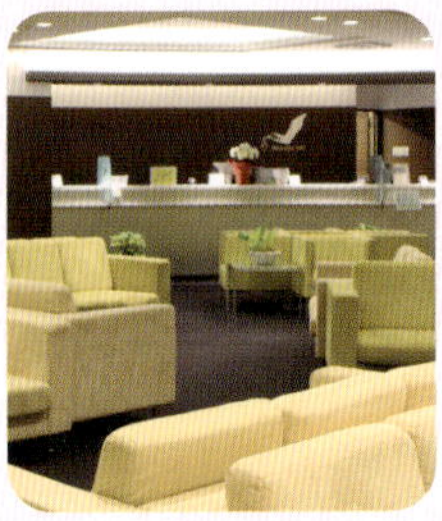

神奈川県横浜市西区みなとみらい
3-6-3　MM パークビル 2F
みなとみらい線みなとみらい駅 4 番出口すぐ
[診療時間]
午前8:30～11:00、午後15:00～18:00
火曜、土曜は8:30～11:00、14:30～16:30
木曜、祝日は8:30～13:00
日曜日は指定患者様のみ

院長が一貫した治療を行い、その方その方に
あったきめ細やかな診療を行っています

とくおかレディースクリニック

TEL.03-5701-1722
http://www.tokuoka-ladies.com

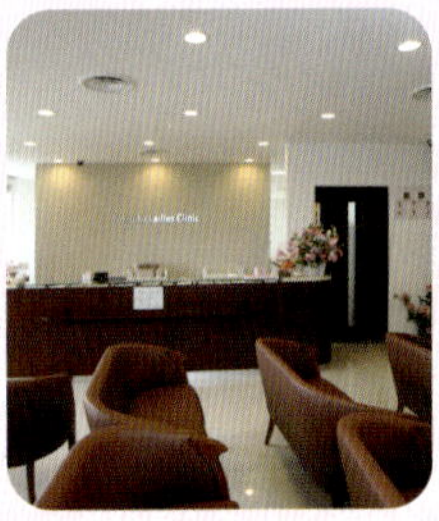

東京都目黒区中根 1-3-1
三井住友銀行ビル 6 F
東急東横線 都立大学駅 徒歩 1 分
[診療時間]
午前10:00～13:00、午後15:00～19:00
土曜午前9:00～12:00、午後は特別予約のみ
[一般外来休診日]
木曜・日曜・祝日（ARTは特別指定診療あり）

ご夫婦の思いに寄り添い、
常に最善の医療を提供します

峯レディースクリニック

TEL.03-5731-8161
http://www.mine-lc.jp

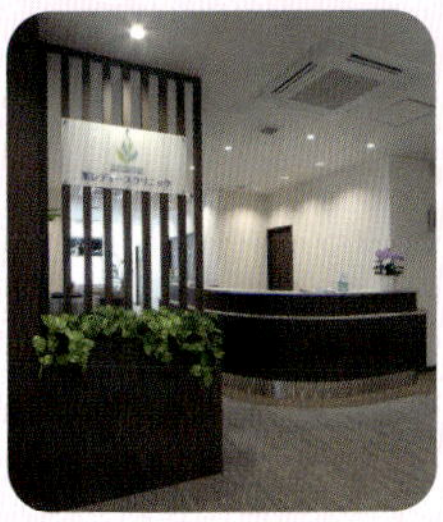

東京都目黒区自由が丘 2-10-4
ミルシェ自由が丘 4 F
東急東横線、大井町線 自由が丘駅 徒歩 30 秒
[診療時間]
午前8:30～11:30、午後15:00～18:00
[休診日]
金曜午後、土曜午後、日曜、祝日

それぞれの患者様に一番合った治療方法を
考えて妊娠にむけて戦っていきます

はなおかIVFクリニック品川

TEL.03-5759-5112
http://www.ivf-shinagawa.com

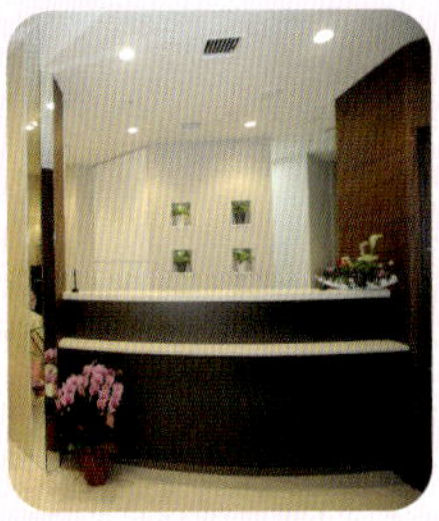

東京都品川区大崎 1 丁目 11-2
ゲートシティ大崎イーストタワー 1F
JR 京浜東北線大崎駅南口より徒歩 90 秒
[診療時間]
午前9:00～12:00、午後15:00～19:00
土曜日は9:00～17:00 午前より引続いて診療
[休診日]　日曜日（特殊外来の場合診療あり）

いまさら聞けない セックスのコト

女性編

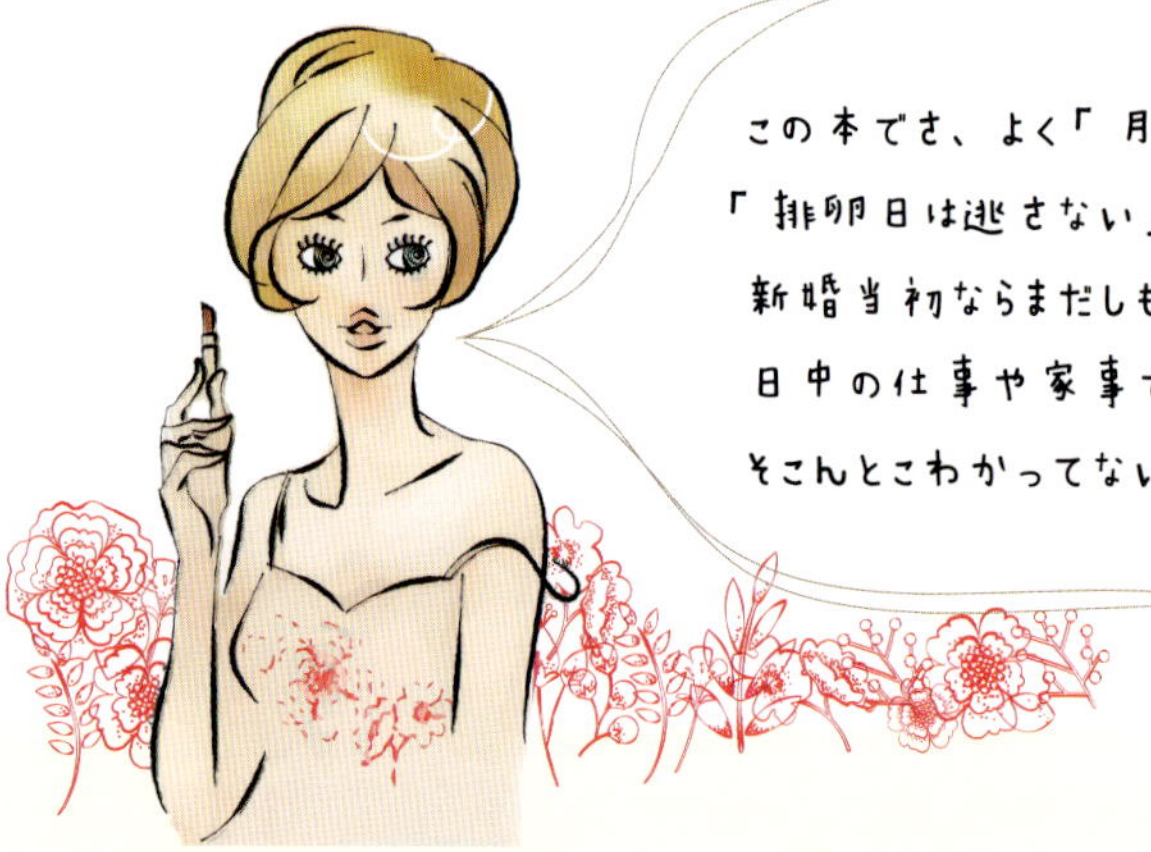
この本でさ、よく「月経の出血が治ってから2、3日に1回セックスをすれば
「排卵日は逃さない」なんて言うけど…。
新婚当初ならまだしも…、20代ならまだしも…、それはなかなか無理よ。
日中の仕事や家事で疲れてるからこそ、排卵日を狙いたいんだって!
そこんとこわかってないなぁ…

日本人はセックスの年間回数が世界最下位!

子どもを望む夫婦には、セックスは大事なもの。人工授精をしていても、体外受精をしていても、やっぱり大切です。

なぜなら、子孫を残すためだけのものではなく、愛を確かめ合う方法でもあるからです。

ですが、日本人は1年間のセックスの回数が世界最下位という、まったく輝かしくない成績を残しています。これは、イギリスの大手コンドームメーカー、デュレックス社の「デュレックス・セクシャル・ウェルビーイング・グローバル・サーベイ」が、全世界26カ国、2万6000人を対象にした調査(2007年)からわかったことで、1位ギリシャ164回、2位ブラジル145回、3位ロシア・ポーランド143回に比べ、日本は26位で48回、前の順位の香港でさえ82回とダントツの最下位です。

世界平均は103回で3、4日に1回というペースですが、日本は週1回にも満たない状況(年間52週)なのです。

3、4日に1回の頻度のセックスといえば、赤ちゃんを欲しいと願う夫婦へのいわゆる「おすすめ頻度」になります。ですから、

子づくり期間中は、
ギリシャ人になったつもりで!
せめて排卵期までは
ギリシャ人になったつもりで!

これからのセックスライフを考えてみましょう。

スムースな体位ってあるの?

人の体は、基本的に手や指の数、臓器の数など同じものが同じ数だけあるわけですが、その大きさや位置には個人差があります。

女性の膣口の位置にも個人差があります。

膣口は、セックスの際には男性の陰茎を招く入り口で、入り口の大きさや位置は個人個人違いがあり、また、年齢によっても位置は変化するようです。

さて、その位置ですが、足を広げて仰向けに寝てお腹側に近ければ「上つき」で、肛門側に近ければ「下つき」になりますが、月経中にナプキンを中央より前側につけた方がいい人(前漏れしやすいタイプ)は「上つき」で、中央付近につけた方がいい人は「下つき」と考えていいでしょう。ちなみに前漏れしやすいタイプの人は、羽根つきナプキンだと位置がどうも合わないという方もいるようです。

「ちょっと以前と違うような…」という方も、もしかしたらいらっしゃるかもしれません。

幼い女の子の多くは上つきです。思春期頃から女性は肉付きが変わってきますが、お尻の筋肉がつくに従って、それに引っ張られるように次第に下つきになっていきます。逆に筋肉が衰え、お尻が下がってくると前つきになる傾向があります。

つまり、プリプリしたヒップの時代は下つき、だんだんと年を重ねヒップと太もものラインがわからなくなってくると上つきになってくるわけで、いわゆる妊娠適齢期の女性の多くは下つきのようです。

個人差あり、年齢による変化もありますが、上つき、下つきによって、セックスの際にスムースに挿入しやすい体位があります。

上つきの人は、正常位はスムースですが、後背位だと男性がもたつくということがあるようです。

下つきの人の中でも、肛門側にとても近い場合には後背位がスムースで、正常位だと男性が入れづらいということがあります。

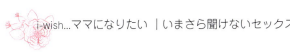

「ここ！」というときに、夫がもたついちゃって興ざめ！という方は、そんなことが関係しているかもしれません。

上つきの方は、後背位の時には、なるべくお尻を高めに上げて、お尻を突き出すようにしましょう。

下つきの方は、正常位の時には、膝を抱えるように上げてみましょう。

マンネリなのよね…

結婚して何年も経つと、夫がどうやって誘ってくるか、次に何をするかなどの手の内がわかり、「あぁ、やっぱりね」と思うことがあるかもしれません。「ほら、右のおっぱいからだ」とか「次はパンツを脱がすんでしょ？」とか、そんなことを考え出したら黄色信号です。

黄色信号が点滅したら、まずは頭を空っぽにしましょう。そして、次の行為に移る時に夫の意表をつきましょう。

マンネリを感じているのなら、それを打破してくれることに期待をせず、仕掛けてみるのも一手です。

例えば、始まりの時に、夫と自分の位置を逆転させて、自分が下になっているのなら、上になってみる。服を脱がされる前に、夫の服を先に脱がしてみる。いつもと反対のことをすると、ちょっと興奮するものです。

イッタ方がいいの？

セックスで、イッタことがあるか、ないかという質問に「あります！」と清々答える女性は少ないのではないかと思います。

「アダルトビデオの女優さんは、『イク、イク！』と言ってるけど、本当かしら？」

と思っている方もいらっしゃるでしょう。

実際問題として「みんな、イクの？」というと、そういうわけでもないようです。

先ほどの世界的な調査では『イク』平均が32％なのに対して、日本人女性はわずか11％でした。日本国内でのセックスに関する調査には、コンドームメーカーのジェクス社が行った「ジャパンセックスサーベイ」があり、２０１３年の調査結果から「絶頂感を感じたことがある」と回答したのは約81％でした。ただ、内訳を見ると「いつも」は約12％、「だいたい」は約23％、「ときどき」は約21％、「たまに」は約26％でした。

頻度を表す言葉は、受け取る側によっても多少違いがあるので、「いつも」は文句無しの１００％。「だいたい」は80％くらい。「ときどき」は50％くらい。「たまに」は30％くらいとしましょう。

それに当てはめて考えると、約35％くらいがいわゆる「イク人」なのでしょう。

イッタことがある人は、年代を重ねると増えていきます。ということは、セックスも訓練なのです。

相手あっての問題ですが、夫も、妻も、年数と回数を重ねた方がテクニックも上がり「イク人が増える」傾向にあるようです。

では、セックスでイッタ方が妊娠しやすいのか？といったら、それとこれとは関係はないでしょう。具体的に「いつもイク人」と「だいたいイク人」の妊娠率の違いが統計的にあるかどうかもわかりませんが、もしもそれが妊娠しやすさにつながるとしたら、日本はもっと妊娠できないことに悩む人が多くなってしまいます。

ただでさえ、回数が少ないのに…。

性欲がなくなってきた？

結婚したばかりの頃、またもう少し若かった頃から比べて「性欲がなくなった」と思う方もいらっしゃるでしょう。性欲については、年齢による変化もあるようです。また性欲の減退に沿って、女性はなかなか濡れないという変化も起こりやすくなります。このような変化は40代も半ばを過ぎ閉経が近くなると実感する方も増え始めますが、妊活時期の女性は、まだまだそれよりも若い世代です。

日々のストレスや体の疲れから性欲の減退が起こり「排卵日じゃないしなぁ」と夫の誘いを断ったり、また断れずに「明日も早いのになぁ」と思っていたら、だんだんとセックスは嫌なことになってしまうでしょう。性欲がなくなってきたのは、愛情がなくなってきたから？だんだんと冷めてきたから…なんて、思い返してはいませんか。

付き合った頃のドキドキ感や、新婚当初のワクワク感から比べれば、トーンダウンしているところもあるかもしれません。それはお互いさま。

でも、夫への理解は深くなっているのではないでしょうか。話し方や仕草、癖などから何を考えているか、次に何をするかがわかるのは、結婚年数を重ねるごとに増え、またその対処法も見つけているのではないでしょうか。そして、子どもを授かりたいと願う今、夫婦にとって大切なページを綴っている時期だと思います。セックス云々を、ちょっと横に置いておいても、今日は寝る時に手をつないでみましょう。「あなたが大切よ」と想いながら。

そこで、もしも夫が「排卵日か？」となったら、「そうかもしれないけど、単純にしたいのよ！」と、逆手に取って、押し倒すのも一手です。いつもと違うことをされたり、したりすると、疑われたり驚かれたりしますが、やっぱり、少し興奮するものです。

いまさら聞けない セックスのコト

男性へ

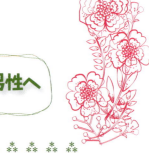

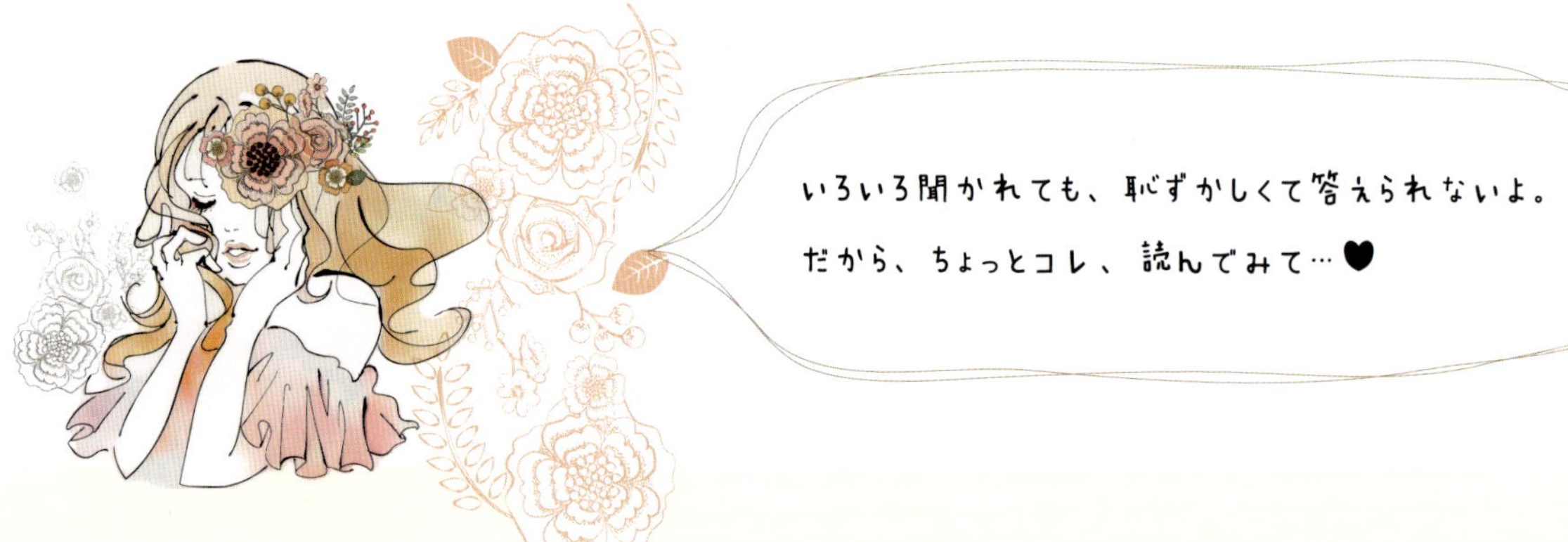
いろいろ聞かれても、恥ずかしくて答えられないよ。
だから、ちょっとコレ、読んでみて…♥

セックスは、回数より質！

セックスの年間回数が多いギリシャと比べたら、とても太刀打ちできません。

逆に考えれば、セックスの回数が少ない割りには、子どもはちゃんと生まれていて、合計特殊出生率はギリシャよりも上です。

2014年のギリシャの合計特殊出生率は1・30人でしたが、日本は1・42人でした。

どんぐりの背比べかもしれませんが…。

ギリシャ人のようになれ！と言われても、それはなかなか難しいので、それなら回数よりも質を重視しましょう！

男性は、もう一度、女性を勉強し直しです。

パートナーのお好みは？

いろいろなタイプの女性がいます。もちろんいろいろなタイプの男性がいます。セックスをリードしたい女性もいれば、リードされたい女性もいます。激しいセックスを1回、思いっきりすればいいと思う女性もいれば、ゆったりゆったりと進めるセックスが好きな女性もいます。

それは、男性も同じでしょう。

また、気分や雰囲気も、とても大切です。相手あってのことですから、女性がどういうセックスが好みかを知ることも大切です。

もちろん、自分の好みも大切です。どちらも同じ好みならいいのですが、そうでなかった場合、どちらかの好みに合わせているばかりでは楽しめません。

極端な話ですが、離婚原因の1番は「性格の不一致」この性格の不一致の中には「性の不一致」も多分に含まれているようです。

いつも自分のペースや好みで進めていると感じているのなら、ちょっと考えてみましょう。

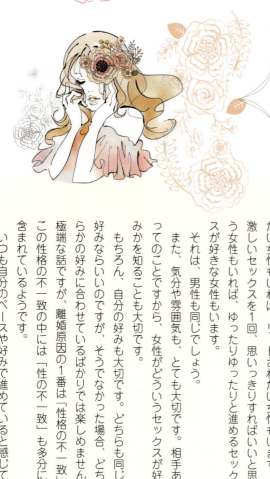

「パートナーの好みは、なんだろう？」と…。

パートナーの好みがよくわからなくても、どうすると喜んでくれるかは、肌を重ねる回数が増えればわかってくることもあります。

どうすると声をあげるか。

どこを触ると体がよじれるか。

セックスは、回数よりも質！なのですが、やはり回数を重ねないとわからないこともあります。

お互い「どうするのがいい？」というのは、なかなか口に出しては言いづらいもの。特に女性は言いづらいものです。ですから、察する力も大切です。

女性が「イク！」までに

多くの男性は、陰茎を触っていると大きくなり勃起します。そのまま上下にさすり続ければ、射精してイクことができるでしょう。

でも、女性はなかなかそうはいきません。

挿入したら気持ちが良くなるわけではなく、それまでの前戯は、とても重要です。

前戯によって、愛されている、満たされているという気持ちから、だんだんと体が反応し、心が興奮してくるとともに、体も紅潮してきます。

女性は、セックスを体よりも心で感じているともいわれ、挿入まで、どのように満たされたかによって、イク度合いも違ってくるでしょう。

では、どこに愛撫されるのがいいのでしょう。

男性なら、おっぱい？クリトリス？と思うかもしれません。もちろん間違いではありませんが、首筋や背中、脇、耳とさまざまなところに気持ちいい場所があります。

思わず「あっ♥」と声をあげる場所が、「いわゆる性感帯」といわれるおっぱいやクリトリス以外にもありますから、「どこだろう?」と探して反応を楽しんでみてください。

「そんなのもう知ってるよ」という過信は禁物です。まだまだ眠っている箇所があるはずです。

また、十分に感じてくると、どこを触っても気持ちいいという女性もいます。その瞬間は、誰もが持っているはずなのですが、「どうも、それはうちの妻にはないようだ」と思うのなら、まずは研究不足を考えましょう。

女性が「イク!」と、どうなるの?

多くの女性は、イクと体が硬直し、その後は急に体の力が抜けてしまうようです。言葉に出して「イク」という人もいれば、言葉にならない人もいます。また、その時によっても違うでしょう。

一般的に女性は、興奮してくると大陰唇が大きく膨らみ、小陰唇も膨らんで外に出るようになり、膣内は膣壁から分泌される無色透明で粘性のある膣分泌液(愛液)に覆われ、陰茎が受け入れやすい状態になります。クリトリスも勃起して、いつもよりも大きくなっているでしょう。

十分に感じている状態で、インサートする方が女性もイキやすいので、前戯が十分であること、できれば前戯で1回、軽い絶頂感を味わっている方がいいかもしれません。よりインサートしやすい体位については、パートナーの膣が上つきか、下つきかによっても違いがありますが、最初はとにかく「もたつかない」体位がいいでしょう。ここでもたついてしまうと、これまでの興奮が一気に冷めてしまうことがあるかもしれません。

女性がイク時は体に力を入れたり抜いたりしているような筋肉のリズミカルな収縮があったり、息が上がる、鼓動が早くなる、体が赤くなるなどが見られます。

膣も同じように収縮運動を繰り返し、登りつめるときには、体をギュウッと硬くし、その後ぐったりするようになります。その後も、正常な状態に戻るまで、膣の収縮を繰り返します。

さて、「本当にイッたのか?」と疑問を持ったことのある男性もいることでしょう。

実際には、イってないけど、イッたふりをしたという女性も少なくありません。それは、パートナーをがっかりさせたくないからや、その方が自分も興奮するからなどという理由からのようです。

膣を締めることは、普段でもできます。

少し肛門に力を入れるようにすれば、膣も締まり、それを繰り返すことで収縮しているように見せかけることもできるようです。

でも、疑っても始まりません。まずは、十分に気持ちの上で満足できていると考えて、セックスが終わった後でも、サッと体を離さずにギュウッと抱きしめたり、髪を撫でたりして余韻を楽しみましょう。女性にとっては、後戯も大切なセックスの時間です。

してほしいことは、アピール!

ここまで読んできて「女性へのサービスのことばかり!」と思ったら、注意です。

サービスではなく、お互いが気持ちよくなるための1つのお話です。また、女性が気持ちよくなることは、パートナーを求めていることへつながり、それは男性が本能的に持つ支配欲、征服欲の充足へもつながることでしょう。

だからと言って、一方的なご奉仕となっては、お互いがセックスを楽しむことにはつながりません。

男性も、してほしいことはアピールすることも大切ですし、女性は自分がしてもらったことは、倍返しするくらいの気持ちで楽しみましょう。

では、男性はどこが感じるのでしょう。

女性と同じように首筋や背中、脇や耳も感じるという男性は多くいます。ぺったんこだから、おっぱいなんて感じないと思っていたら間違いで、乳首も感じやすいものです。

そして、陰茎です。ただ、とてもデリケートな場所なので、強く握ったり、さすったりすると痛みを感じ、特に睾丸は大事な精巣が入っているところで、ちょっとのことでも痛みを感じる人もいるので優しく触りましょう。

陰茎は普段、亀頭の部分は皮で覆われていて、興奮して勃起すると亀頭が現れるという人もいます。亀頭は、大変感じやすい部分ですが、あまり愛撫しすぎると挿入後、女性がイク前に絶頂を迎えてしまうかもしれません。

ほどほどに…♥

ちん○んは、どうして大きくなるの?

勃起するまでには、実は大変複雑なメカニズムがあります。

性的刺激を受けることによって脳の中枢神経が興奮し、脊髄神経を通って陰茎に伝わります。すると体内で一酸化窒素が放出され、陰茎深動脈と螺行(らこう)動脈、海綿体の平滑筋がゆるみ、一気に陰茎海綿体へと血が流れ込み、血液の圧力によって、海綿体は硬くなり勃起します。勃起すると、海綿体を覆う白膜が膨れた状態となり、静脈が圧迫され、陰茎の内圧も上がり勃起が維持されます。

年齢を重ねると、神経からの伝達が遅くなったり、血流量が減ったり、またそれが維持できなかったりすることで、勃起するまでに時間がかかったり、勃起しても持続しなかったりすることが起こりやすくなります。これは、ストレスが深く関係していることもあり、「あれれ?」ということが続くなら、2人の楽しいセックスライフのためにも泌尿器科へ相談しましょう。

i-wish...ママになりたい

www.funin.info

相談コーナー

相談とお返事

いろいろな相談が寄せられています。そのそれぞれに大切なこと、大切な意味があるものと、お返事も一生懸命にしています。今回も、その中から７件をご紹介します。貴重なお話ですので、ぜひ、あなたが治療するときの参考や今現在の不安の解消に、お読みください。

相談1 前回育った卵胞が残っているのかも？ この卵胞が小さくなって、また新しい卵胞が育ってくるかもしれないとのことですが、今回、排卵はちゃんとするのでしょうか？ …… p83

相談2 夫婦生活のときに痛みがあり悩んでいます。 …… p83

相談3 人工授精の費用が高いように思っています。 …… p84

相談4 まだ若いからと言われても、不安。若いうちだからこそ早めにと思っています。私のやるべきことはなんでしょう。 …… p85

相談5 名医と呼ばれている先生にも、「不妊原因がわからない」と言われ、様子見しかない状態です。私は、子どもは作らない方がいいのでしょうか。 …… p86

相談6 多嚢胞性卵巣でも良い卵子はできるのでしょうか？ …… p88

相談7 主人が不妊治療に消極的です。なんとか説得する術はないでしょうか？ …… p89

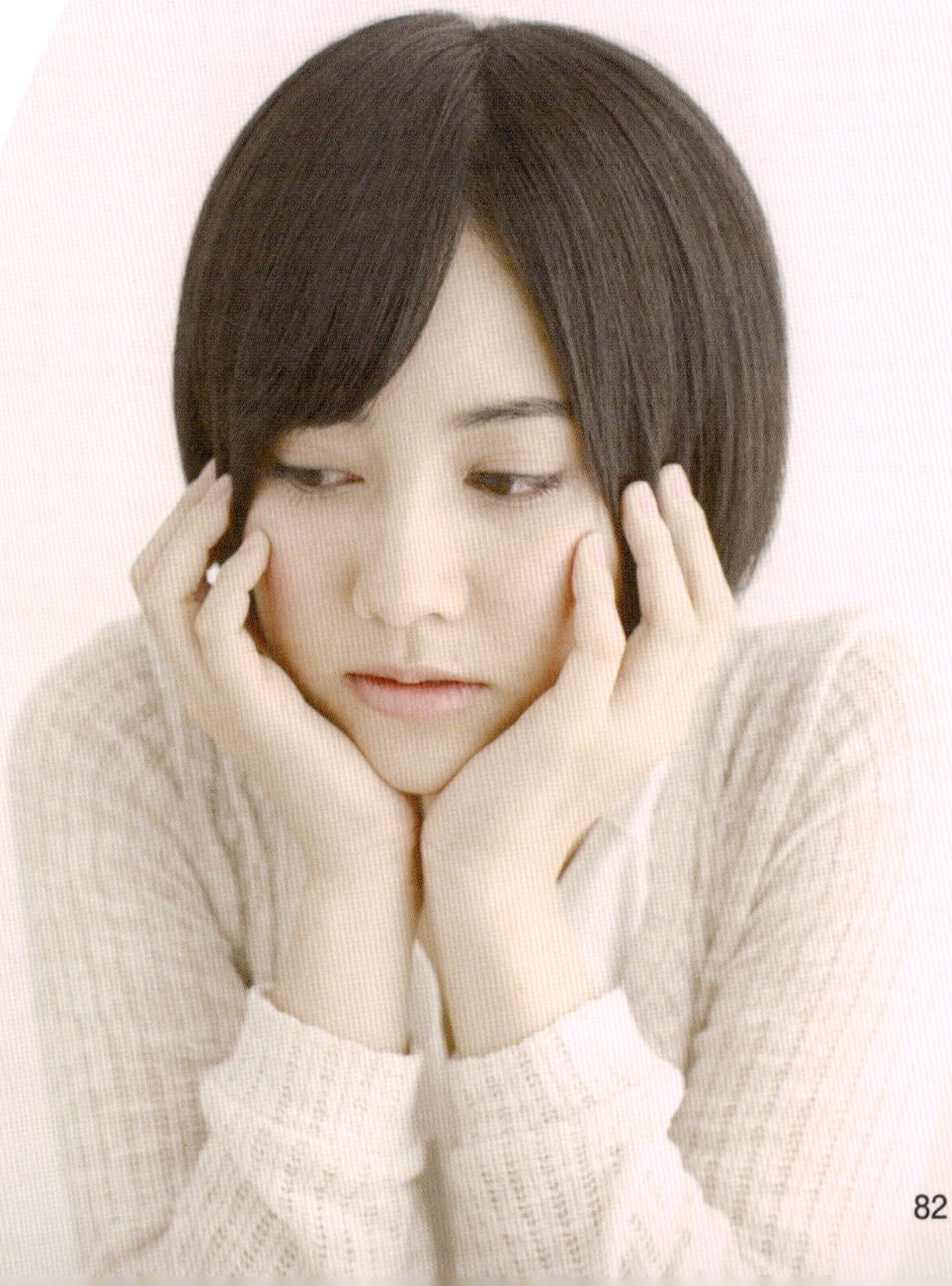

相談1

前回育った卵胞が残っているのかも？この卵胞が小さくなって、また新しい卵胞が育ってくるかもしれないとのことですが、今回、排卵はちゃんとするのでしょうか？

〈26～30才／大阪府〉

病院を変えて卵胞のチェックをしていただいた時の事なのですが、生理開始から7日目で23㎜と7日目にしては大きく、今回、排卵が早いとの事でした。

もう、いつ排卵してもおかしくないと、その場で排卵日検査薬で確認していただいたのですが反応はなく、「前回育った卵胞が残っているのかも？」と言われました。前回の病院では排卵自体は確認済みです。今の病院の医師からは、この卵胞が小さくなって、また新しい卵胞が育ってくるかもしれないとのことですが、今回、排卵はちゃんとするのでしょうか？

病院に行った後なのに、モヤモヤが止まらず質問させていただきました。

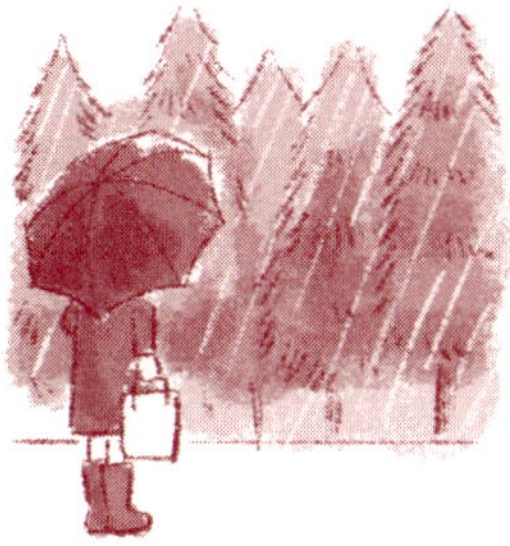

お返事1

モヤモヤが止まらないのは、あまり気持ちがよくないですね。このお返事で、モヤモヤがおさまってくれれば幸いです。

月経開始7日目で卵胞径が23㎜だったということですから、大きさからすると十分成熟した大きさで排卵間近となります。ですが、通常であれば14～16日ほどで排卵になるわけですから卵胞の発育が早いようです。

この卵胞が今周期に発育してきたものなのか、もしくは前周期から持ち越した卵胞が大きくなっているのかは、ホルモン検査で確認するとわかると思います。大きくなった卵胞が前周期のものなら、排卵をしてもその卵子で妊娠することはほぼないでしょう。今周期の卵胞であっても、妊娠はあまり期待できないでしょう。見えている卵胞が小さくなっていくのか、消えていくのか、また他の卵胞が成長してくるのかがわかるようになるのには、もう少し時間の経過が必要かと思います。そういう周期もたまにはありますので、あまり心配せずに過ごしましょう。また次周期に同じことが起こらないように、医師に相談してみてください。

相談2

夫婦生活のときに痛みがあり悩んでいます。

〈26～30才／埼玉県〉

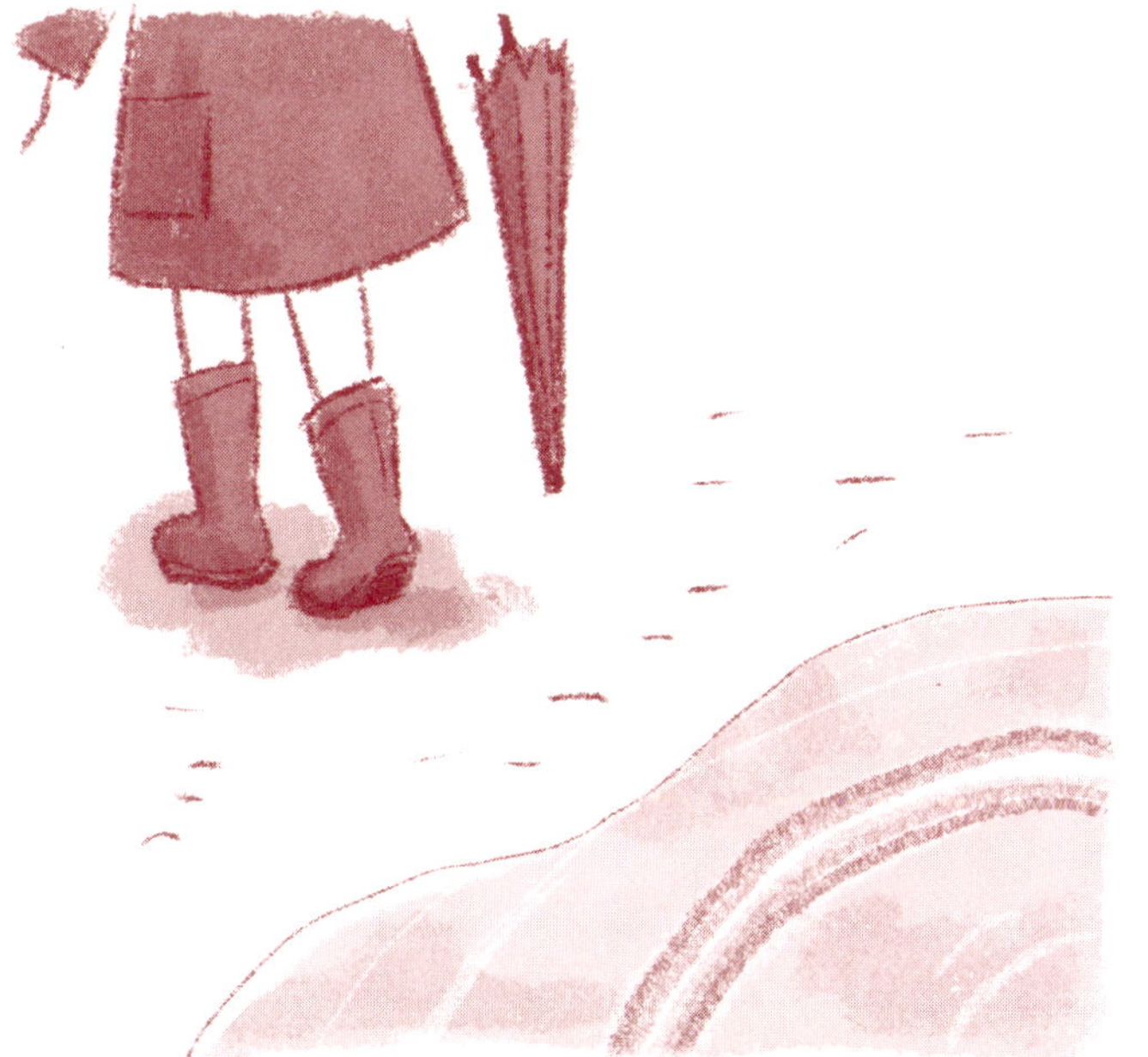

結婚して3年ほど経ちますが、痛みがあり一度もちゃんとしたＳＥＸができておらず、妊娠できないでいます。色々と方法は試したのですが…ダメなんです。

一度、産婦人科にいき内診を受けましたが、痛くて最後まで検査できませんでした。でも、やっぱり子どもが欲しいので、再度産婦人科で不妊治療の相談をしようと思うのですが、なんてお話したらいいのかわからなくて…。

ＳＥＸができるようにするか、不妊治療をするかについても悩んでいます。

お返事2

子宮や膣の形に異常がないか、痛みの原因となるものがあるのかなど、きちんと診察を受けられるのがいいのですが、痛いのはとにかく辛いですよね。

診察の最初に「セックスの時に痛みがあってできない」「内診も痛みがあってできなかったことがある」と話すか、または問診票にその旨を書かれた方がいいですね。そうすると、最初から痛みに対処してくれるように診察が進められると思います。同じ病院でしたら、再度お話するか、直接言うのが恥ずかしければメモをして受付の方に「なかなか口に出して言えないので、先生にメモを渡してください」といえば、カルテに挟んでくれ、診察時には見ておいてもらえるでしょう。

とにかく、何らかの方法で痛みがあることを伝えましょう。そうすれば無理に診察をするということはしませんし、なにかアドバイスをもらえることもあるでしょう。

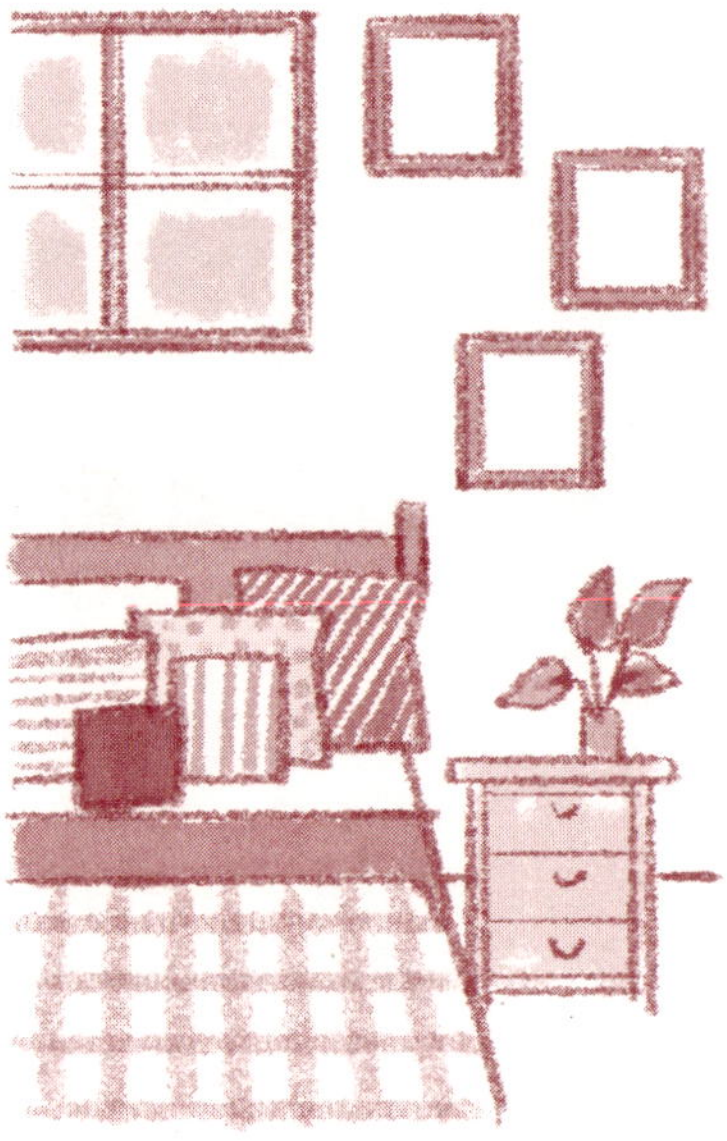

どのようにすると痛みが生じるのかを、わかりやすく説明できるといいですね。

痛みの原因が膣の形状や狭さなどから生じているのか、また子宮内膜症や子宮筋腫などがあって、性生活の際に挿入して突かれるのが痛いのか、挿入時の潤いが足りないのかなど、考えられることはいくつかあります。子宮内膜症などは血液検査などからわかることもありますので、まだ検査をされていないようなら一度お願いをしてみましょう。

セックスの際の痛みが解消できれば、性生活での妊娠を目指すこともできますが、念のために妊娠を妨げる要因や原因がないかを検査しておくとよいでしょう。ぜひ、ご主人の精液検査もされてみてください。

性生活については、最初は指1本から挿入してもらい、痛みがないようでしたら指を2本にして挿入し、少しづつ膣を広げるようにしていくといいかもしれません。挿入の際には潤いが必要になりますので、潤いが足りないことが痛みの原因になっているようなら、市販の潤滑用ゼリーなどを使用することもいいです。少しづつ試してみてはいかがでしょう。それが厳しいようでしたら、専門医に診てもらいましょう。膣を広げる手術を受けたほうが良いと診断されることもあるかもしれません。

いずれにせよ、再度、セックスの際の痛みについて、医師にきちんと相談されてみてはいかがでしょうか。セックスに問題のある夫婦が不妊治療を受けるケースも多々あるので、治療を受けることはできます。ただ、セックスは夫婦にとって大切なものですから、お互いが気持ちよくなれるよう努力することもお勧めします。

相談3

人工授精の費用が高いように思っています

〈26～30才／宮城県〉

現在、不妊治療中でクリニックに通っています。人工授精に挑戦中なのですが、費用が高いです。

一回の治療費が23，760円です。しかも、注射、薬代は別です。

他県のクリニックでは、だいたい1万円台のところが多いようですが、宮城県内では妥当な金額なのでしょうか？

不妊治療は自由診療で、医師が自由に決められるということもあり、ばらつきはあるかと思いますが、市内に今の施設より低い金額で人工授精ができるところがあれば教えていただきたいです。

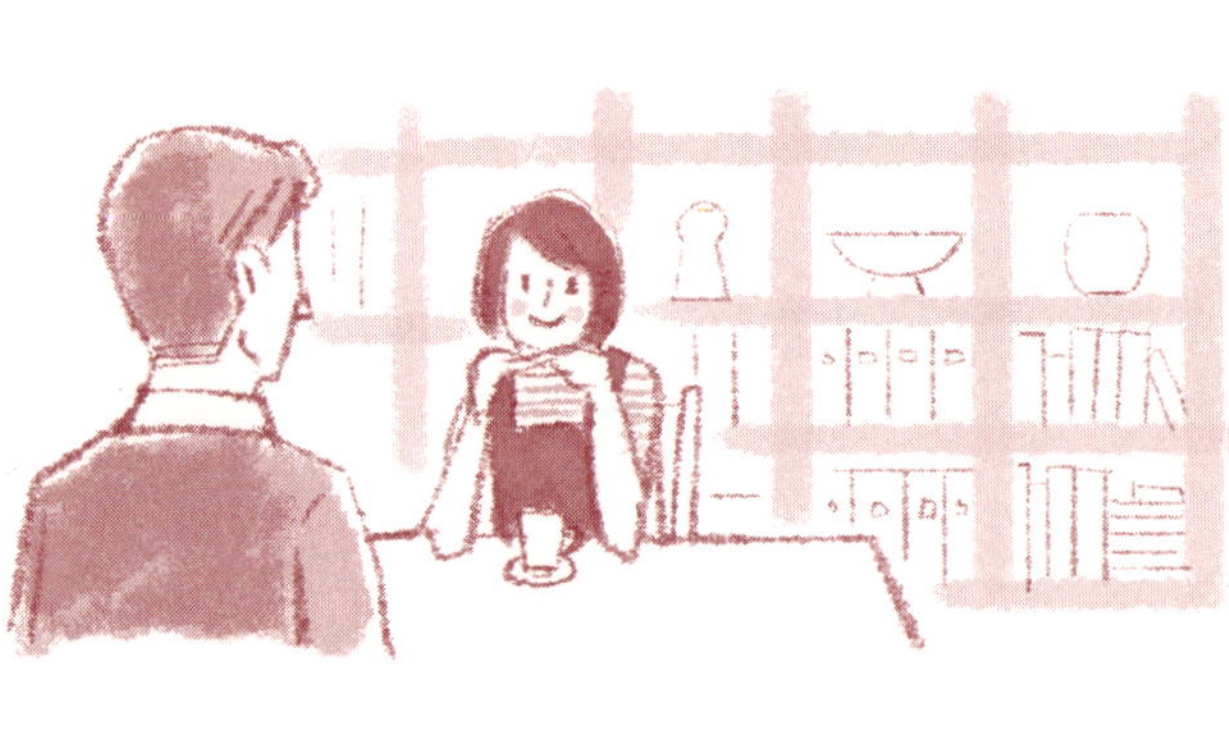

お返事 3

不妊治療には保険が適用されないため、診療や手技料などの設定が各施設で異なり、そのため施設によって医療費に違いがあります。

薬の値段には違いがありませんが、人によっても薬の種類や量が違い、注射や人工授精を行う手技料や検査に関する材料費に違いがあるのです。

人工授精の場合、精子を洗浄しているだけの施設や、さらに精子を濃縮して人工授精を行っている施設があります。

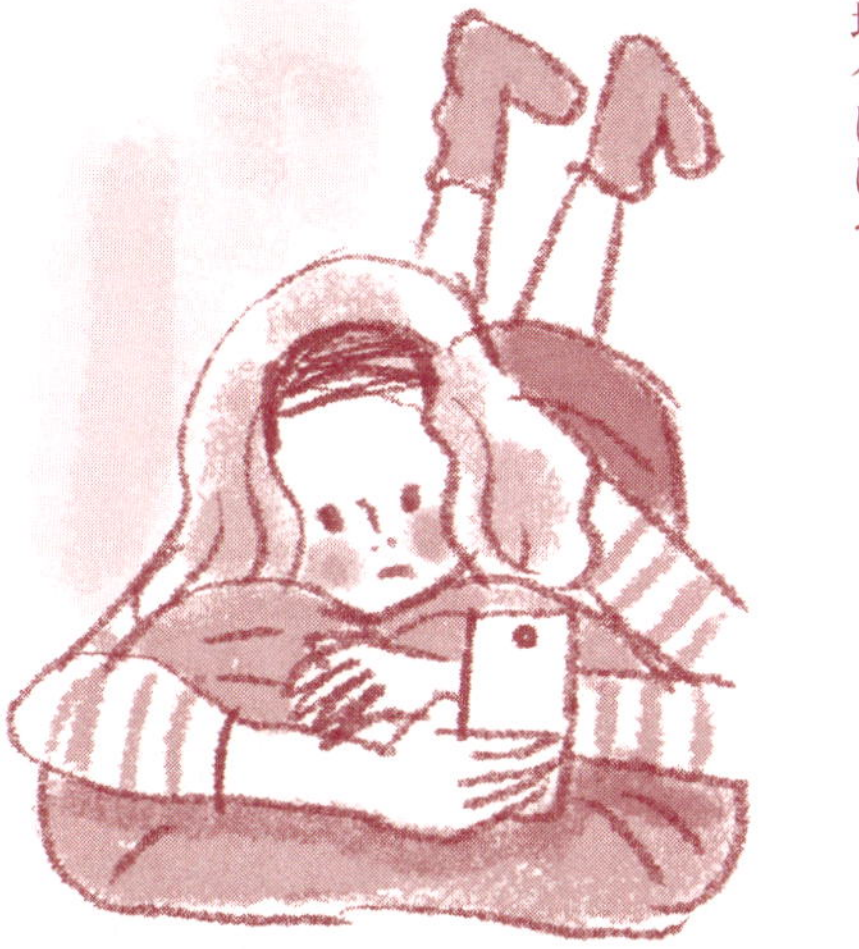

洗浄のみの施設ではそれほど材料費が高くはないので人工授精そのものの費用は割と安いのですが、さらに濃縮している場合にはその手技や材料費がかかるため費用が上がり、最終的な治療費としての設定金額が違ってくるでしょう。

そちらの施設ではどのような方法で人工授精をされているのでしょうか。洗浄、濃縮をしているので医療費が高いのかもしれませんね。

また、費用に関しては多くの治療施設でホームページなどに料金表を掲載していますから、確認されると良いでしょう。

治療施設によっては費用に関する明細を教えてくれるところもありますので、何にどのくらいの費用がかかっているのか、医療費を支払う時に受付に尋ねてみてもいいと思います。

相談 4

まだ若いからと言われても、不安。若いうちだからこそ早めにと思っています。私のやるべきことはなんでしょう。

〈26〜30才／鹿児島県〉

結婚して1年半経過しました。私は、子どもと関わる仕事に携わっていたり、周りの友達にも子どもがいたりするので、いつでも子どもが欲しい気持ちです。

まだ20代半ばなので、周りの友達のようにすぐに子どもができるのではないかという気持ちはありながら、ただ過ぎて行く日々や毎月の生理にガッカリしています。期待と不安な気持ちが膨らみ、時々落ち込んでしまい、ふと、泣いてしまう日もあります。インターネットで色々調べてみると、若くても病院に行ってみることもいいと書いてあったので半年程前に近くの産婦人科に受診しました。

しかし、「まだ若いのにどうして来たの？ あなたぐらいならいつでもできるのよ。とりあえず調べたいなら調べるけど」とお医者さんから言われてなんだかショックで悲しかったです。

その際に、子宮口の検査をしていただき、何も異常が無かったため、タイミング療法の指導を受けて帰宅しました。

旦那さんと協力して頑張ってきましたが、受診してから半年が経過しました。

子どもは授かりものですし、2人で過ごせる時間も今しかないので、今を大切に楽しく過ごしてはいますが、その反面「いつ子どもができるんだろう…」という不安な気持ちもあります。

両親は何も言わずに見守っていてくれますが、両親が元気なうちに元気な孫を見せてあげたいです。

何よりも落ち込むのは、周りの友達からの『子どもまだなの？』という言葉で、それにいつも傷ついてしまいます。まだ若いから…という言葉に、安心というより不安を感じたので、若いうちだからこそ早めに行動したいと思っています。仕事が落ち着いたら病院へ行ってみようか、と旦那と話はしております。

保険内でできることがあればやっていきたいですが、色々と不安でいっぱいです。

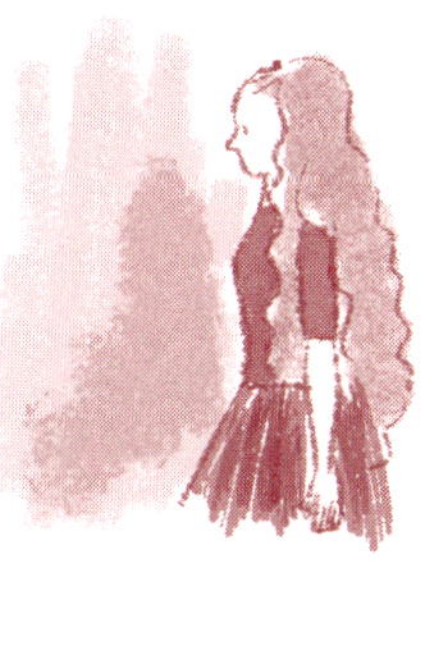

ネットには色々な情報があり、何が本当なのかが分からないので、今やるべき事がありましたら助言していただけるとありがたいです。よろしくお願いします。

お返事 4

毎月見たくもない月経の出血を見ると、「どうして赤ちゃんができないの?」と落ち込んでしまいますね。

また周りの人の何気ない言葉に傷ついたり、落ち込んだりすることもあります。泣きたい時には思い切り泣いてください。でも、それが素直な感情の現れです。おかしなことではありません。ご両親が温かく見守ってくれていることにも感謝ですね。

あなたが自分の状況を判断して病院に行かれてみたのは、とても良いことだと思います。

不妊症の定義として、日本産科婦人科学会では「避妊しない性生活を1年以上送っても妊娠が成立しない夫婦」としています。ですから、結婚後1年半経過していること、またタイミング療法をして半年が経過しているということからも、この定義にあてはまると考えてもいいと思います。

子宮口の検査は、子宮頸がん検査でしょうか。その他の検査はされましたか?

病院で排卵日に合わせた性生活の指導を受けているわけですから、何も問題がなければ妊娠していてもおかしくないように思います。一度、ご夫婦揃ってきちんと検査をした方がいいと思います。

検査を受けるのに年齢が若い、まだ早いということはありませんし、検査を受け、安心できる部分もあるでしょう。何か問題が見つかれば、治療法も見つかります。問題が見つからない場合には、検査では明らかにならない場所に何か障害や問題を抱えているのかもしれません。いずれにせよ、検査の結果からその後の方法が見つかることでしょう。

できれば不妊専門クリニックを受診して、相談されてみてはいかがでしょう。

良い結果が一日でも早く出ることを願っています。

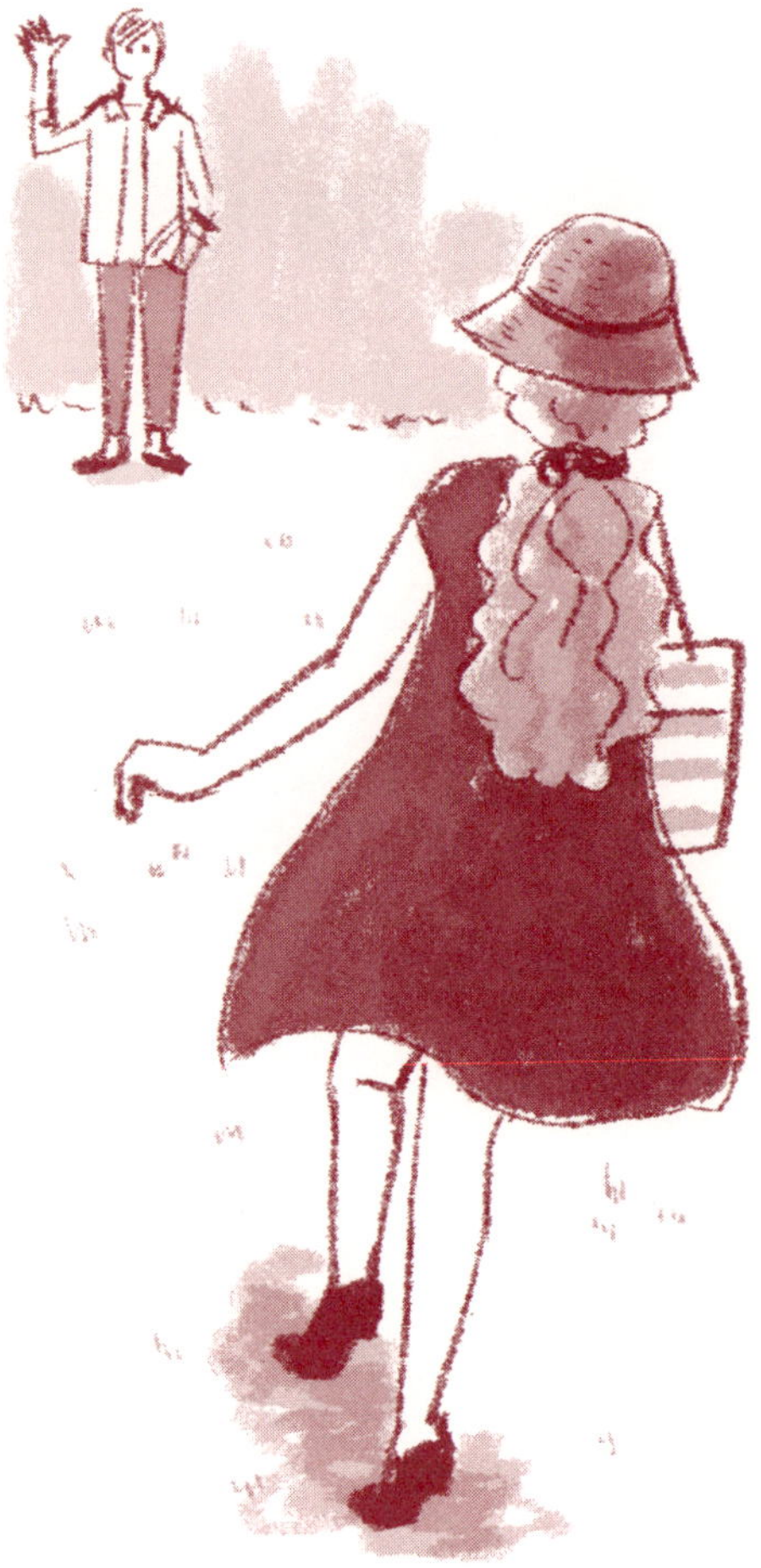

相談 5

名医と呼ばれている先生にも、「不妊原因がわからない」と言われ、様子見しかない状態です。私は、子どもは作らない方がいいのでしょうか。

〈26～30才／埼玉県〉

結婚して1年、避妊せず子づくりしていましたが、元々生理不順があり、不妊治療のため病院に通っていました。

実は通っていた病院から見放され通院ができなくなってしまい、今は病院へ行っていません。その病院は妊活雑誌にも掲載されるほど、有名な不妊治療専門の病院でした。とりあえず、紹介状を書いていただきましたが、病院は紹介していただけず自分で探さねばなりません。その前の病院でも『うちは体外受精専門だから…』と冷たくあしらわれてしまい、次はちゃんと調べて評判の良いところでと思い、通い始めましたが…この様な結果になってしまいました。

私の身体が悪いので治療せねばとは思うのですが、また同じ様に原因が分からないからと冷たくあしらわれると思うと病院に行きたくないです。でも、子どもはほしいので、通わないと…と思うのですが、もうどうしていいのか分からなくなってしまいました。

名医と言われている先生にも不妊原因はわからず、どうしても治療できないから様子見しかない状態の私は、子どもは作らない方がいいのでしょうか。

お返事5

通院されていた病院から見放されてしまったとのこと、悲しく辛い経験でしたね。ここへ相談をしてくださったのは、少し辛さが癒えたからでしょうか。前を向いていこうと思っているのですね。

見放されたということが、どのような状況から起こったのかがよく判らないのですが、理由は妊娠できない原因がわからないことにあるのですね。

雑誌にも掲載されている施設で名医だからとの期待もあったようですが、それには関係なく、どのような医師であっても、患者それぞれが持っている希望や期待とは食い違う診断結果になることもあります。

不妊の原因については、明らかになることばかりではありません。実は検査でわからないところに妊娠を妨げる要因や原因があることも少なくありません。原因不明の場合、妊娠ができない原因が検査ではわからないと考えた方がいいでしょう。そのため実際に治療をして妊娠が成立しなかった時には、その結果から妊娠を妨げている要因や原因を推測して、次の治療方法を決めていくこともあります。

不妊原因がわからないから、どうしても治療できないということではなく、今は様子見なのでしょう。医師は、様子を見る間に夫婦生活の中で妊娠できる可能性もあるのでは？と考えたのかもしれません。

今後のアプローチとして治療を再開するときには、まだ行っていない検査をすることで実際の治療方法を検討し、治療を重ねていくことが必要になることが考えられます。

ここで注意しておきたいのは、妊娠のメカニズムはとても複雑で、また一筋縄でいかないことも多々あるということです。例えば、もしも検査で妊娠を妨げている原因が見つかったら、それに適応する治療を進めるのですが、それで妊娠できるかというとその保証はないのです。あなたの場合も、もともと月経不順があったことが通院のきっかけになっていて、それを改善するために排卵誘発剤を飲んだり、注射したりしているのでしょう。ただ、それで改善でき、またタイミングよく性生活を持っても、結果、妊娠が100％成立するかと言えば、その妊娠率は10数％でしょう。それで妊娠できなければ、さらに治療方法を変え、チャレンジしていくことになるでしょう。

また、雑誌にでていて有名な病院であっても、あなたと医師との相性がいいとは限りません。不妊治療を進めるに当たって、医師との相性はとても大切です。相性がよく、あなたの話をよく聞いてくれ、妊娠まで治療で導いてくれれば納得がいくことでしょう。そしてあなた自身も医師が言うことを受け止め、少しおおらかな気持ちで取り組むことを考えましょう。また、不妊原因については、明らかになることばかりではないことも理解しておきましょう。

それから不妊治療の場合、現病院から転院先を紹介されることよりも、自分たちで転院先を見つけられるご夫婦が多いかと思います。最近では、不妊治療に関する勉強会や説明会などを行っている病院もありますし、メール相談を受付けている病院もあります。勉強会や説明会は、できればいくつか出席されてみると、自分にあった病院を見つけやすくなると思います。説明会では、個人的な話を聞いてくれる時間もあると思いますので、実際に医師とお話をしてみるといいでしょう。医師の話を聞き、また自分の話を聞いてもらうことで「この先生とならうまくやっていけそう。ちゃんと話を聞いてもらえそう」と感じることができるかもしれません。ご夫婦で是非、参加されてみてください。転院先が決まったら、紹介状を持って行かれたらいいでしょう。

子どもを作らないほうがいいなんてことはありません。

いつかママになり、パパになる。その時間は、同年代の人よりも少し時間がかかるかもしれませんが、大丈夫、まだまだやれることはたくさんあります。

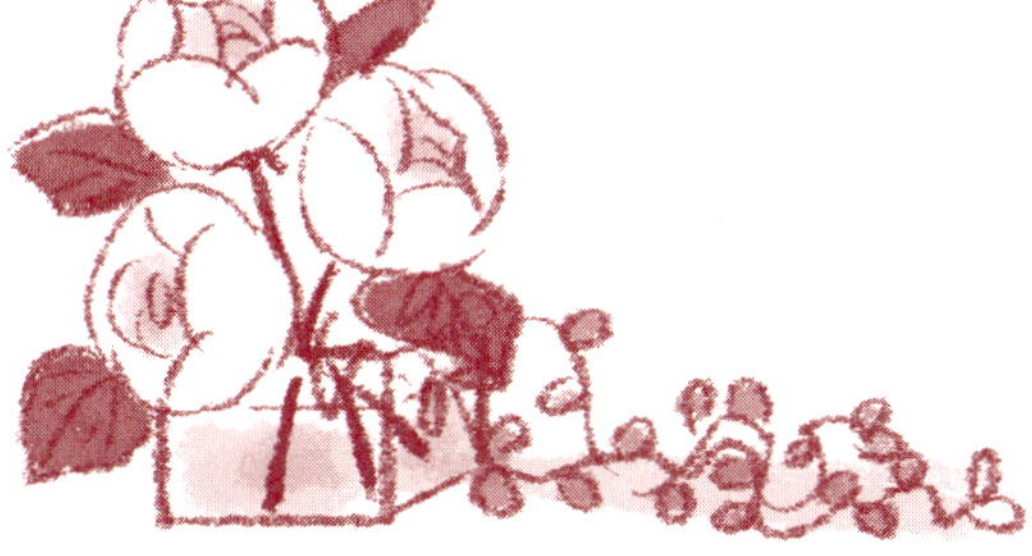

相談6

多嚢胞性卵巣でも良い卵子はできるのでしょうか？

〈31～35才／神奈川県〉

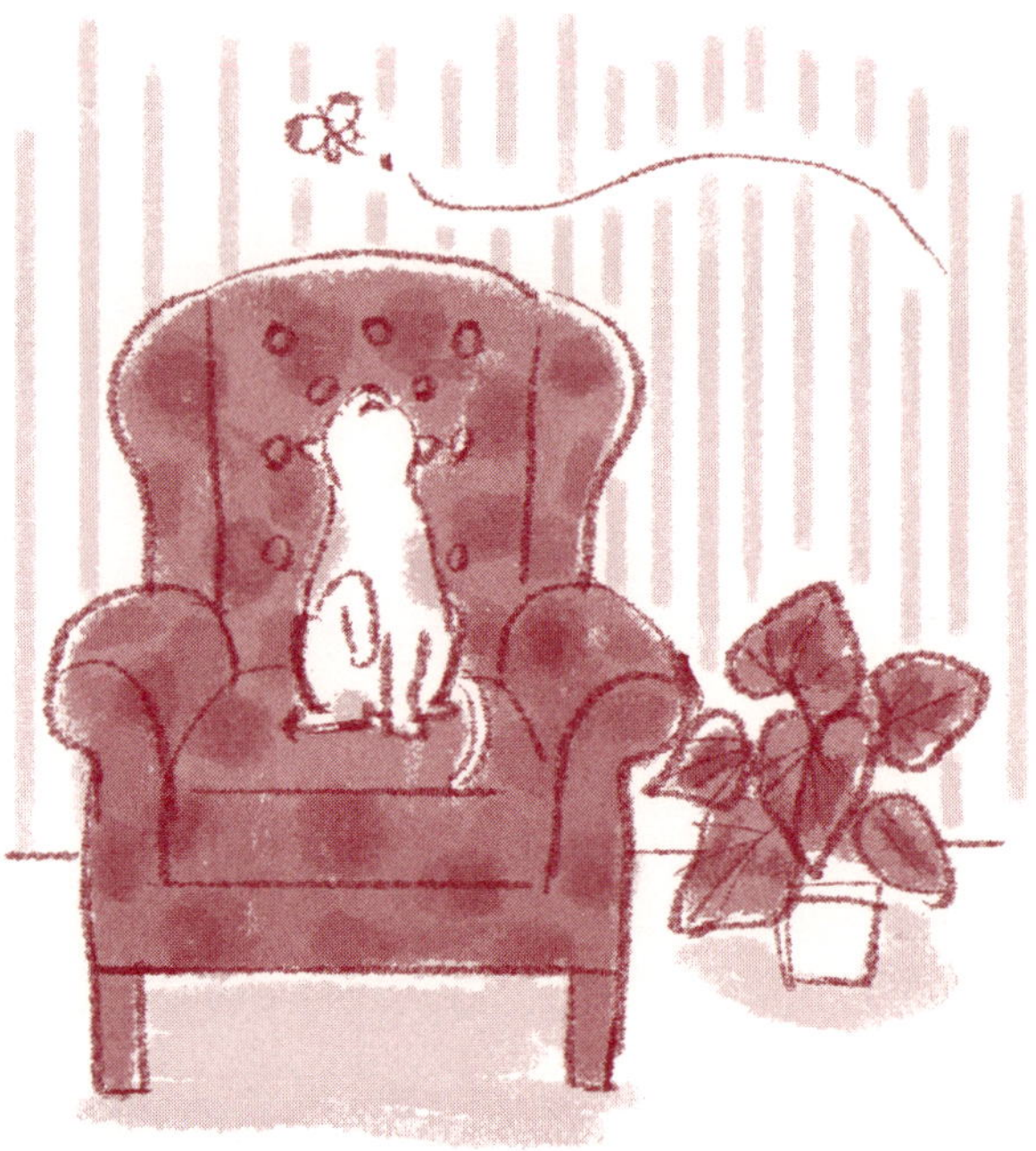

多嚢胞性卵巣で体外受精しました。6個受精しましたが、卵巣が腫れてしまったので胚盤胞凍結しました。

胚盤胞のグレードは、4CBと4CCでした。何とか胚盤胞まで育ってくれましたが、やはり卵子の質が悪かったのでグレードが悪くショックです。

4CBでも、まだ可能性はあると言われたので祈るのみです。

自分がこんなに妊娠の難しい体だなんて、とても悲しいです。周りはお金をかけずに妊娠しているのに…。

今回ダメだったら、次回も採卵する予定ですが、その時は良いグレードで妊娠したいです。

多嚢胞性卵巣でも良い卵子はできるのでしょうか？

お返事6

胚盤胞のグレードが低かったのは、卵子の質が悪かったからとショックを受けているようですが、胚にも個性があります。

グレードの評価は、見た目や成長のスピードなどから判断をします。グレードの良い方が妊娠率も高いのですが、グレードが低くても妊娠が成立するときもあります。

また、多嚢胞性卵巣だから卵子の質が悪い、胚の質が悪いということではありません。

実際に採取した卵子が受精をして、分割を進めて胚盤胞まで成長し、凍結して、融解をして胚移植ができたわけですから、それはとてもよかったことだと思います。

あとは、移植する胚の生命力ということになります。

年齢的には卵子の質はよく、年齢による質の低下が起こっているとは考え難いと思われますので、あきらめずに治療されてくださいね。

ちょっと疲れたな…と思う時には、治療をお休みして心も体もリフレッシュされ、十分に元気になったらまた治療をしましょう。

周りの人はお金をかけずに妊娠しているのに！と思うかもしれませんが、周りの人と比べることもありません。ご夫婦それぞれ違うのですから、どのような方法で妊娠をしてもいいのです。夫婦だけの力では妊娠が難しかったら、医療で助けてもらって妊娠することもあるのです。

多嚢胞性卵巣でも良い卵子はできます。ただ、多嚢胞性卵巣の場合、排卵誘発方法によっては卵巣が腫れてしまうことが心配になりますから、次に挑戦する時にはその辺りも気をつけて卵巣があまり腫れない排卵誘発方法を考えてみてもいいと思います。また、医師とよく相談してみてくださいね。

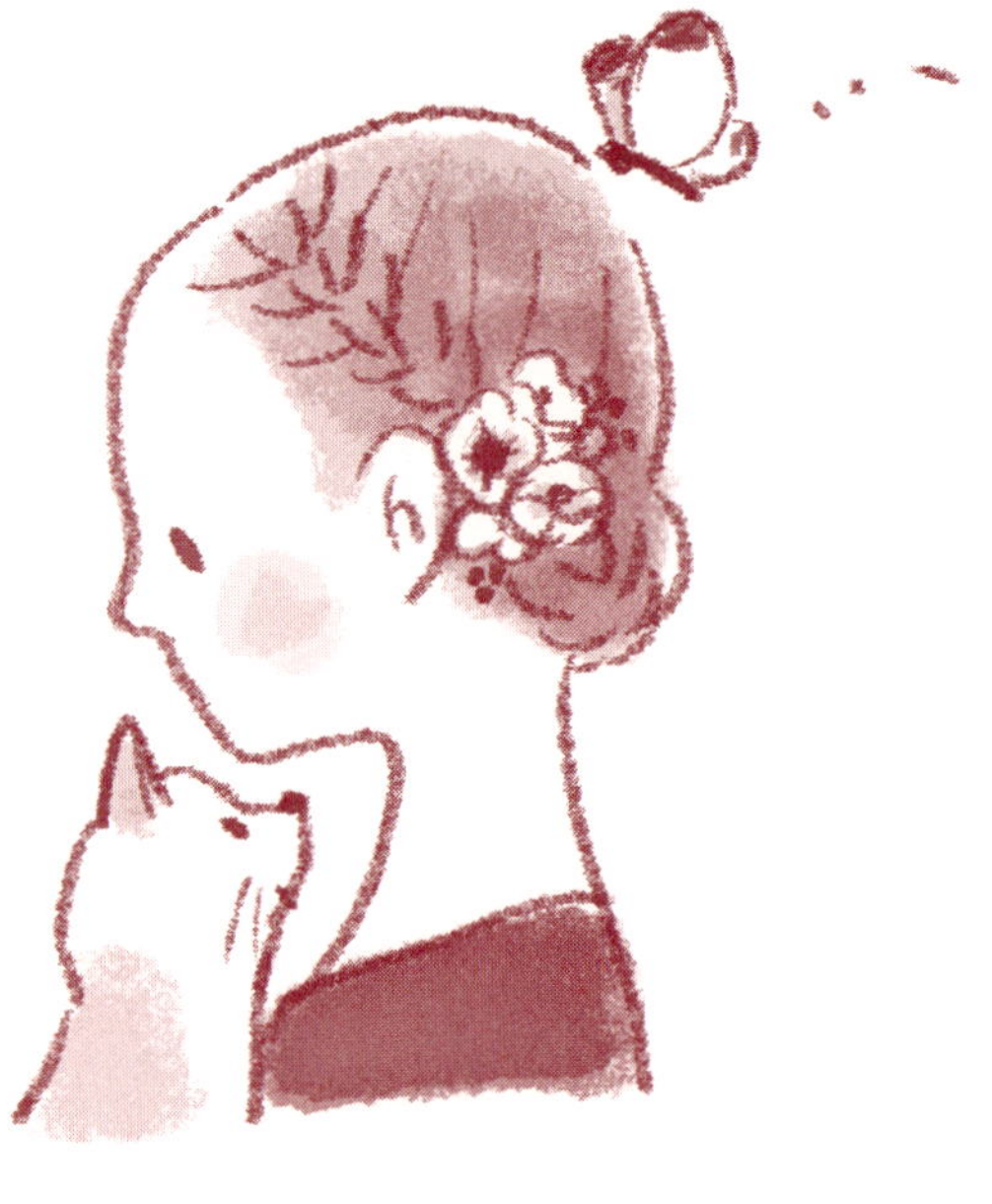

相談7

主人が不妊治療に消極的です。なんとか説得する術はないでしょうか？

〈36～40才／岐阜県〉

主人が不妊治療に消極的です。精液検査をしてくれません。女性側の検査はひと通り受け、あとは男性側の検査のみです。主人も40代、私も30代後半で、年齢的にも急ぐ必要があると思うのですが…。不妊専門の病院で医師からは体外受精を勧められていますが、主人はタイミング療法での自然妊娠を諦めていないようです。ただ結婚して6年、通院して5年程になりますが、一度も授かっていません。

私は時間とお金の許す限りステップアップして、それでも授からないのであれば子供のいない将来も考えていきたいのですが、今はどっちつかずで行き詰っています。

なんとか主人を説得する術はないでしょうか？男性の検査負担は精神的にどのようなものなのでしょうか？なぜそれほどにも躊躇するのか、私には理解ができません。

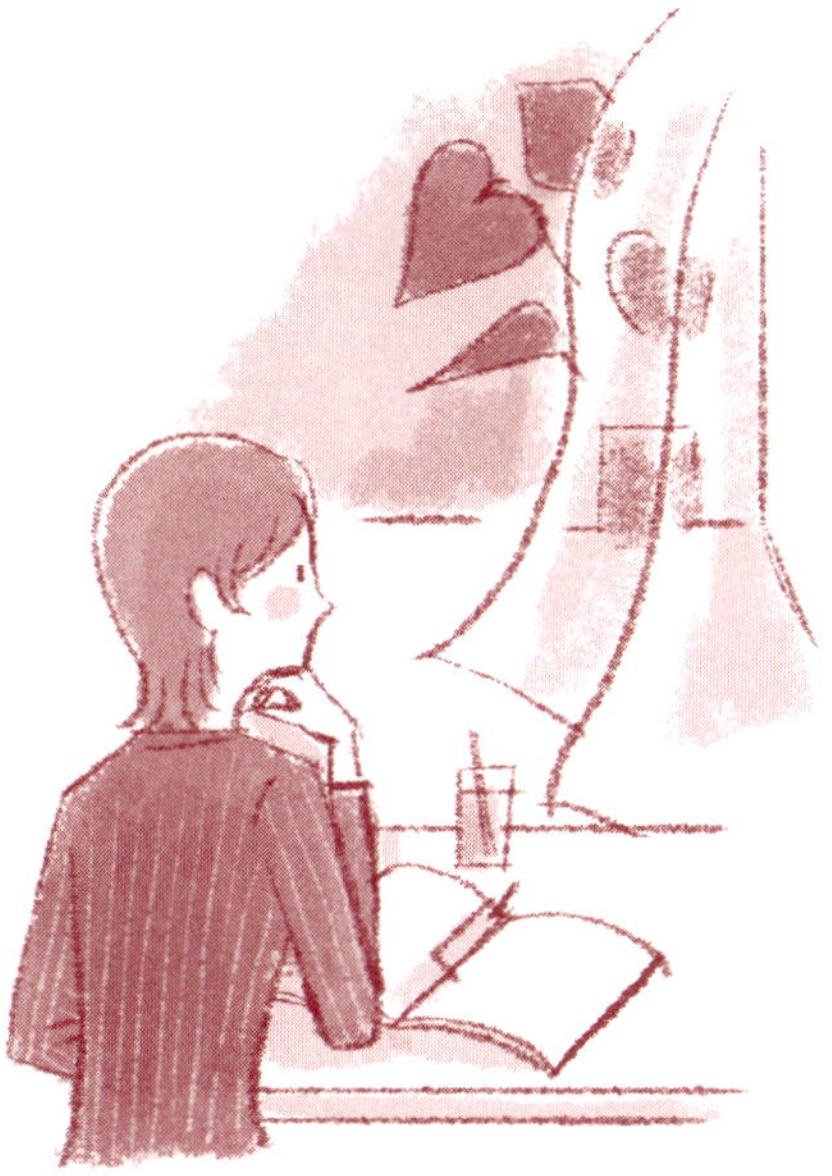

お返事7

不妊治療に対して、また精液検査について消極的な男性は少なくないと思います。

セックスに関することをオープンにしなければならないような、また精液検査で優劣をつけられる、もしも自分に何か原因があったら…などの不安や心配があるのかもしれません。プライドやデリカシーにも関わる部分ですから、夫婦の中では慎重にならざるを得ませんね。誰でもそうですが、経験したことのないこと、またプライドに関わることをオープンにすることには消極的になるものです。

特に男性は、その傾向が強いようです。その辺りは理解してあげましょう。

医師から体外受精を勧められているとのことですが、それについてご主人と一緒に医師からの説明は受けていますか。精液検査は、一度横に置いておいて、体外受精についてはご主人にも理解していただくことが必要です。男性は理論的に説明をしないと納得してくれない部分もあるので、一緒に説明を受けられるといいと思います。

理解ができたら、きっと精液検査が必要なこともわかってくれるでしょう。また、挑戦すると決めたら、精液は必要不可欠になるものですから、否が応でも精液検査をすることになります。これまで通院して5年、治療を繰り返してこられて妊娠が成立しないということは、今までと同じ方法ではこれから先も、同じ結果になってしまう可能性の方が高いように思います。

医師からの説明をきちんと受けること、またその場であなたの意見もきちんと話すことが大切です。２人の間で話し合うことも大切ですが、女性の妊娠、出産にはタイムリミットがあります。そのことは医師もよく説明してくれると思います。

医師から直接説明を聞くこともイヤだというのであれば、治療施設が行う集団での体外受精説明会に参加されてみてください。通院している治療施設で行っていないようなら、他院の説明会でもいいと思います。情報を仕入れるためですから、受診の希望は特に関係ありません。ご夫婦で妊娠、出産に関すること、不妊治療に関すること、体外受精に関すること、また妊娠や出産に関わる女性のタイムリミットなどについて専門家の説明を聞くことで、ご主人も理論的に、また客観的に理解ができるのではないかと思います。

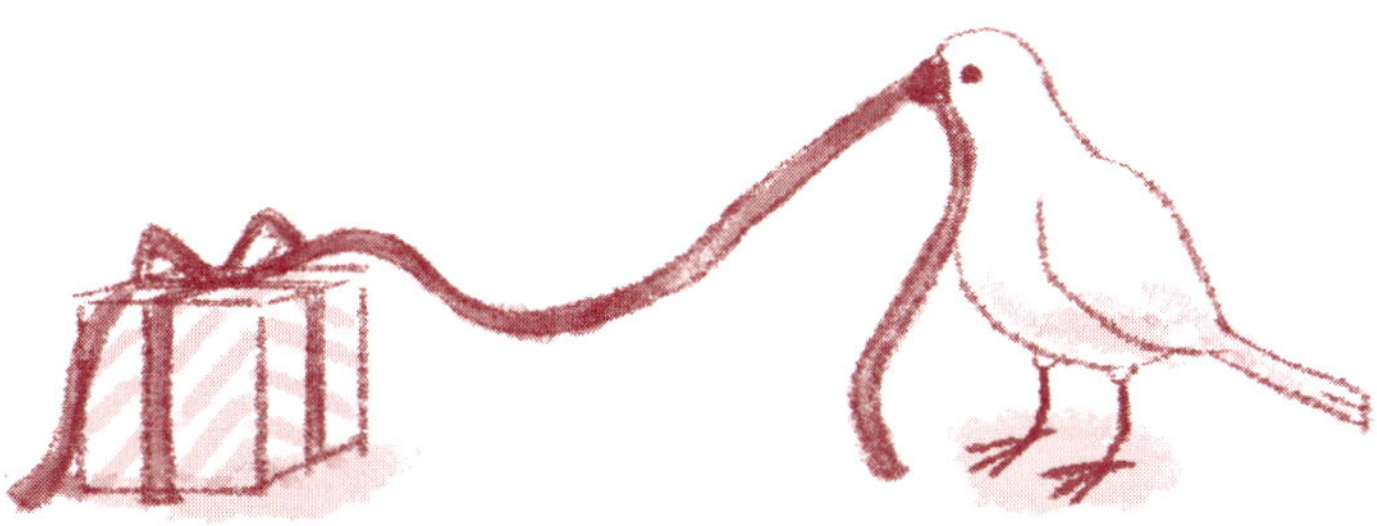

あなたはご存知ですか？ 男性不妊の専門医

全国の生殖医療専門医（泌尿器科医）

生殖医療専門医は、日本産科婦人科学会認定産婦人科専門医あるいは日本泌尿器科学会認定泌尿器科専門医が、1年間以上、認定研修施設で研修を受け、日本生殖医学会が行う認定試験に合格した医師です。

全国に649名（2017 年4月1日現在）の生殖医療専門医がいますが、そのうち泌尿器科医は51名です。

生殖医学会のサイトにある一覧を参考に泌尿器科医の生殖医療専門医をご紹介します。

大学病院などに勤務する医師は、さまざまなクリニックで非常勤として男性不妊外来を持っていることもあります。

今後の転院、または独立して開院される医師の情報など変更の詳しくは、個々でお調べください。

北海道	伊藤　直樹	NTT東日本札幌病院
宮城県	菅藤　哲	かんとうクリニック
茨城県	石川　博通	東京歯科大学市川総合病院
埼玉県	岡田　弘	獨協医科大学越谷病院
千葉県	今本　敬	千葉大学医学部
	市川　智彦	千葉大学大学院医学研究院
	小宮　顕	千葉大学医学部付属病院
	辻村　晃	順天堂大学医学部附属浦安病院
	萩生田　純	東京歯科大学市川総合病院
	布施　秀樹	白井聖仁会病院
東京都	永尾　光一	東邦大学医学部
	坂本　英雄	板橋中央総合病院
	三浦　一陽	玄々堂君津病院
	寺井　一隆	帝京大学医学部附属病院
	小林　秀行	東邦大学医学部
	大橋　正和	荻窪病院
	田井　俊宏	東邦大学医療センター大森病院
	木村　将貴	帝京大学医学部附属病院
	友政　宏	ともまさ泌尿器科・ヒフ科
神奈川県	岩﨑　晧	イムラック泌尿器科
	宮地　系典	元町宮地クリニック
	松下　知彦	大船中央病院
	竹島　徹平	横浜保土ヶ谷中央病院
	湯村　寧	横浜市立大学附属市民 総合医療センター
	齋藤　和男	東神奈川駅ビル内科・泌尿器科

栃木県	安東　聡	自治医科大学医学部
	岩本　晃明	国際医療福祉大学病院 リプロダクションセンター
長野県	高　栄哲	駒ヶ根泌尿器科クリニック
	天野　俊康	長野赤十字病院
愛知県	岩月　正一郎	名古屋市立西部医療センター
	小谷　俊一	労働福祉事業団中部労災病院
	日比　初紀	協立総合病院
石川県	並木　幹夫	金沢大学大学院医学系研究科
京都府	市岡　健太郎	いちおか泌尿器科クリニック
大阪府	宮川　康	大阪大学医学部
	古賀　実	箕面市立病院
	高田　晋吾	大阪警察病院
	高尾　徹也	大阪府立急性期・総合医療センター
	小森　和彦	東大阪市立総合病院
	松田　公志	関西医科大学附属病院
	増田　裕	曖生会脳神経外科病院
	藤田　和利	大阪大学大学院医学系研究科
	福原　慎一郎	大阪大学医学部附属病院
	六車　光英	関西医科大学総合医療センター
兵庫県	近藤　宣幸	協和会　協立病院
	山口　耕平	医療法人仁寿会　石川病院
	松岡　庸洋	大阪中央病院
	石川　智基	医療法人仁寿会　石川病院
	千葉　公嗣	神戸大学大学院医学研究科
	藤澤　正人	神戸大学大学院医学研究科
山口県	白石　晃司	山口大学大学院医学系研究科

2017年4月　日本生殖医学会認定者一覧から、泌尿器科医のみを抜粋して紹介しています。

このコーナーでは全国で行われている不妊セミナー・勉強会や説明会の紹介をしています。

▽

Seminar

△

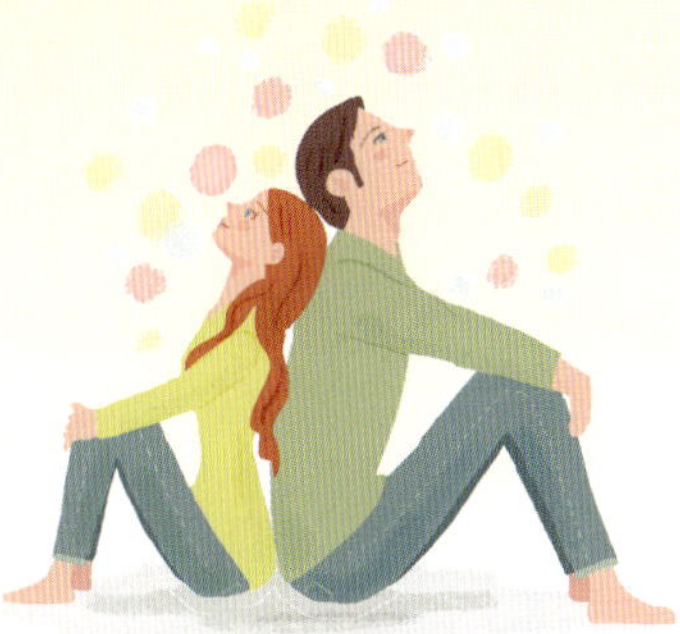

夫婦で参加すれば理解はさらに深まります

Saitama　Access 東武東上線・東京メトロ有楽町線・副都心線 志木駅南口　徒歩３分

http://www.tenderlovingcare.jp

恵愛生殖医療クリニック志木

埼玉県新座市東北２-34-15　ホワイトハイツ２F
TEL: 048-485-1155

参加予約▶TEL ：048-485-1155

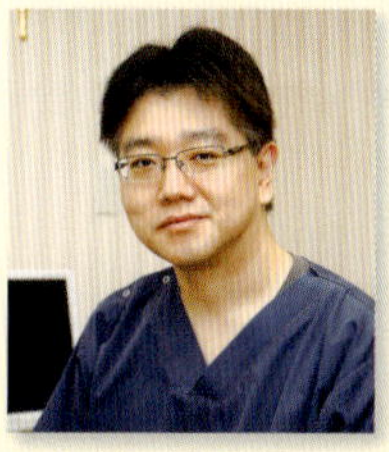

林　博 医師

■名称…………生殖医療セミナー
■日程…………原則土曜日15時半～約1時間半程度
■開催場所……当院内
■予約…………必要
■参加費用……無料
■参加…………他院の患者様 OK
■個別相談……無し

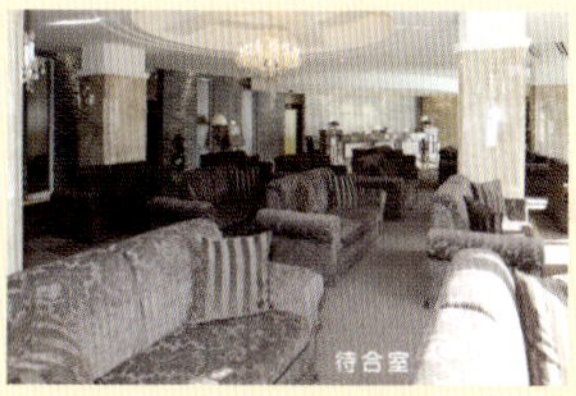

待合室

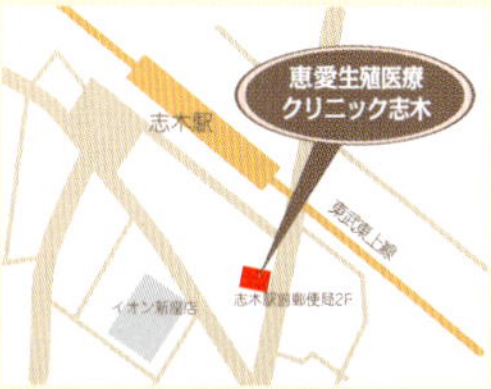

●世の中には不妊症や不育症に関しては情報があふれていますが、なかには誤った情報もあります。正しい知識をより深めてもらうための講義形式のセミナーです。ぜひご夫婦でご参加ください。(他院で治療中の患者様は、事前の受付、予約が必要です)

Tokyo　Access JR 神田駅より 徒歩３分

http://www.aidakibo.com

あいだ希望クリニック

東京都千代田区内神田 2-16-11 内神田渋谷ビル 1、2F
TEL: 03-3254-1124

参加予約▶ホームページの申込みフォームより

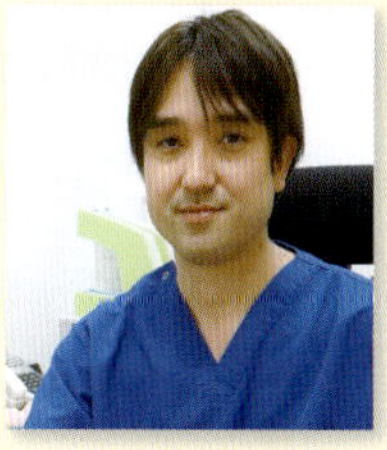

会田拓也 医師

■名称…………自然周期体外受精セミナー
■日程…………月１回(土曜)
■開催場所……院内
■予約…………必要
■参加費用……無料
■参加…………他院の患者様 OK
■個別相談……無し

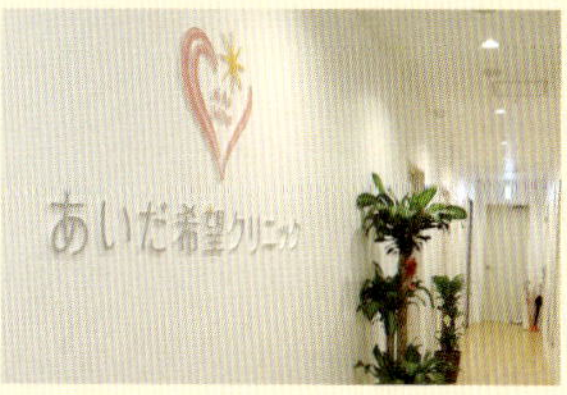

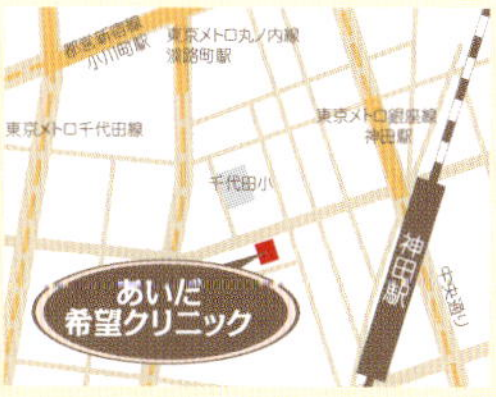

●体外受精治療を考えているご夫婦にむけ、自然周期体外受精セミナーを開催しています。体外受精に対する疑問、不安をセミナーを通して解決してみませんか？ 他院に通院中の方、お一人での参加も可能です。

Tokyo Access 東京メトロ銀座線、東西線、都営浅草線日本橋駅（B6 出口）直結

http://www.naturalart.or.jp/session/

Natural ART Clinic 日本橋

東京都中央区日本橋 2-7-1 東京日本橋タワー 8 F
TEL: 03-6262-5757

参加予約▶ホームページの申込みフォームより

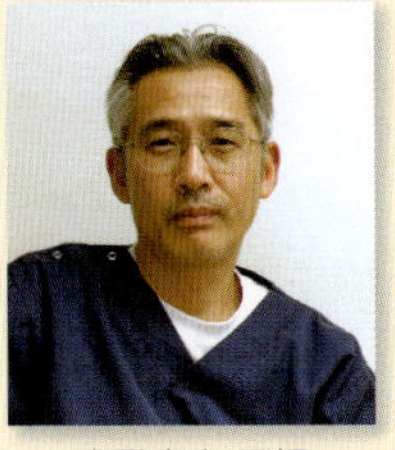
寺元章吉 医師

■名称…………体外受精説明会
■日程…………月 1 回 程
■開催場所……野村コンファレンスプラザ日本橋など
■予約…………必要
■参加費用……無料
■参加…………他院の患者様 OK
■個別相談……無し

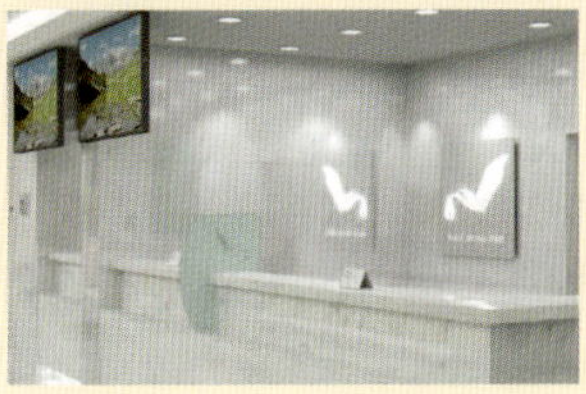

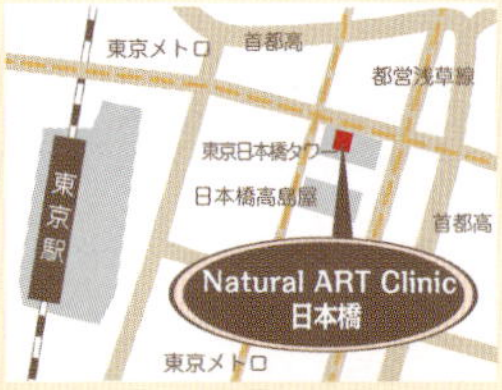

●定期的（月一回ほど）に体外受精説明会を行っております。医師はじめ培養士・看護師・検査技師・受付による当院の体外受精方法・方針を専門的な知識を織り込みご説明いたします。

Tokyo Access JR 新橋駅日比谷口 徒歩 2 分、地下鉄銀座線・都営浅草線新橋駅 8 番出口 徒歩 1 分、地下鉄都営三田線内幸町駅 A 1 出口 徒歩 1 分

http://www.yumeclinic.net/session/

新橋夢クリニック

東京都港区新橋 2-5-1 EXCEL 新橋
TEL: 03-3593-2121

参加予約▶ホームページの申込みフォームより

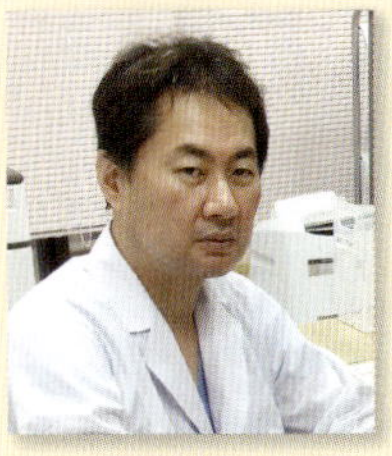
瀬川智也 医師

■名称…………体外受精説明会
■日程…………月 1 回程
■開催場所……TKP 新橋カンファレンスセンターなど
■予約…………必要
■参加費用……無料
■参加…………他院患者様 OK
■個別相談……無し

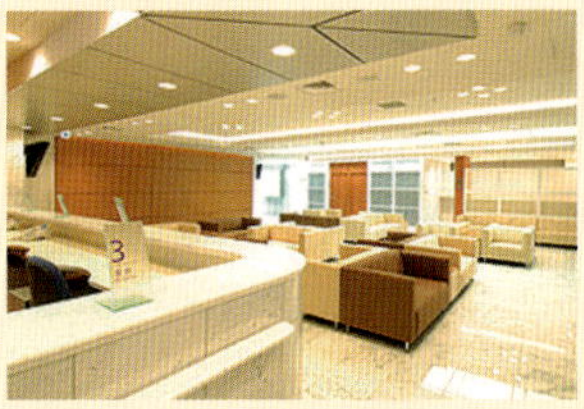

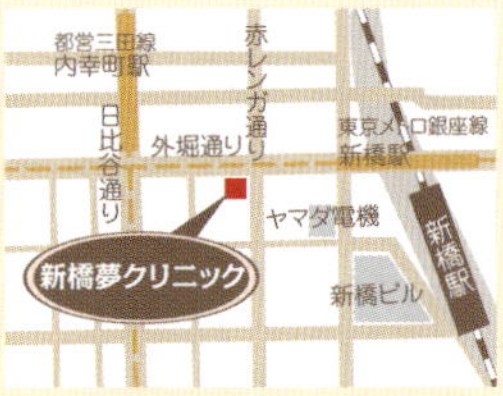

●定期的（月一回ほど）に体外受精説明会を行っております。医師はじめ培養士・看護師・検査技師・受付による当院の体外受精方法・方針を専門的な知識を織り込みご説明いたします。

Tokyo Access JR 品川駅高輪口 徒歩 5 分

http://ivf-kyono.com

京野アートクリニック高輪

東京都港区高輪 3-13-1 高輪コート 5 F
TEL: 03-6408-4124

参加予約▶ホームページの申込みフォームより

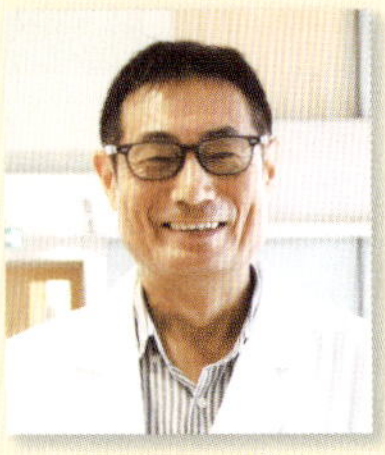
京野廣一 医師

■名称…………妊活セミナー
■日程…………月 1 回(土曜)
■開催場所……TKP 品川カンファレンスセンター ANNEX
■予約…………必要
■参加費用……無料
■参加…………他院の患者様 OK
■個別相談……無し

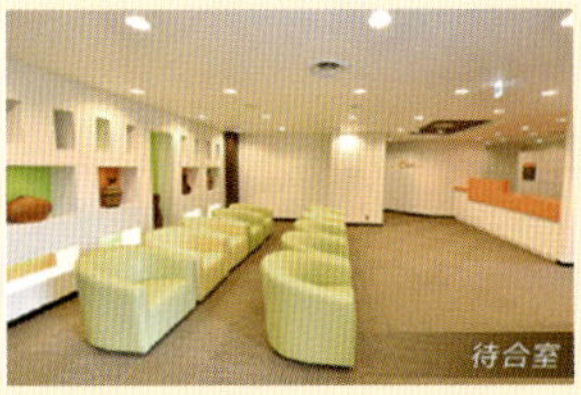

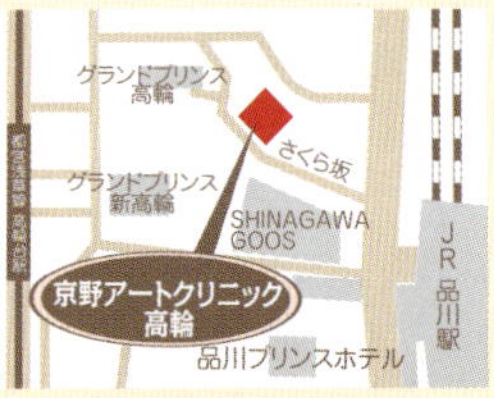

●当院の妊活セミナーは、不妊治療の全般（一般不妊治療から高度生殖医療まで）について、また、無精子症も含めた男性不妊、卵管鏡下卵管形成術、未熟卵体外成熟培養など、当院の治療方法・方針をご説明致します。

Tokyo Access JR 大崎駅 南改札口より 徒歩１分半

http://www.ivf-shinagawa.com

はなおか IVF クリニック品川

東京都品川区大崎１－１１－２ ゲートシティ大崎イーストタワー １F
TEL: 03-5759-5112

参加予約▶TEL ：03-5759-5112

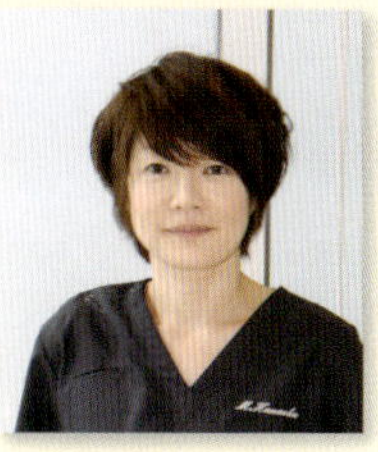

花岡嘉奈子 医師

- 名称…………IVF 勉強会
- 日程…………毎月１回
- 開催場所……ゲートシティーホール
- 予約…………必要
- 参加費用……無料
- 参加…………他院の患者様 OK
- 個別相談……無し

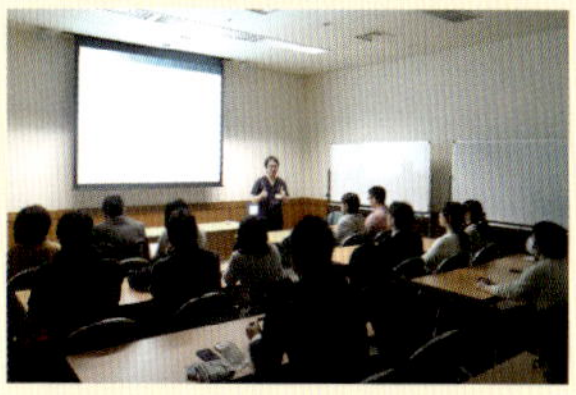

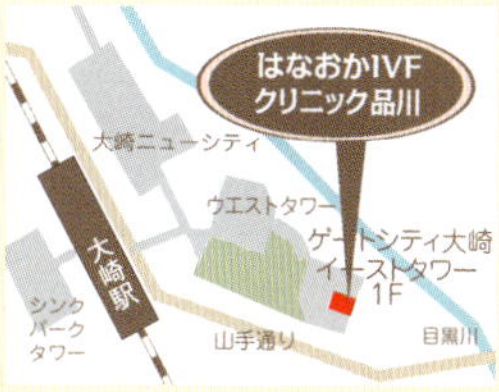

●正智院長と胚培養士が当院の ART 治療について詳しくお話しさせていただきます。映像とお話と、とてもわかりやすい勉強会ですので、早い段階で参加され正しい知識をつけ、安心して治療をお受けいただきたいと思います。

Tokyo Access JR 山手線、総武線、都営大江戸線 代々木駅 徒歩５分 JR 千駄ヶ谷駅 徒歩７分 東京メトロ副都心線北参道駅 徒歩５分

http://www.haramedical.or.jp

はらメディカルクリニック

東京都渋谷区千駄ヶ谷 5-8-10
TEL: 03-3356-4211

参加予約▶ホームページの
申込みフォームより

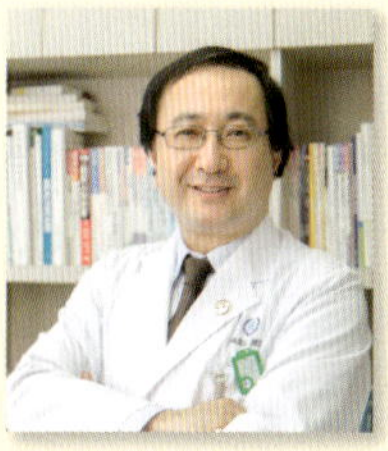

原 利夫 医師

- 名称…………体外受精説明会
- 日程…………2ヶ月 に１回
- 開催場所……東京体育館 第１会議室
- 予約…………必要
- 参加費用……無料
- 参加…………他院患者様 OK
- 個別相談……有り

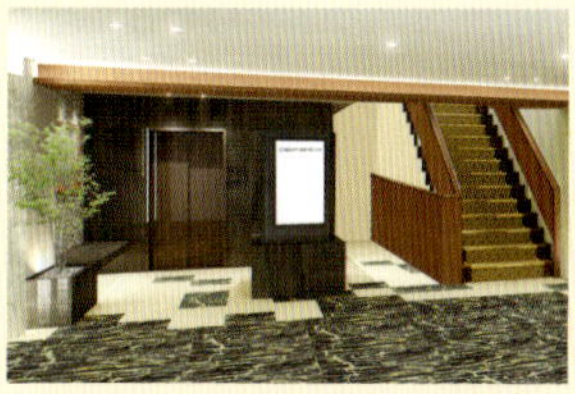

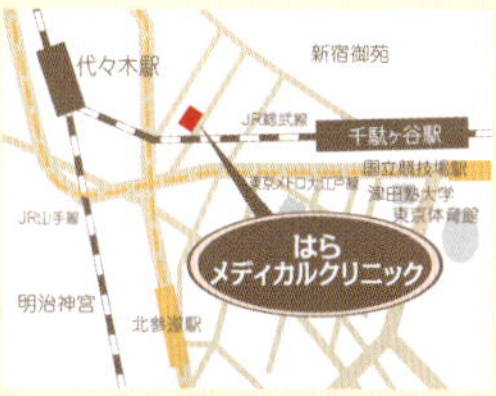

●【説明会･勉強会】はらメディカルクリニックでは、①体外受精説明会/２カ月に１回 ②42 歳からの妊活教室/年４回 ③不妊治療の終活を一緒に考える会/年４回 ④おしゃべりサロン（患者交流会）/年２回を開催しています。
それぞれの開催日程やお申込は HP をご覧ください。

Tokyo Access 東急東横線都立大学駅 徒歩１分

http://www.tokuoka-ladies.com

とくおかレディースクリニック

東京都目黒区中根１-３-１ 三井住友銀行ビル６F
TEL: 03-5701-1722

参加予約▶TEL ：03-5701-1722

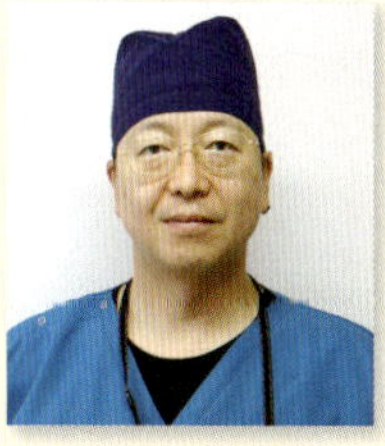

徳岡 晋 医師

- 名称…………不妊治療勉強会
- 日程…………毎月２回
- 開催場所……クリニック内
- 予約…………必要
- 参加費用……無料
- 参加…………他院患者様 OK
- 個別相談……有り

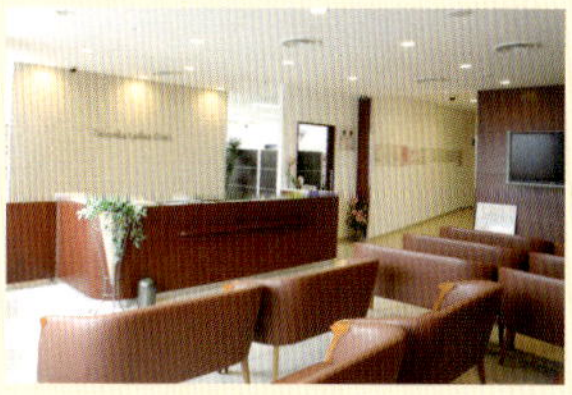

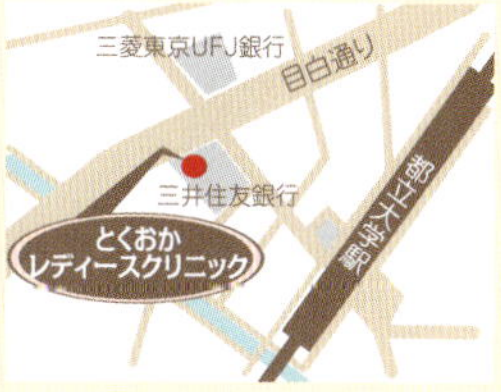

●毎月第２土曜と第４水曜の２回､｢不妊治療勉強会｣ を無料開催しております。院長と主任胚培養士が当院の ART 治療について詳しくお話しさせていただきます。映像とお話と、とてもわかりやすい勉強会ですので、早い段階でご参加されて治療の知識をつけていただけるよう、お勧めしております。（会場はクリニック待合室１ 予約制）

Tokyo Access 東急田園都市線三軒茶屋駅 徒歩３分、東急世田谷線三軒茶屋駅 徒歩４分

http://www.sangenjaya-wcl.com

三軒茶屋ウィメンズクリニック

東京都世田谷区太子堂１-12-34-２F
TEL: 03-5779-7155

参加予約▶ TEL ：03-5779-7155

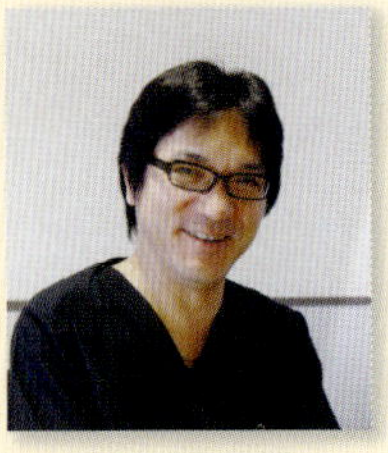

保坂 猛 医師

■名称…………体外受精説明会
■日程…………毎月開催
■開催場所……クリニック内
■予約…………必要
■参加費用……無料
■参加…………他院患者様 OK
■個別相談……有り

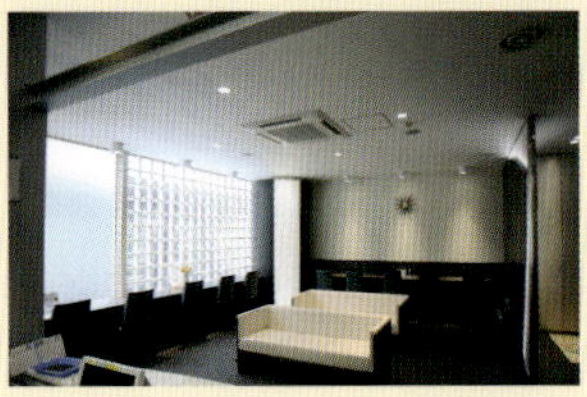

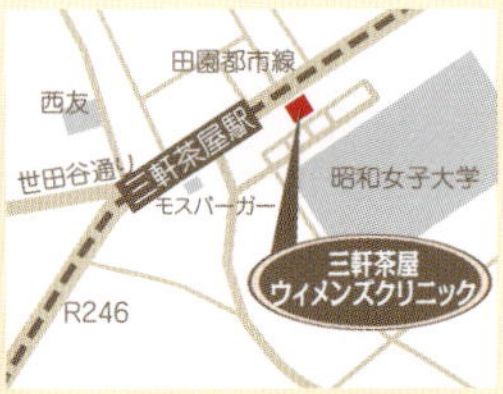

●体外受精説明会をはじめ、胚培養士や不妊症認定看護師による相談会なども実施しております。
お気軽にご相談ください。

Tokyo Access 京王線代田橋駅 徒歩５分、 京王井の頭線新代田駅 徒歩９分、 小田急線下北沢駅 徒歩 12 分

http://www.sugiyama.or.jp

杉山産婦人科

東京都世田谷区大原１-53-１
TEl: 03-5454-8181

参加予約▶ TEL ：03-5454-5666

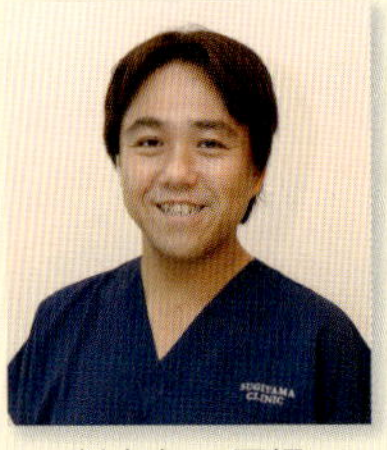

杉山力一 医師

■名称…………体外受精講習会
■日程…………毎月２回（土曜又は日曜日）
■開催場所……東京ミッドタウン・カンファレンス
■予約…………必要
■参加費用……無料
■参加…………他院患者様 OK
■個別相談……無し

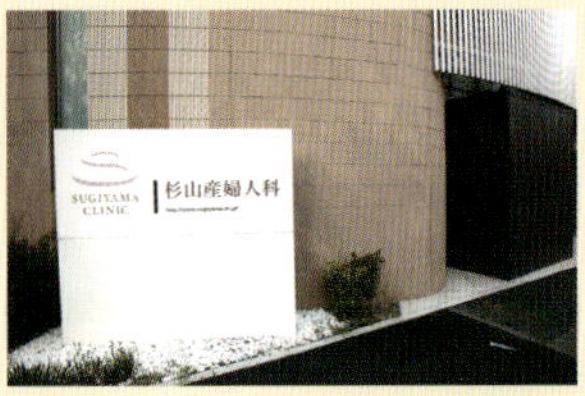

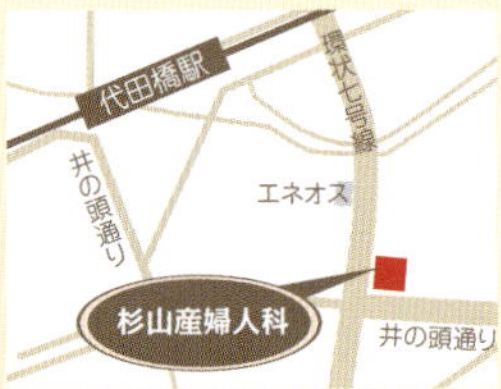

●当院の体外受精講習会は、当院の特徴と腹腔鏡についてお話しいたします。ご年齢的に考えてもお時間がある原因不明不妊症には、体外受精のまえに積極的に腹腔鏡をお勧めしていきます。この機会にぜひ、あらためて妊娠の仕組みをご理解していただき、今後の治療に役立てていただきたいと思います。

Tokyo Access 東京メトロ丸ノ内線 西新宿駅２番出口 徒歩３分、都営大江戸線 都庁前駅 C８番出口より徒歩３分、JR 新宿駅西口 徒歩 10 分

http://www.shinjukuart.com

Shinjuku ART Clinic

東京都新宿区西新宿 6-8-1 住友不動産新宿オークタワー 3F
TEl: 03-5324-5577

参加予約▶ ホームページの
申込みフォームより

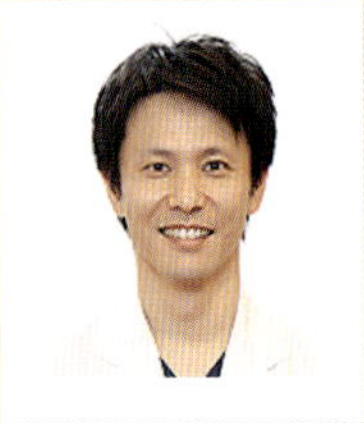

阿部 崇 医師

■名称…………不妊治療説明会
■日程…………毎月１回（土曜又は日曜日）
■開催場所……ベルサール新宿グランド コンファレンスセンター
■予約…………必要
■参加費用……無料
■参加…………他院患者様 OK
■個別相談……有り

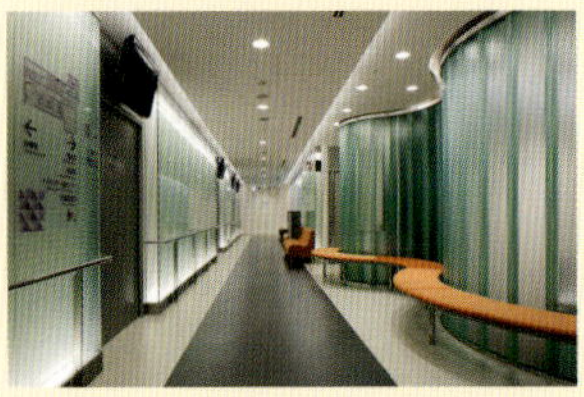

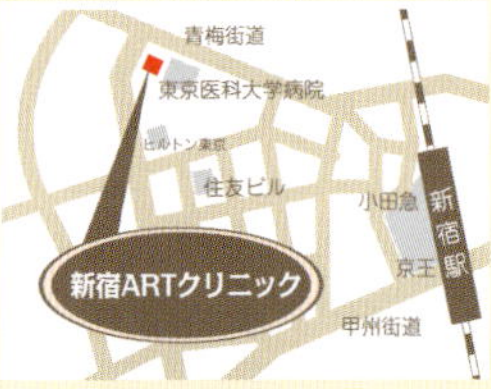

●現在不妊症でお悩みの方、不妊治療をしている方で、これから体外受精を受けようと考えている方々のために説明会を開催しています。当院の体外受精を中心とした治療方法・方針をスライドやアニメーションを使ってわかりやすくご説明します。なお、ご夫婦での参加はもちろん、当院に通院されていない方も参加可能です。

Tokyo Access JR中央線・東京メトロ丸ノ内線荻窪駅南口 徒歩５分

http://www.ogikubo-ivf.jp

荻窪病院 虹クリニック

東京都杉並区荻窪４-32-２ 東洋時計ビル８階/９階
TEL: 03-5335-6577

参加予約▶TEL ：03-5335-6577

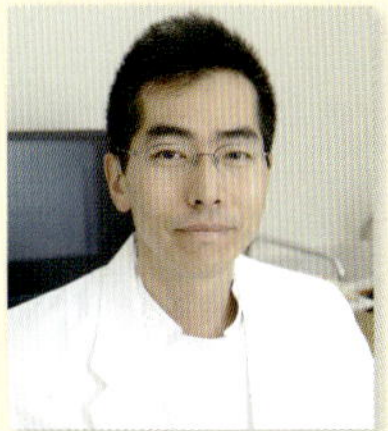

北村誠司 医師

■名称…………体外受精説明会
■日程…………毎月２回
■開催場所……クリニック内
■予約…………必要
■参加費用……無料
■参加…………他院の患者様 OK
■個別相談……無し

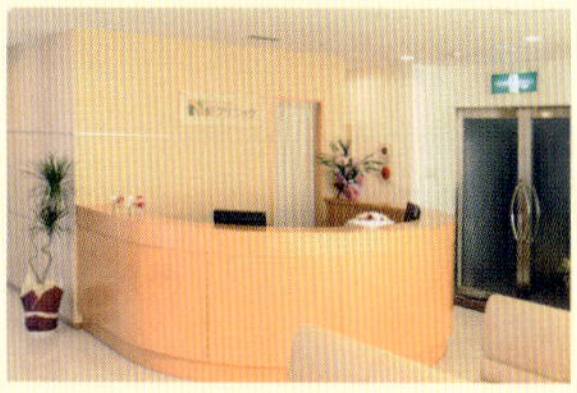

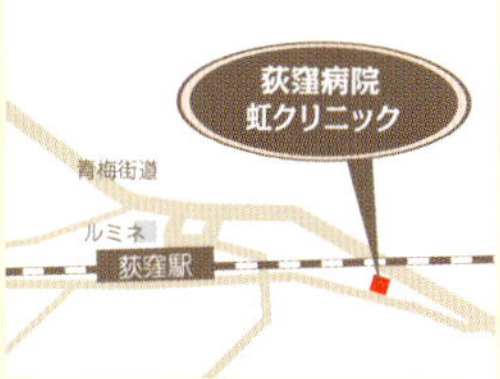

●この説明会は体外受精に対してご理解をいただき、不安や疑問を解消していく目的で行っております。
また、当院で実際行われている体外受精をスライドやビデオを用いて詳しく説明しております。

Tokyo Access JR 山手線・東京メトロ丸ノ内線・有楽町線・副都心線・東武東上線・西武池袋線　池袋駅 東口北 徒歩６分

http://www.matsumoto-ladies.com

松本レディースクリニック 不妊センター

東京都豊島区東池袋 2-60-3 グレイスロータリービル１F
TEL:03-5958-5633

参加予約▶TEL ：03-5958-5633

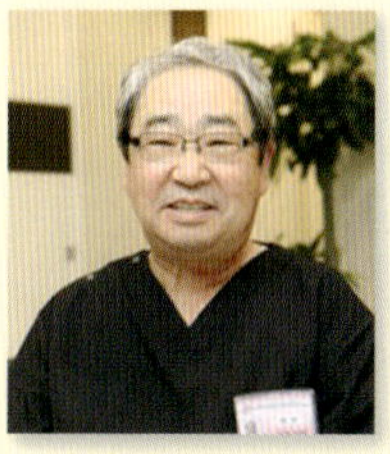

松本和紀 医師

■名称…………IVF 教室(体外受精教室)
■日程………… 毎月第１～３土曜日
■開催場所……院内
■予約…………必要
■参加費用……無料
■参加…………他院患者様 OK
■個別相談……有り

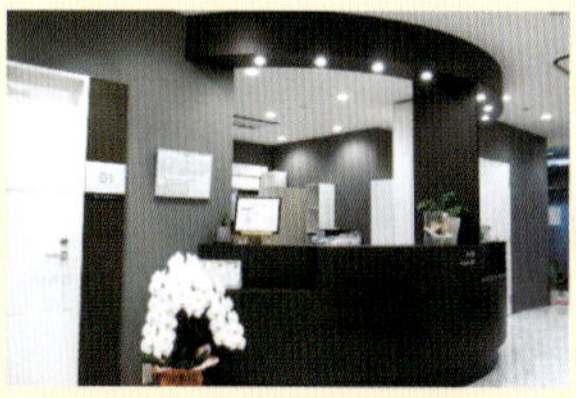

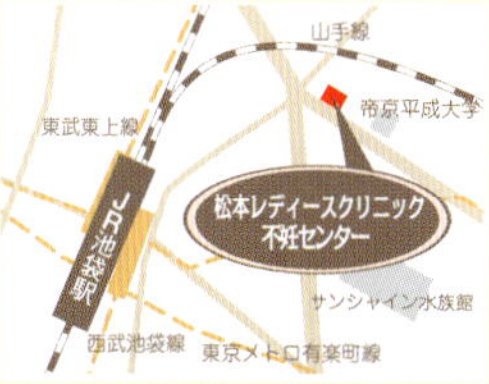

●高度な不妊治療である体外受精、もしくは顕微授精をご希望の患者様向け説明会となっております。「とりあえず話を聞いてみたい」という方も、お気軽にご参加ください。実際どのような治療を行うのか、イラストやビデオを使って詳しくご説明いたします。※当院で体外受精をされる場合には、事前に必ず受講していただいております。

Kanagawa Access みなとみらい線みなとみらい駅 ４番出口すぐ

http://www.mm-yumeclinic.com

みなとみらい夢クリニック

神奈川県横浜市西区みなとみらい3-6-3 MMパークビル２F
TEL: 045-228-3131

参加予約▶ホームページの
申込みフォームより

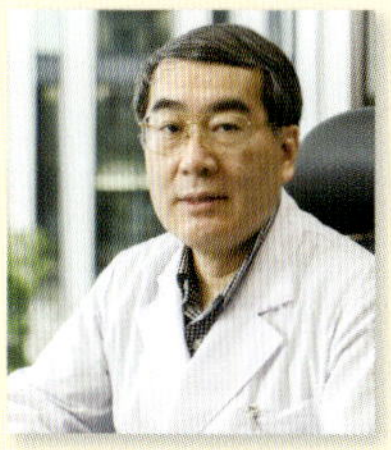

貝嶋弘恒 医師

■名称…………患者様説明会
■日程…………毎月１回開催
■開催場所……MM パークビル３F
■予約…………必要
■参加費用……無料
■参加…………他院患者様 OK
■個別相談……有り

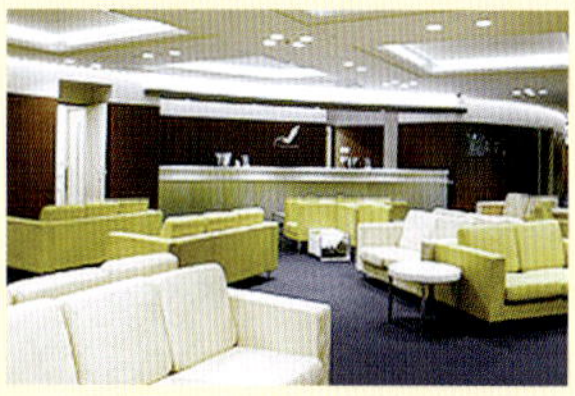

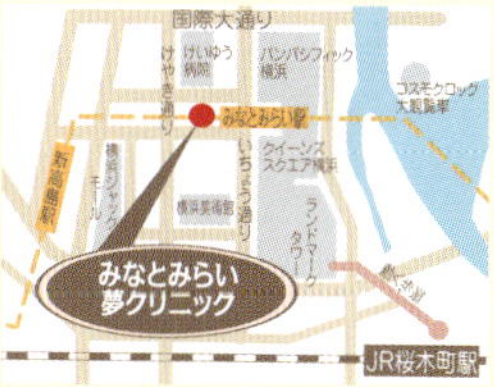

●一般の方（現在不妊症でお悩みの方、不妊治療中の方）向け説明会、当院に通院中の方向け説明会を、それぞれ隔月で開催しております。 当院の体外受精を中心とした治療方法・方針をスライドやアニメーションを使ってわかりやすく説明し、終了後は個別に質問にもお答えしております。 詳細はホームページでご確認下さい。

Kanagawa Access JR 東海道線・横浜線東神奈川駅 徒歩５分、東急東横線東白楽駅 徒歩７分、京急本線仲木戸駅 徒歩８分

http://www.klc.jp

神奈川レディースクリニック

神奈川県横浜市神奈川区西神奈川1-11-5 ARTVISTA 横浜ビル
TEL: 045-290-8666

参加予約▶ TEL ：045-290-8666

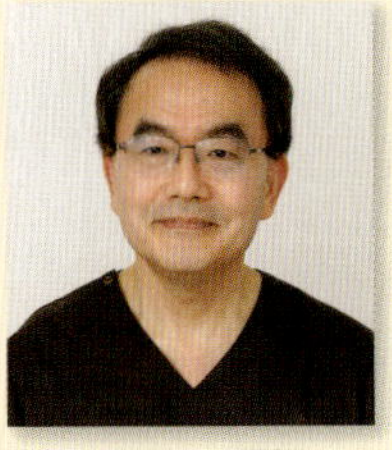

小林淳一 医師

■名称…………不妊・不育学級
■日程…………毎月第1日曜14:00～15:00
■開催場所……当院 6F 待合室
■予約…………必要
■参加費用……無料
■参加…………他院患者様 OK
■個別相談……有り

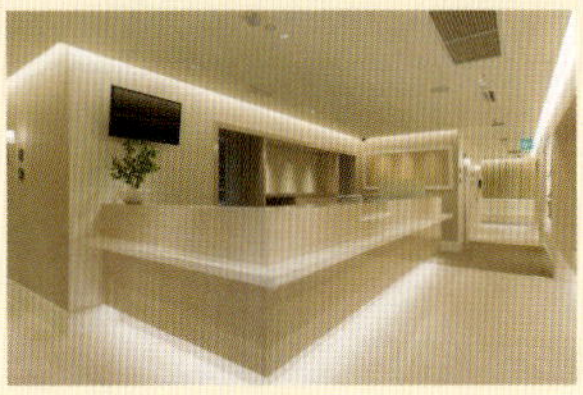

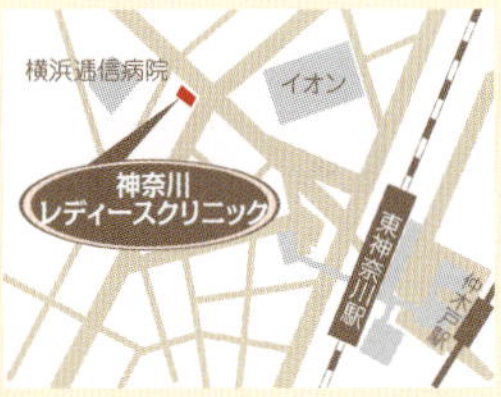

●「不妊／不育症とは」「検査／治療の進め方」「当クリニックの治療」について直接院長が説明します。不妊治療をこれから始めたいと考えている方、治療を始めてまだ間もない方などお気軽にご参加ください。

Nagoya Access 地下鉄名城線・桜通線 久屋大通駅 徒歩１分

http://www.art-ochi.com

おち夢クリニック名古屋

愛知県名古屋市中区丸の内3-19-12 久屋パークサイドビル8F
TEL: 052-968-2203

参加予約▶ TEL ：052-955-8655
（主催：桜メディカルサプライ）

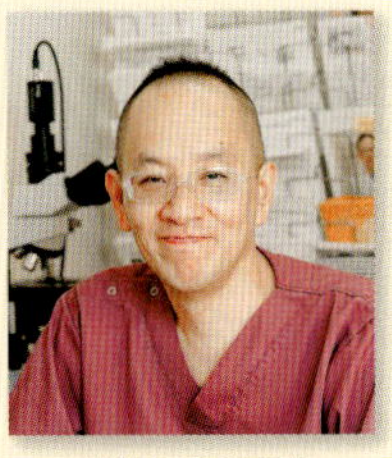

越知正憲 医師

■名称…………自然周期《からだにやさしい》体外受精勉強会
■日程…………毎月１回第４日曜 15：00～
■開催場所……ミッドランドスクエア内ミッドランドホール
■予約…………必要
■参加費用……無料
■参加…………他院患者様 OK
■個別相談……有り

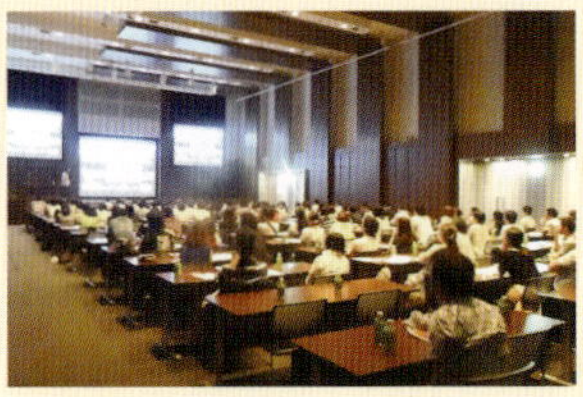

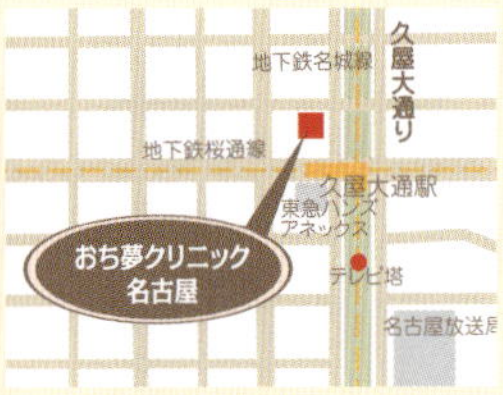

●不妊治療はゴールではなく、健康で安心・安全な妊娠出産、そして育児へつながることが大切です。基本的なことをきちんと理解して治療に臨んでもらえるよう、スライドや動画などでわかりやすく説明しています。体外受精へのステップアップや「完全/自然周期」に関心がある方など、どなたでも参加可能です。

Osaka Access 地下鉄堺筋線・京阪本線「北浜駅」タワー直結/南改札口４番出口

http://www.lc-kitahama.jp

レディースクリニック北浜

大阪府大阪市中央区高麗橋1-7-3 ザ・北浜プラザ３F
TEL: 06-6202-8739

参加予約▶ TEL ：06-6202-8739

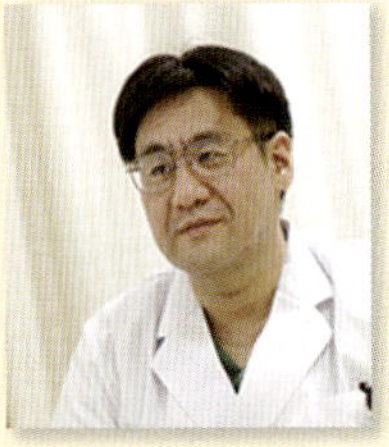

奥　裕嗣 医師

■名称…………体外受精(IVF)無料セミナー
■日程…………毎月第2土曜16:30～18:00
■開催場所……クリニック内
■予約…………必要
■参加費用……無料
■参加…………他院患者様 OK
■個別相談……有り

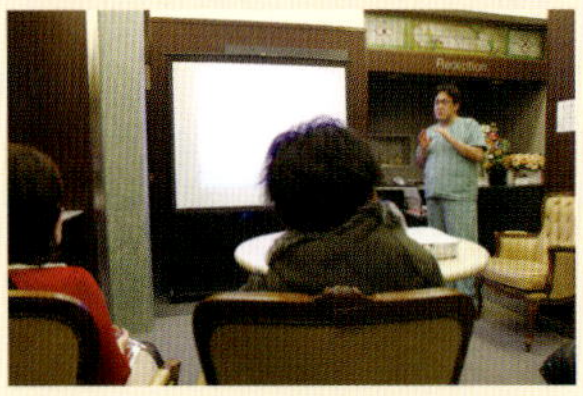

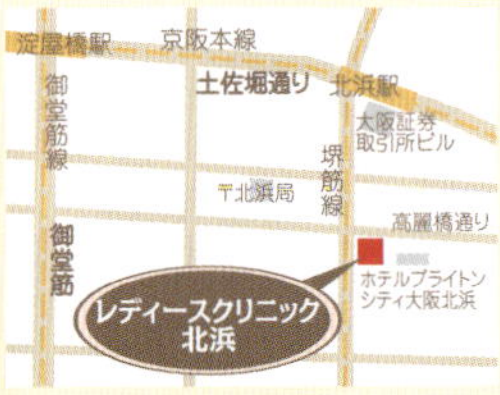

●毎月第２土曜日に体外受精教室を開き、医師はじめ胚培養士、看護師による当院の治療説明を行っています。会場は院内で参加は予約制です。他院に通院中の方で体外受精へのステップアップを考えられている患者さんの参加も歓迎しています。ぜひ、テーラーメイドでフレンドリーな体外受精の説明をお聞きになって、基本的なことを知っていってください。

Osaka Access 地下鉄 四ツ橋線玉出駅　徒歩 0 分、 南海本線岸里玉出駅 徒歩 10 分

http://www.oakclinic-group.com

オーク住吉産婦人科

大阪府大阪市西成区玉出西 2-7-9
TEL: 06-4398-1000

参加予約▶ TEL ：06-4398-1000

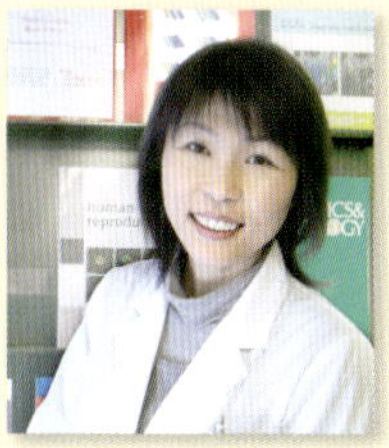

田口早桐 医師

■名称…………体外受精セミナー
■日程…………毎月第２土曜 15～17 時
■開催場所……クリニック内
■予約…………必要
■参加費用……無料
■参加…………他院患者様 OK
■個別相談……有り

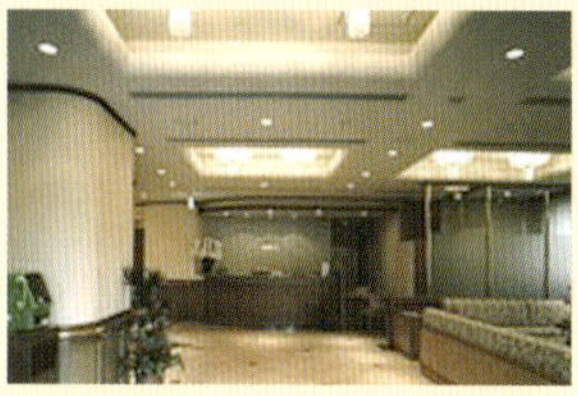

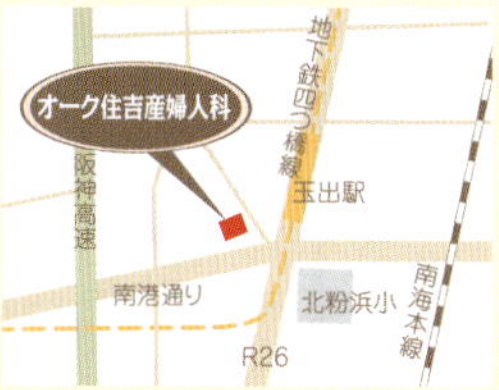

●自らも治療経験のある田口早桐先生のお話や、船曳美也子先生による不妊症の説明、エンブリオロジストによる培養室の特殊技術の解説、体外受精をされたご夫婦の体験談など、盛りだくさんの内容です。セミナーの後は、ご質問にお答えしたり、同じ悩みを持つ方々とお話しできるよう、ラウンジでのお茶会を設けています。

Hyogo Access 地下鉄海岸線旧居留地・大丸前駅 徒歩 1 分、JR 神戸線・阪神本線 元町駅 徒歩 3 分、JR 神戸線三宮駅 徒歩 8 分

http://www.yumeclinic.or.jp

神戸元町夢クリニック

兵庫県神戸市中央区明石町 4 4　神戸御幸ビル 3 F
TEL:078-325-2121

参加予約▶ TEL ：078-325-2121

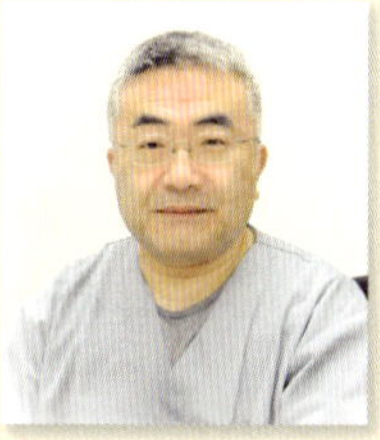

河内谷 敏 医師

■名称…………体外受精説明会
■日程…………不定期 毎月 1 回
■開催場所……スペースアルファ三宮
■予約…………必要
■参加費用……無料
■参加…………他院患者様 OK
■個別相談……有り

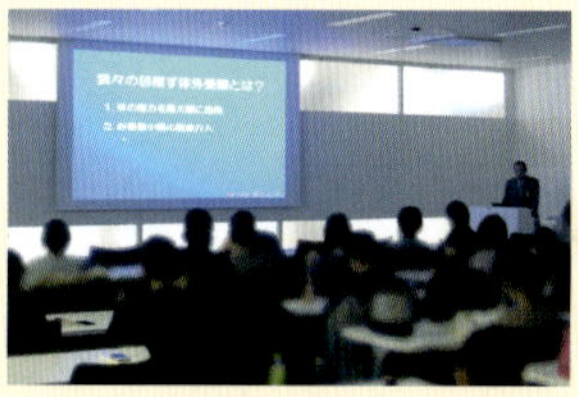

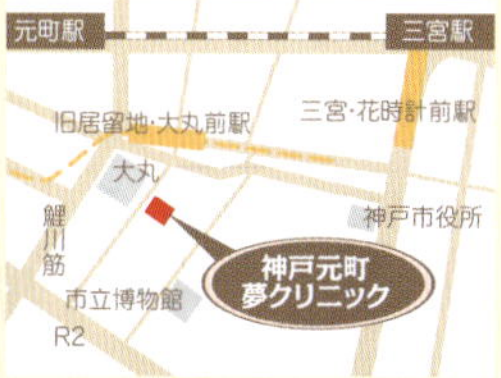

●定期的（月 1 回ほど）に不妊治療説明会を行っております。医師はじめ培養士による当院の治療方法・方針をご説明いたします。

Hyogo Access JR・山陽電車姫路駅 徒歩 6 分

http://www.koba-ladies.jp

Koba レディースクリニック

兵庫県姫路市北条口 2-18 宮本ビル 1 F
TEL: 079-223-4924

参加予約▶ TEL ：079-223-4924

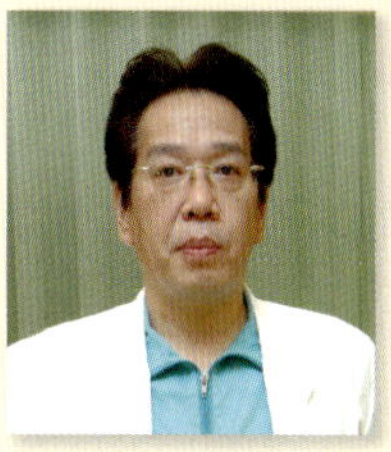

小林眞一郎 医師

■名称…………体外受精セミナー
■日程…………原則第 3 土曜 14：00～15：40
■開催場所……宮本ビル 7 F
■予約…………必要
■参加費用……無料
■参加…………他院患者様 OK
■個別相談……有り

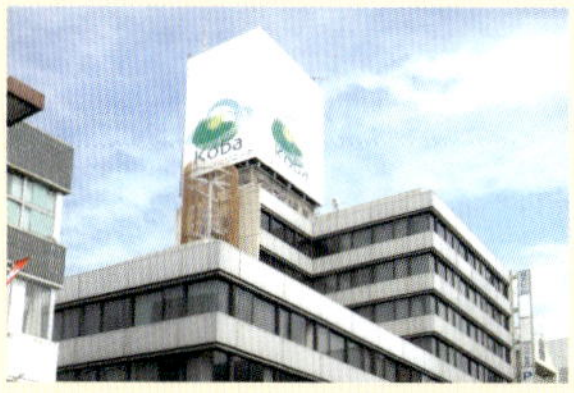

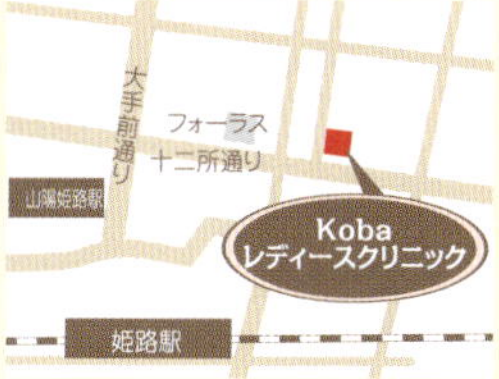

●体外受精（顕微授精）の認識度を UP すること。そして正しい情報を伝えること。一般の患者さんへ　ご主人は、はっきり言って体外受精というものを正しく把握されていませんので、歴史的な流れ、システム、料金、自治体のサポート、合併症などすべてお話しています。

Member Message 2017

私たちの不妊治療クリニック

ピックアップ 施設紹介

不妊治療情報センター
http://www.funin.info
● 病院検索メニューからご覧ください

この病院紹介コーナーは、定期的に施設のことが分かるように紹介掲載し、施設所在地地域などでの治療普及を促すとともに、施設側からのメッセージをお伝えするものです。これから治療をお考えの方、お近くのクリニックを参考にとお探しの方、ご覧の上、詳細につきましては、どうぞ、直接各クリニックにお問合せください。（ホームページでも紹介しています）

不妊治療

子どもが欲しいと願いながらも、夫婦生活の中でなかなか子どもができない方や、まだ出産できるかもしれないと生殖年齢ギリギリのところで子どもを希望する方などが約２００万人にもなるといわれている日本。そして少子化も問題になっています。

産科や保育施設など、赤ちゃんが生まれ育つ社会環境が元気になるのはもちろんのこと、不妊症対策も大切です。現在、その不妊を扱う婦人科施設は、おそらく1000を軽く越えることでしょう。なかでもより専門的な施設として卵子を体外に採取して行う、高度生殖補助医療を行う施設も500以上あり、不妊症に関する情報を伝えるメディアも多くなりました。

私たちが仕事を始めたときには、まだ特定不妊治療費助成制度（現・不妊に悩む方への特定治療支援事業）も実施されていませんでしたが、その助成金の受給率も年々増えているようです。こうして環境は整備されてきているものの、では、本当に必要な情報や倫理を伴う大切な話は、はたしてどれだけ整っているのでしょう？ そのような課題にも目を向け、私たちは社会的に不妊治療が健全に発展していくよう、情報伝達にて尽力しています。

（編集部一同）

今回紹介のクリニック

● 中野レディースクリニック……… 千葉
● オーク銀座レディースクリニック…… 東京
● 木場公園クリニック・分院……… 東京
● 芝公園かみやまクリニック……… 東京
● はなおかIVFクリニック品川…… 東京
● とくおかレディースクリニック…… 東京
● 小川クリニック…………………… 東京
● 神奈川レディースクリニック…… 神奈川
● 菊名西口医院…………………… 神奈川
● 田村秀子婦人科医院 …………… 京都
● オーク梅田レディースクリニック…… 大阪
● オークなんばレディースクリニック… 大阪
● オーク住吉産婦人科……………… 大阪
● つばきレディースクリニック…… 愛媛

婦人科一般・不妊症・体外受精・顕微授精　●東京都・中央区

オーク銀座レディースクリニック

●TEL.03-3567-0099　URL. http://www.oakclinic-group.com/

Point

大阪で展開するオーク会グループの東京院。オーク住吉産婦人科と同様、最高水準のラボを擁します。

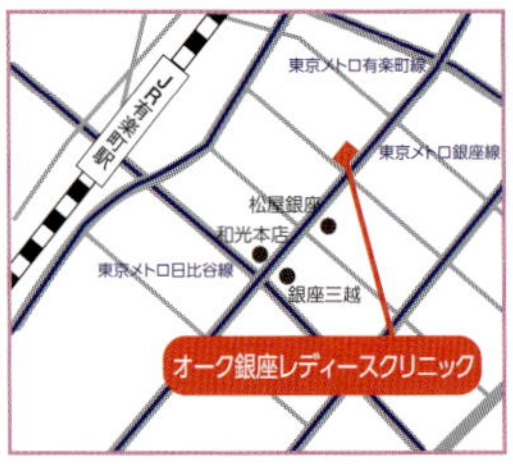

女性の医学を専門とするクリニックグループ、医療法人オーク会の一つで、東京・中央区銀座というアクセスに便利な立地のクリニックです。ここでは、検査から不妊の原因を探り、タイミング法・人工授精はじめ、体外受精・顕微授精まで、お一人おひとりにあった治療を進めています。

最高水準の培養ラボラトリーで、全ての受精卵をコンピュータシステムで個別管理。自家発電装置や医療ガス配管など目に見えないところにも安全に配慮しています。不妊治療に年齢制限を設けず、初診は予約なしでその日に診察が可能です。

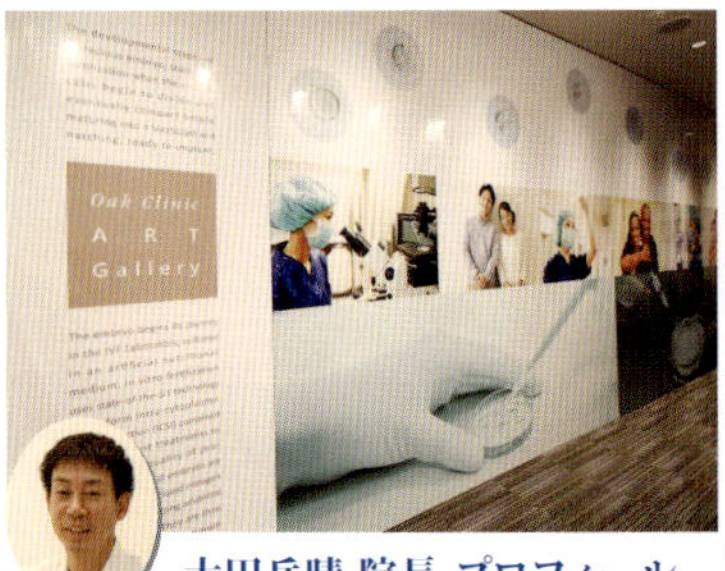

funin.info MEMBER

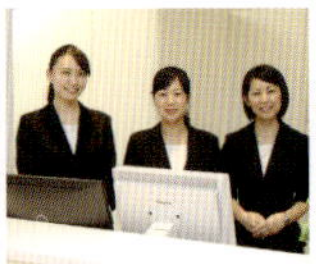

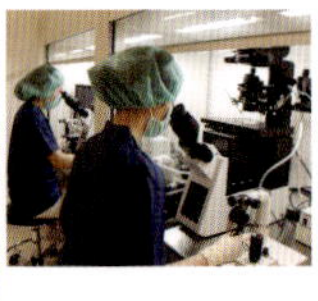

太田岳晴 院長 プロフィール

福岡大学医学部卒業。福岡大学病院、飯塚病院、福岡徳洲会病院を経て、オーク銀座レディースクリニック院長。

診療時間

	月	火	水	木	金	土	日
午前 9:00〜13:00	♥	♥	♥	♥	♥	♥	♥
午後 14:00〜16:00	♥	♥	♥	♥	♥	♥	休
夕方 17:00〜19:00	♥	♥	♥	♥	♥	休	休

★IVF日曜外来（不定期）
※祝日は9：00〜13：00

□東京都中央区銀座2-6-12　Okura House 7F
□JR山手線・京浜東北線有楽町駅 徒歩5分、東京メトロ銀座駅　徒歩3分、地下鉄有楽町線銀座１丁目駅　徒歩2分

●人工授精●体外受精●顕微授精●凍結保存●男性不妊●漢方●カウンセリング●女医

不妊症・婦人科一般・更年期障害・その他　●千葉県・柏市

中野レディースクリニック

●TEL. 04-7162-0345　URL. http://www.nakano-lc.com

Point

エビデンスに基づいた、イージーオーダーの不妊治療。

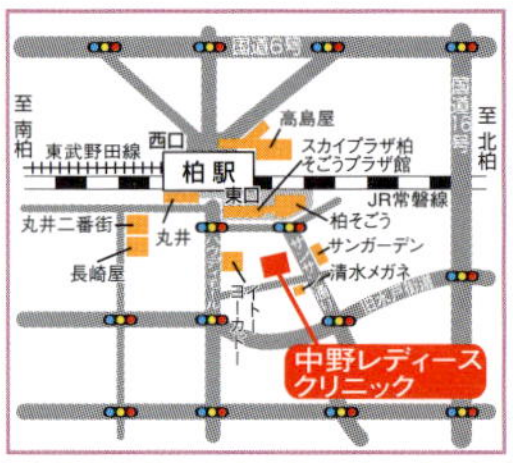

当院では、患者様お一人お一人の治療効果が高いレベルで実現できるよう、エビデンスに基づいた治療を行います。

そして、最終的に一人でも多くの方が妊娠できるよう、それぞれの方に合ったイージーオーダーの不妊治療をご提供しております。

不妊治療は、加齢とともに条件が悪くなりますから、みなさま、早めに私たちクリニックをお訪ねください。

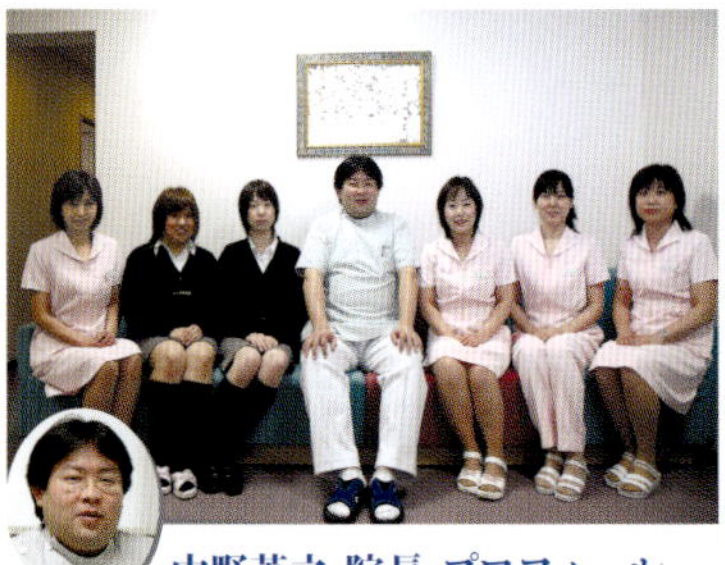

funin.info MEMBER

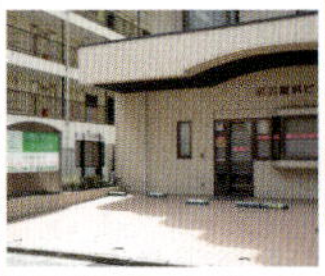

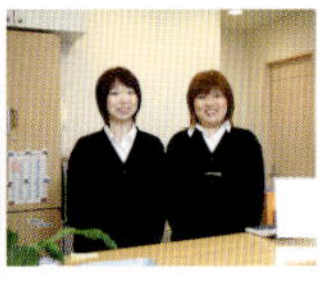

中野英之 院長 プロフィール

平成４年 東邦大学医学部卒業、平成８年 東邦大学大学院修了。
この間、東邦大学での初めての顕微授精に成功。
平成９年 東京警察病院産婦人科に出向。吊り上げ式腹腔鏡の手技を習得、実践する。
平成13年 宗産婦人科病院副院長。
平成17年 中野レディースクリニックを開設。医学博士。
日本生殖医学会認定生殖医療専門医。

診療時間

	月	火	水	木	金	土	日
午前 9:00〜12:30	♥	♥	♥	♥	♥	♥	休
午後 3:00〜 5:00	♥	♥	♥	♥	♥	休	休
夕方 5:00〜 7:00	♥	休	♥	休	♥	休	休

※土曜午後、日･祝日は休診。
※初診の方は、診療終了1時間前までにご来院下さい。

□千葉県柏市柏2-10-11-1F
□JR常磐線柏駅東口より徒歩3分

●人工授精●体外受精●顕微授精●凍結保存●男性不妊●カウンセリング

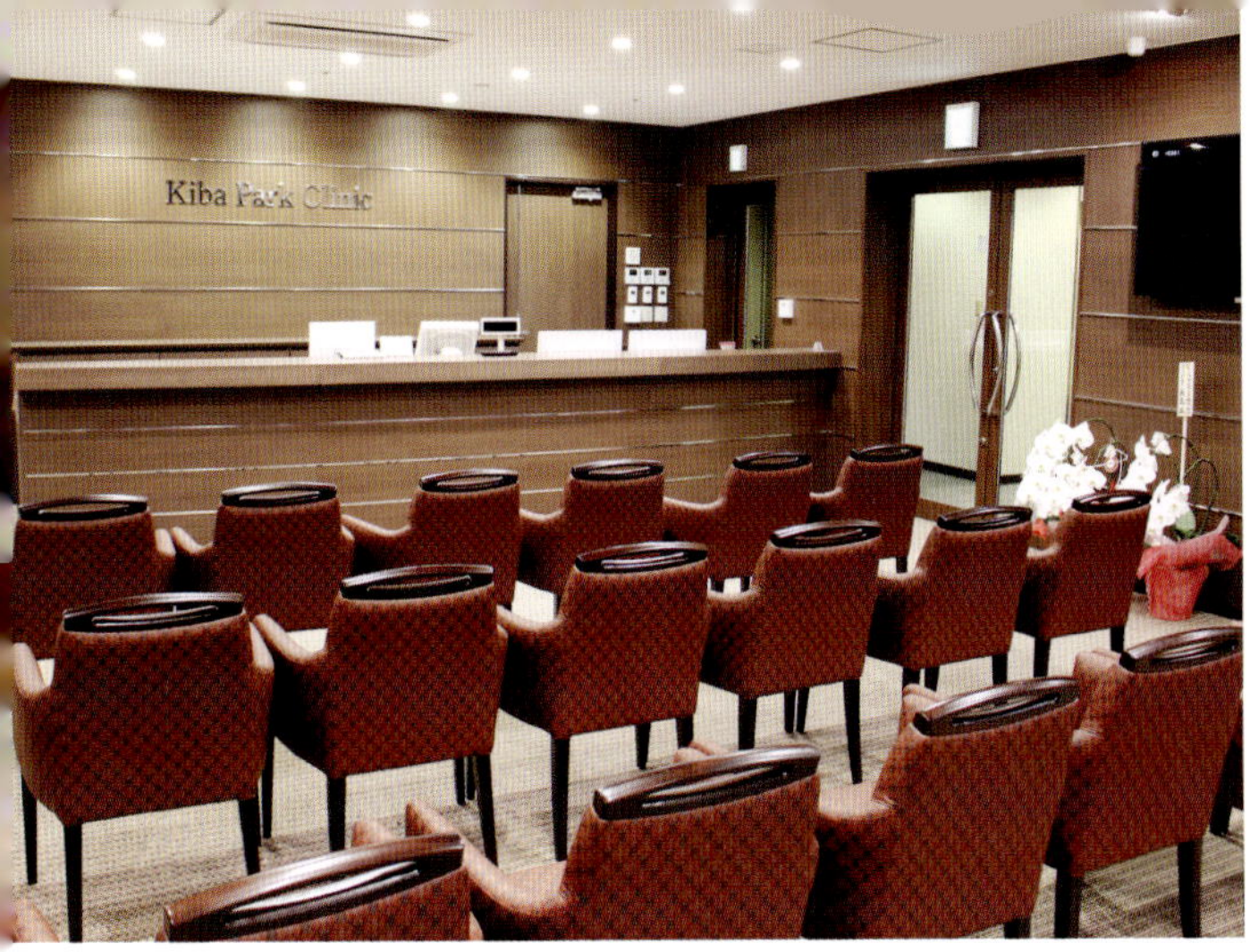

一般不妊症・体外受精・顕微授精・不育症

●東京都・江東区

木場公園クリニック・分院

●TEL. 03-5245-4122　URL. http://www.kiba-park.jp

世界トップレベルの医療を提供させていただきます。

不妊症の治療は長時間を要することもあり、今後の治療方針や将来のことに不安を抱いている方も多く、心のケアを大事にしていかなければなりません。

当クリニックでは、心理カウンセラー、臨床遺伝専門医が患者様の心の悩みをバックアップさせていただきます。

一般の不妊症治療で妊娠されない方には、生殖補助技術を用いた体外受精・顕微授精を実施いたします。

ご夫婦の立場に立った生殖専門医による大学病院レベルの高品位な技術と、欧米スタイルの心の通った女性・男性不妊症の診察・検査・治療を行わせていただきます。

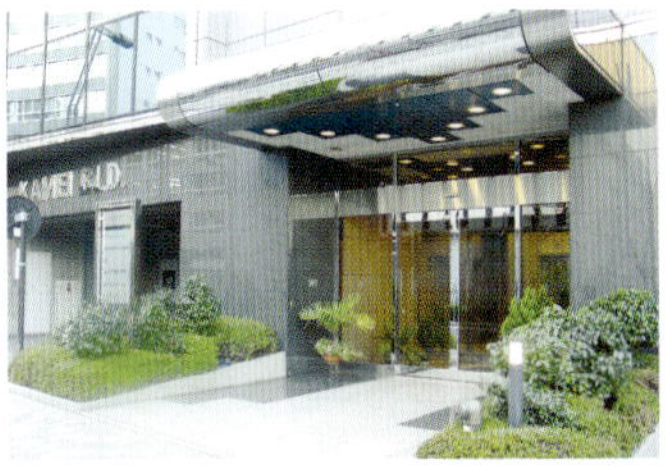

「不妊症はカップルの病気」
木場公園クリニックは、カップルで受診しやすいクリニックを目指して、設計・運営しています。エントランスの雰囲気はごくシンプルで、男性だけでも入りやすいです。カップルで診察を待つ人が多いので、待合室に男性がいてもなんの違和感もありません。また、多目的ホールではセミナーなどを行っています。

funin.info MEMBER

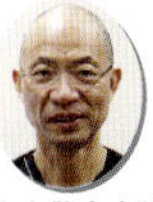

吉田 淳 理事長 プロフィール

昭和61年愛媛大学医学部卒業。同年５月より東京警察病院産婦人科に勤務。平成３年より池下チャイルドレディースクリニックに勤務。平成４年日本産婦人科学会専門医を取得。
その後、女性不妊症・男性不妊症の診療・治療・研究を行う。平成９年日本不妊学会賞受賞。平成11年1月木場公園クリニックを開業。「不妊症はカップルの問題」と提唱し、日本で数少ない女性不妊症・男性不妊症の両方を診察・治療できるリプロダクション専門医である。

診療時間

	月	火	水	木	金	土	日
午前 9:00〜12:00	♥	♥	♥	♥	♥	▲	休
午後 1:30〜 4:30	♥	♥	♥	♥	♥	休	休

※土曜・祝日の午前は8:30〜13:00。

□東京都江東区木場2-17-13 亀井ビル2F・3F・5〜7F
□東京メトロ東西線木場駅3番出口より徒歩2分

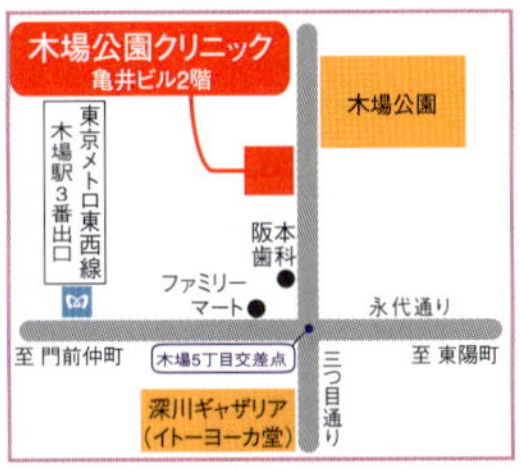

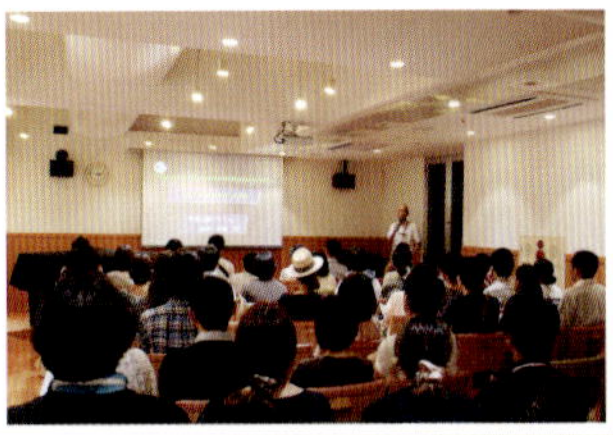

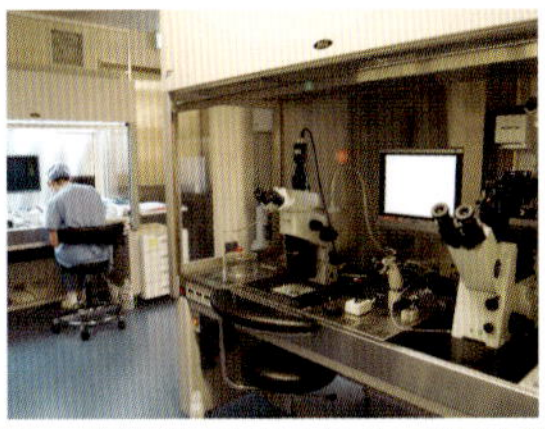

●人工授精●体外受精●顕微授精●凍結保存●男性不妊●漢方●カウンセリング●運動指導●女医●鍼灸●レーザー

婦人科一般・不妊症・体外受精・顕微授精

●東京都・目黒区

とくおかレディースクリニック

●TEL.03-5701-1722　URL. http://www.tokuoka-ladies.com

最先端の技術と不妊カウンセリングを提供しています。

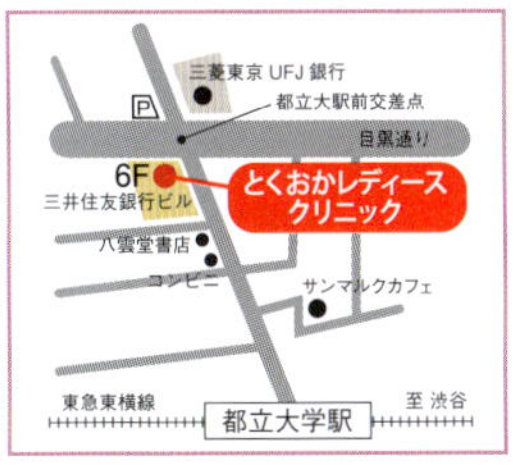

当院は、より夫婦で取り組んでいただけるよう、男性不妊・女性不妊の両方から丁寧に治療方針を組み立て、患者様一人ひとりにあった治療を行います。

不妊治療は夫婦二人の夢と希望があって臨むもの。決して辛いだけのものにして欲しくないと、私たちは考えます。

ご夫婦しっかりと手を取り合って、不妊治療というものを乗り越える事で、本当の幸せを手にされて下さい。

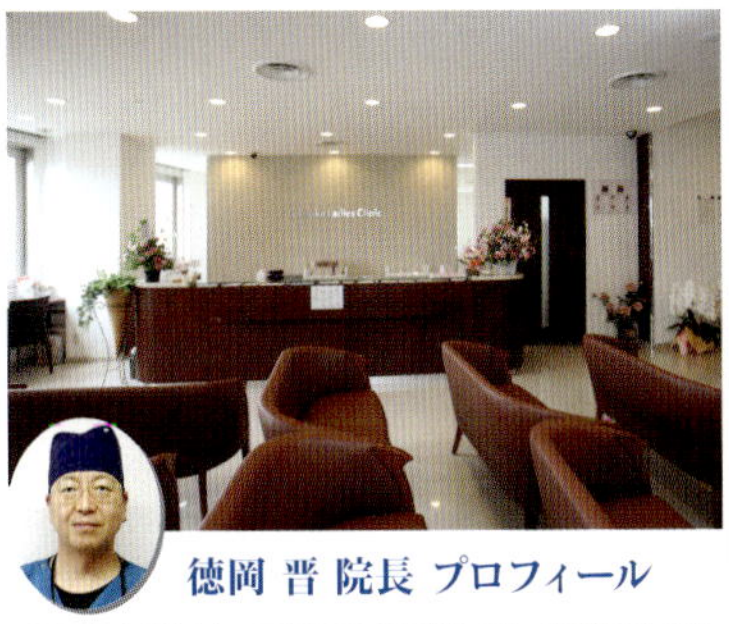

funin.info MEMBER

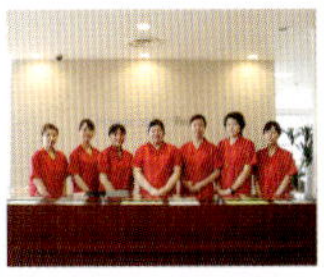

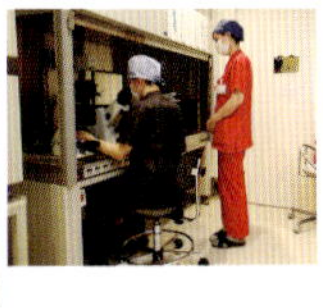

徳岡 晋 院長 プロフィール

防衛医科大学校卒業、同校産婦人科学講座入局。防衛医科大学校附属病院にて臨床研修。防衛医科大学校医学研究科（医学博士取得課程）入学。『子宮内膜症における腹腔内免疫環境の検討』にて学位。自衛隊中央病院（三宿）産婦人科勤務。防衛医科大学校付属病院勤務。木場公園クリニック（不妊症専門）勤務。5年間の木場公園クリニック勤務後独立。とくおかレディースクリニック開設。

診療時間

	月	火	水	木	金	土	日
午前 10:00〜13:00	♥	♥	♥	※	♥	♥	※
午後 3:00〜 7:00	♥	♥	♥	※	♥	★	※

※不妊外来ARTの予約診療
★予約・手術のみ

□東京都目黒区中根1-3-1
　三井住友銀行ビル6F
□東急東横線都立大学駅 徒歩1分

●人工授精●体外受精●顕微授精●凍結保存●男性不妊●漢方●カウンセリング●食事指導●運動指導

不妊症・婦人科一般

●東京都・港区

芝公園かみやまクリニック

●TEL. 03-6414-5641　URL. http://www.s-kamiyamaclinic.com

不妊症はご夫婦の問題です。ご夫婦に合った最適な治療をご提供いたします。

医療不信や医療の質が問題となる現在、我々は患者様が何を一番求められているかを見極める事が大切だと考えています。当院では、排卵誘発剤の使用や人工授精、体外受精を画一的に行うのではなく、ご夫婦のご希望に添えるよう、段階を追って進めて参ります。

不妊症の原因の半数近くは、男性にも原因があるといわれています。しかし、不妊症は女性の問題とする考え方が、広く認められています。そこで当院では、ご夫婦を同時に診療して、お二人の問題として考えていきます。男性不妊症、性機能障害の治療にも、積極的に取り組んでいます。

月に一回、妊娠準備学級（無料）を行っていますので、何でもお気軽にご相談下さい。詳しくはHPをご覧ください。

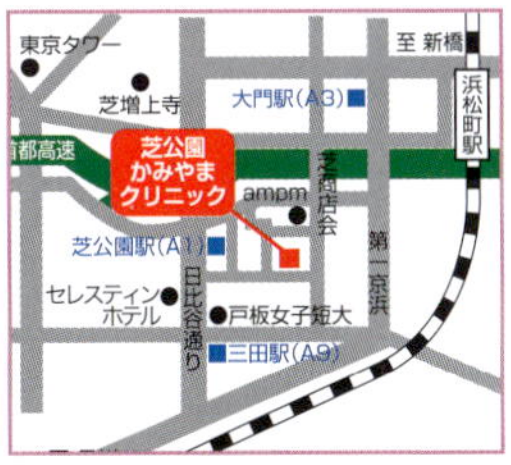

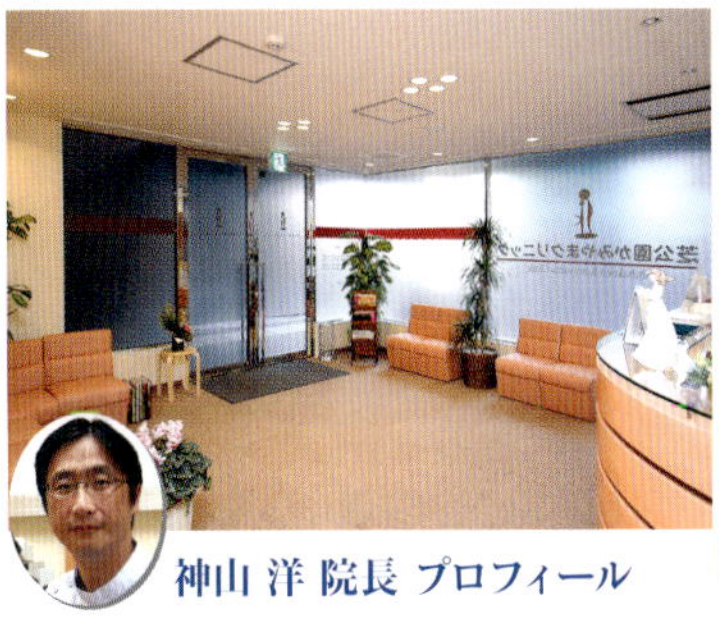

funin.info MEMBER

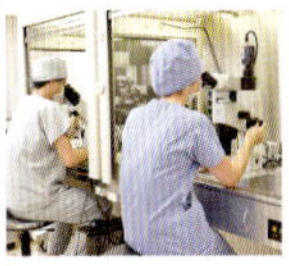

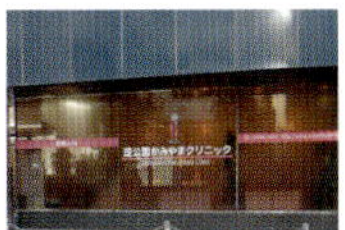

神山 洋 院長 プロフィール

昭和60年3月昭和大学医学部卒業。平成2年3月昭和大学医学部大学院医学研究科外科系産婦人科修了。平成4年5月医学博士授与。平成13年7月米国 Diamond Institute infertility and　Menopauseにて体外受精の研修。平成14年10月虎の門病院産婦人科医員不妊外来担当。平成17年6月芝公園かみやまクリニック院長に就任。

診療時間

	月	火	水	木	金	土	日
午前 10:00〜13:00	♥	♥	♥	休	♥	♥	休
午後 4:00〜 7:00	♥	♥	♥	★	♥	休	休

※木曜午前、土曜の午後、日曜・祝日は休診。
★医師から指示のある方のみ。
※お電話にてご予約の上、ご来院下さい。

□東京都港区芝2-9-10 ダイユウビル1F
□都営三田線 芝公園駅 A1出口より徒歩3分、
　JR山手線田町駅 三田口・浜松町駅 南口より徒歩9分、
　都営大江戸線・都営浅草線大門駅 A3出口より徒歩9分

●人工授精●体外受精●顕微授精●凍結保存●男性不妊●漢方

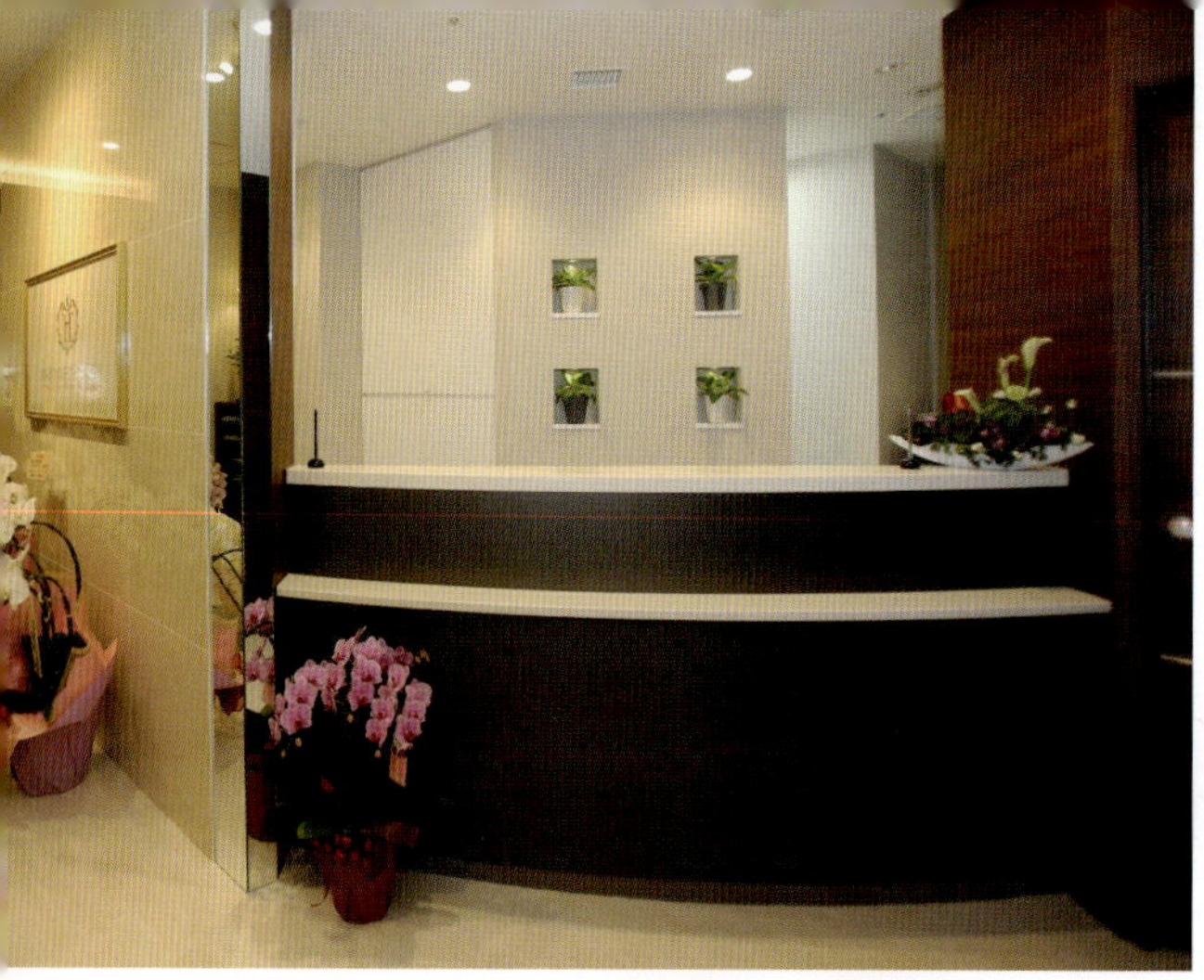

一般不妊症・体外受精・顕微授精

●東京都・品川区

はなおかIVFクリニック品川

●TEL. 03-5759-5112　URL.http://www.ivf-shinagawa.com/

患者様ごとに一番合った治療方法で妊娠を目指します。

生殖医療においては東邦大学・研究チームで15年以上も不妊治療と研究に携わり、キネマARTクリニックの理事長を経て、２０１４年10月に大崎に当クリニックをＯＰＥＮしました。

患者様の不妊背景は皆違います。

今はかなり精密に卵巣予備能（正確には残りの卵子の数）が把握できます。それと合わせ、ホルモン値・子宮内膜・卵管・精子の状態を総合的に判断し、その患者様に一番合った治療方法を考えていきます。

私たちは患者様の数だけ治療内容があると思っております。その患者様にどの方法が一番適切かをよく検討し、治療計画を綿密に立て、できるだけ短期間で妊娠して卒業していただきたいのです。

私たちは型にはまった治療はしません。一人でも多くの患者様にお母様になってほしいのです。毎回「今回の治療で卒業しましょう！」という気持ちで戦っていきます。

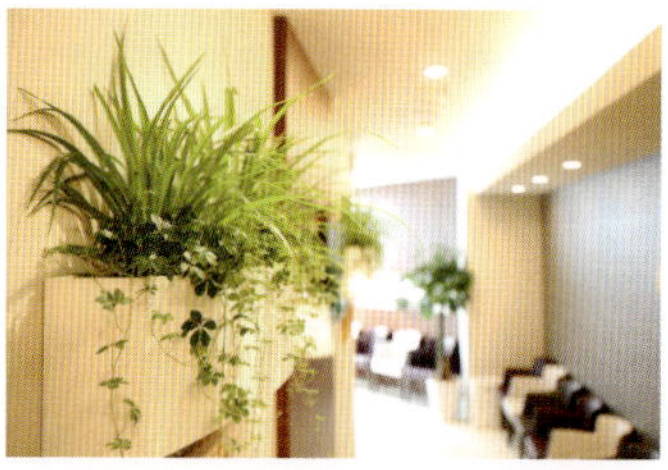

大森にある『はなおかレディースクリニック』が、患者さまの希望を叶えるために、一般不妊治療から高度生殖医療まで行える専門性の高いクリニックを品川にオープン。雰囲気もよく場所も大崎駅より徒歩90秒！多彩な都市機能が集結した、"ゲートシティ大崎"の中にあります。

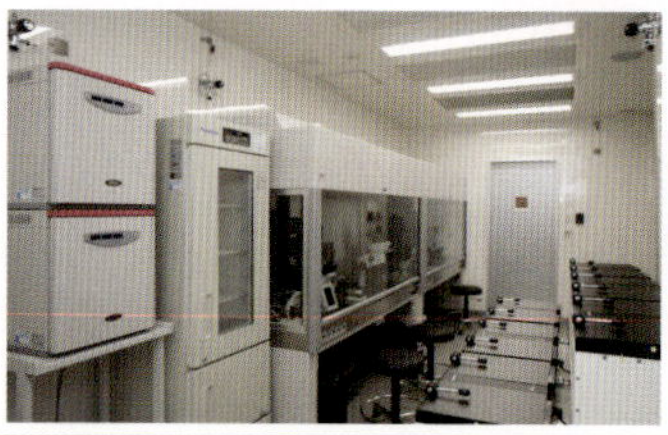

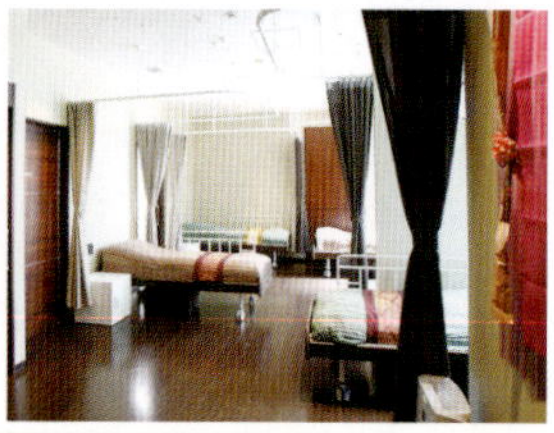

funin.info MEMBER

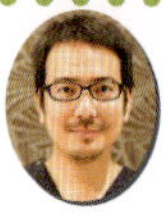

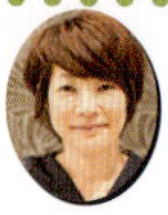

花岡正智院長 プロフィール

●東邦大学医学部卒業、三井記念病院産婦人科、国立成育医療センター病院勤務などを経て2008年はなおかレディースクリニック副院長。2014年10月～ はなおかIVFクリニック品川 院長
医学博士。臨床遺伝専門医。周産期専門医。

花岡嘉奈子 理事長 プロフィール

●東邦大学医学部卒業、東邦大学医療センター産婦人科にて生殖医療チームに所属。キネマアートクリニック理事長を勤めた後、はなおかレディースクリニック院長、はなおかIVFクリニック品川理事長。
医学博士。日本生殖医学会認定生殖医療専門医。

診療時間

	月	火	水	木	金	土	日
午前 9:00～12:00	♥	♥	♥	♥	♥	♥	休
午後 3:00～ 7:00	♥	♥	♥	♥	♥	★	休

★土曜午後は午前から引き続き17:00まで。14：00以降のご予約はWEBからはお取りできません。お電話にてお問合せ下さい。

□東京都品川区大崎１-11-2　ゲートシティ大崎イーストタワー１Ｆ
□JR大崎駅南改札口より徒歩１分半

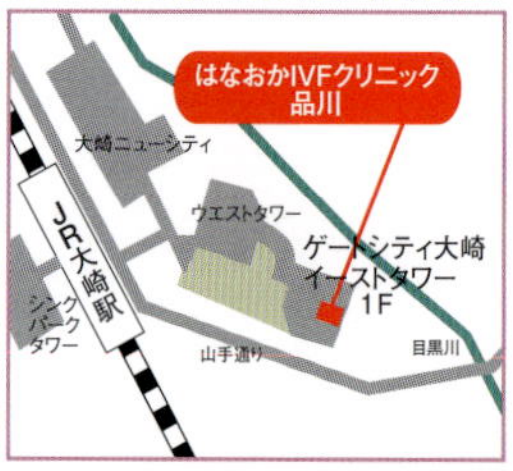

●人工授精●体外受精●顕微授精●凍結保存●男性不妊●漢方●カウンセリング●運動指導●食事指導●女医

不妊症・産科・婦人科・小児科・内科

●神奈川県・横浜市

菊名西口医院

●TEL.045-401-6444　URL. http://www.kikuna-nishiguchi-iin.jp

約6割の方が自然妊娠！プラス思考で妊娠に向けてがんばってみませんか？

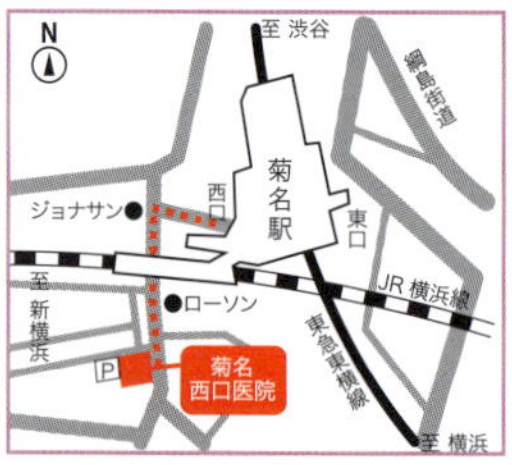

当院の専門である不妊治療は、できる限り自然に近い妊娠につながるよう心がけています。あえて不妊センター化せず、妊娠後のアフターフォローまで責任を持って診ることが私たちのモットーです。

外来の妊婦さんの約半数は、不妊治療を経た妊娠成功者です。また、小児科の約３割はその方々のお子さんです。

「妊婦がいる外来は通院したくない」、「子どもがいる外来は通院したくない」、その辛く悲しいお気持ちは十分受け止めています。だからこそ、その人達のように妊娠できるんだ、とプラス思考で妊娠に向けてがんばってみませんか。無理のない範囲で、根気強く。基礎体温をつける気持ちになれないほど落ち込んだら、何カ月でも待ちます。通院をしばらく休んでも良いのです。『待つことも治療』なのですから……。

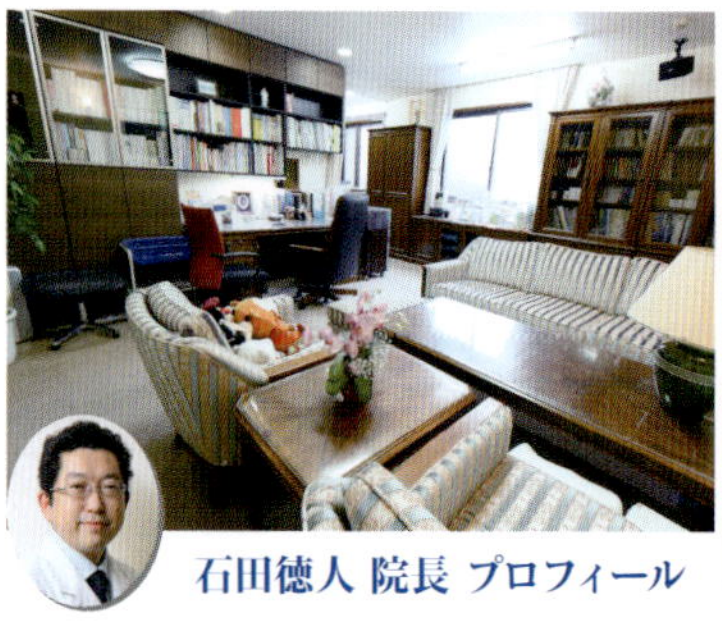

funin.info MEMBER

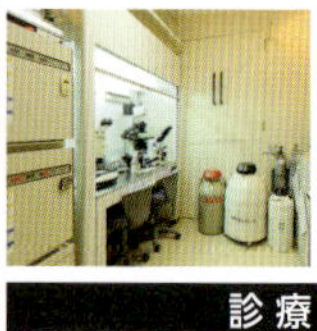

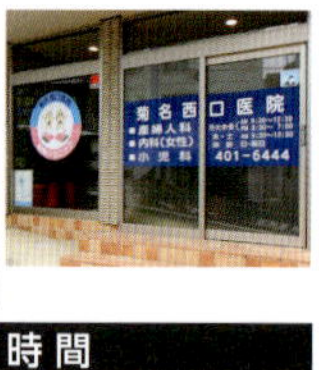

石田徳人 院長 プロフィール

平成2年金沢医科大学卒業。同年聖マリアンナ医科大学産婦人科入局。平成8年聖マリアンナ医科大学大学院修了。平成8年カナダMcGill大学生殖医学研究室客員講師。平成9年聖マリアンナ医科大学産婦人科医長。平成13年菊名西口医院開設。
日本産科婦人科学会専門医。日本生殖医学会会員。日本受精着床学会会員、高度生殖技術研究所会員。男女生み分け研究会会員。母体保護法指定医。医学博士。

診療時間

	月	火	水	木	金	土	日
午前 9:30～12:30	♥	♥	♥	♥	♥	♥	休
午後 3:30～ 7:00	♥	♥	♥	休	♥	休	休

※木・土曜午後、日曜・祝日は休診。
※土曜午後、日曜・祝日は体外受精や顕微授精などの特殊治療を行う患者さんのみを完全予約制にて行っています。
※乳房外来、小児予防接種は予約制。

□神奈川県横浜市港北区篠原北1-3-33
□JR横浜線・東急東横線 菊名駅西口より徒歩1分
医院下に駐車場4台有り。（車でお越しの方は、その旨お伝え下さい。）

●人工授精●体外受精●顕微授精●凍結保存●男性不妊
●漢方●カウンセリング●食事指導●運動指導

不妊症・婦人科一般・産科・更年期障害・その他

●東京都・豊島区

小川クリニック

●TEL.03-3951-0356　URL. http://www.ogawaclinic.or.jp

希望に沿った治療の提案で、無理のない妊娠計画が実現。

不妊治療の基本は、なるべく自然状態に近い形で妊娠を計ることです。やみくもに最新治療の力を借りることは、避けなければなりません。

まず、タイミング法より始め、漢方療法、排卵誘発剤、人工授精などその人の状態により徐々にステップアップしていきます。

当院では開院以来、高度生殖医療（体外受精、顕微授精など）の治療に到達する前に多くの方々が妊娠されています。

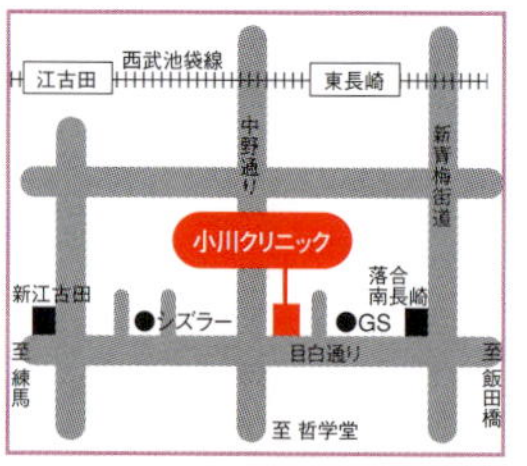

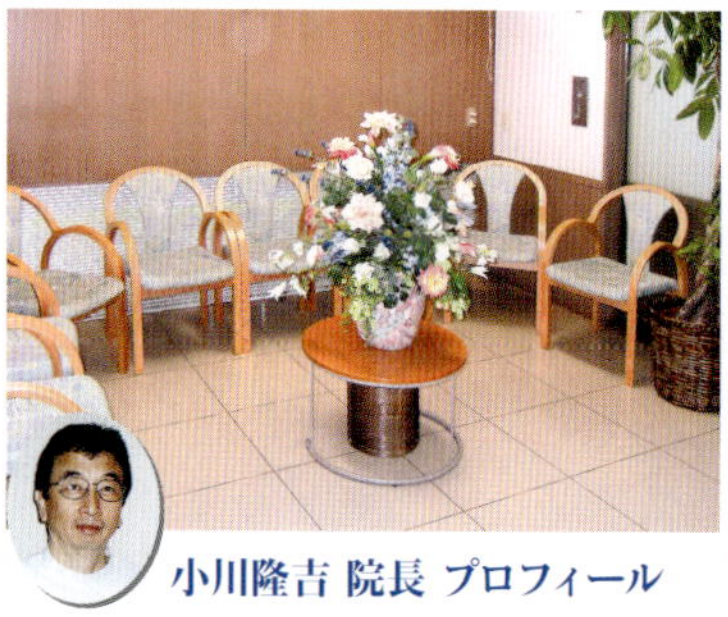

funin.info MEMBER

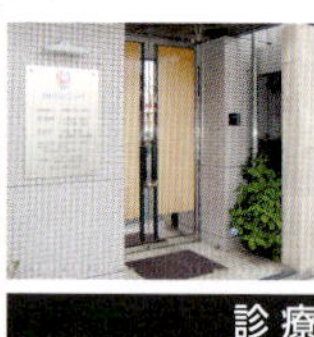

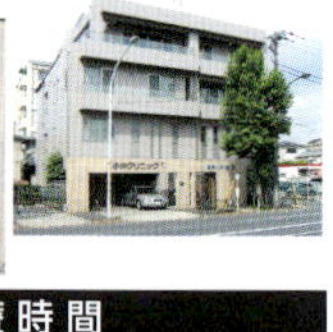

小川隆吉 院長 プロフィール

1949年生まれ。医学博士。元日本医科大学産婦人科講師。1975年日本医科大学卒業後、医局を経て1995年4月まで都立築地産院産婦人科医長として勤務。セックスカウンセラー・セラピスト協会員。日本生殖医学会会員。1995年6月不妊症を中心とした女性のための総合クリニック、小川クリニックを開院。著書に「不妊の最新治療」「ここが知りたい不妊治療」「更年期を上手に乗り切る本」「30才からの安産」などがある。

診療時間

	月	火	水	木	金	土	日
午前 9:00～12:00	♥	♥	♥	♥	♥	♥	休
午後 3:00～ 6:00	♥	♥	休	♥	♥	休	休

※水・土曜の午後、日・祝日は休診。緊急の際は、上記に限らず電話連絡の上対応いたします。

□東京都豊島区南長崎6-7-11
□西武池袋線東長崎駅、地下鉄大江戸線落合南長崎駅より徒歩8分

●人工授精●男性不妊●漢方●カウンセリング

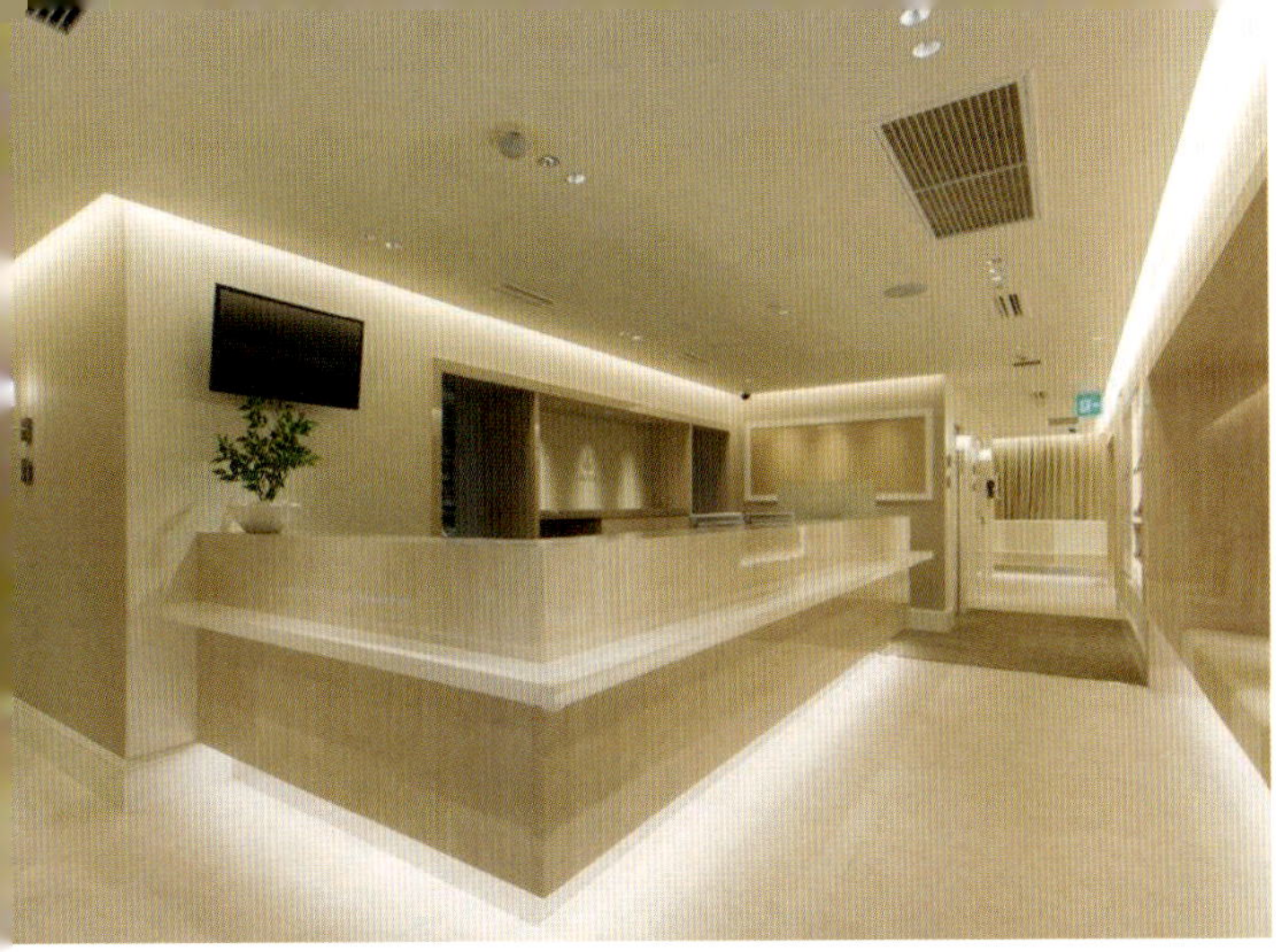

不妊不育IVFセンター・婦人科一般

●神奈川県・横浜市

神奈川レディースクリニック

●TEL. 045-290-8666　URL. http://www.klc.jp

患者様お一人おひとりのお気持ちを大切に納得のいく治療を進めていきます。

不妊・不育の治療をされている患者様の身近な存在として、気軽に活用できるクリニックでありたいというのが当クリニックのモットーです。不妊治療は、患者様の体調やお気持ちにいかに寄り添うかが大切となります。治療へのストレスや不安を少しでもとり除いて治療に臨んでいただくための多くの相談窓口を設けており、疑問や悩みをお気軽に相談できるようになっています。

不妊・不育症の原因は様々あり、複雑です。患者様のお気持ちを大切に医師・培養士・看護師がチームとして治療を進めてまいります。

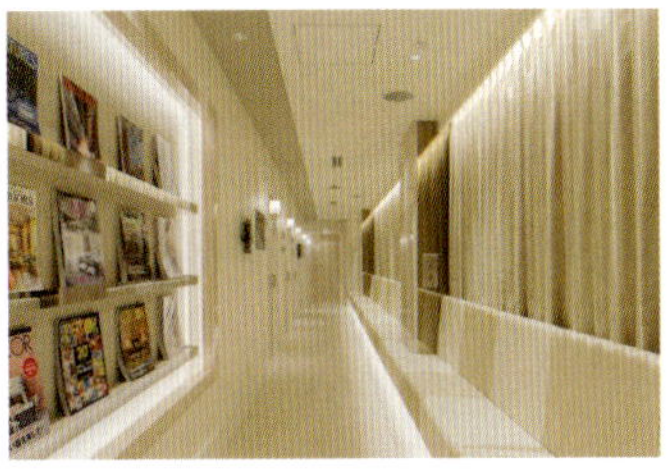

緊急時や入院の必要な方は、近隣の医療機関と提携し、24時間対応にて診療を行っております。また、携帯電話から診察の順番がわかる、受付順番表示システムを導入しております。

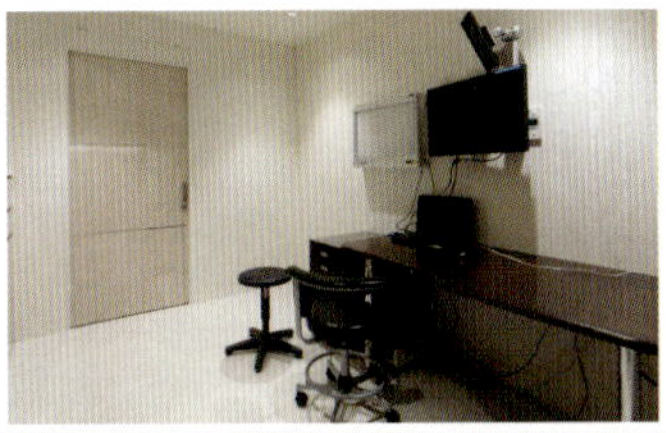

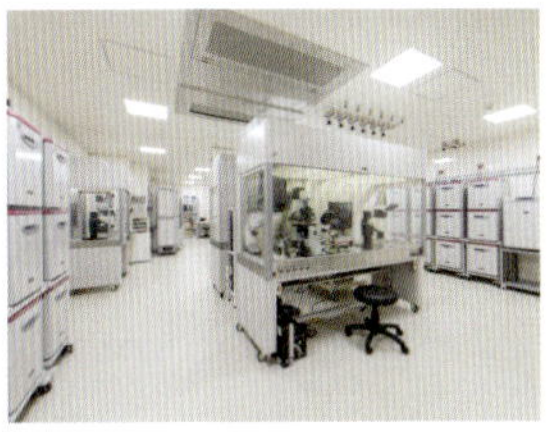

funin.info MEMBER

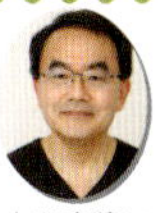

小林淳一院長 プロフィール

昭和56年慶應義塾大学医学部卒業。慶應義塾大学病院にて習慣流産で学位取得。昭和62年済生会神奈川県病院にて、IVF･不育症を専門に外来を行う。平成9年新横浜母と子の病院にて、不妊不育IVFセンターを設立。平成15年6月神奈川レディースクリニックを設立し、同センターを移動する。医学博士。日本産科婦人科学会専門医。母体保護法指定医。日本生殖医学会、日本受精着床学会、日本卵子学会会員。

診療時間

	月	火	水	木	金	土	日
午前 8:30～12:30	♥	♥	♥	★	♥	▲	▲
午後 2:00～ 7:00	♥	♥	♥	★	♥	休	休

▲土･日(第2･第4)･祝日の午前は8:30～12:00、午後休診
水曜午後は2:00～7:30。
★木曜、第1･第3･第5日曜の午前は予約制。

□神奈川県横浜市神奈川区西神奈川1-11-5
ARTVISTA 横浜ビル
□JR東神奈川駅より徒歩5分、京急仲木戸駅より徒歩8分、東急東白楽駅より徒歩7分

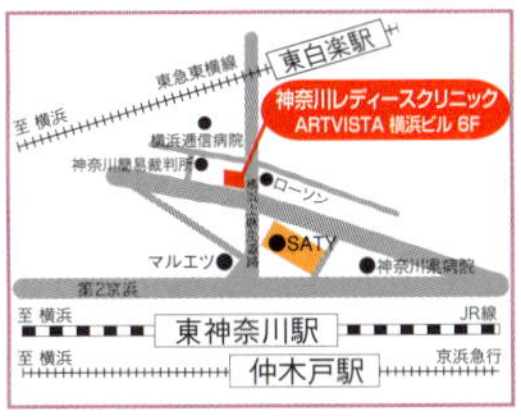

●人工授精●体外受精●顕微授精●凍結保存●男性不妊●漢方●カウンセリング●食事指導

不妊症・婦人科一般・ダイエット外来

●大阪府・大阪市

オークなんばレディースクリニック

●TEL. 06-4396-7520　URL. http://www.oakclinic-group.com/

なんばパークスタワー内にある最先端の高度な医療を提供する不妊治療・婦人科専門クリニック

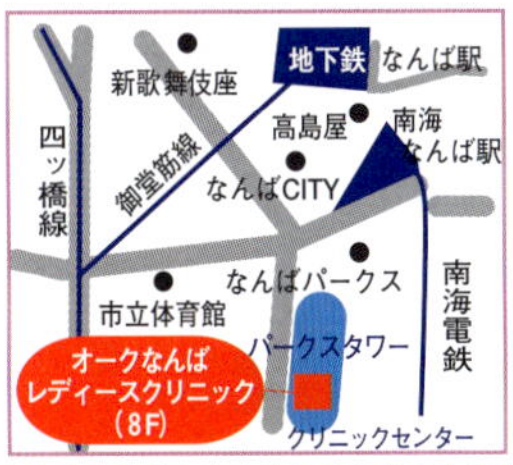

女性の医学を専門とするクリニックグループ、医療法人オーク会の一つで、なんばパークス・パークスタワー8階のクリニックフロアにあります。自家発電装置や医療ガス配管など、目に見えないところでも安全のための配慮がなされています。

体外受精では、何度も通院が必要な卵胞チェックや注射をなんばで行い、採卵や移植などは本院のオーク住吉産婦人科で行うといった、連携した診療が可能です。

排卵障害に効果のある、独自の短期集中ダイエット外来も設置しています。

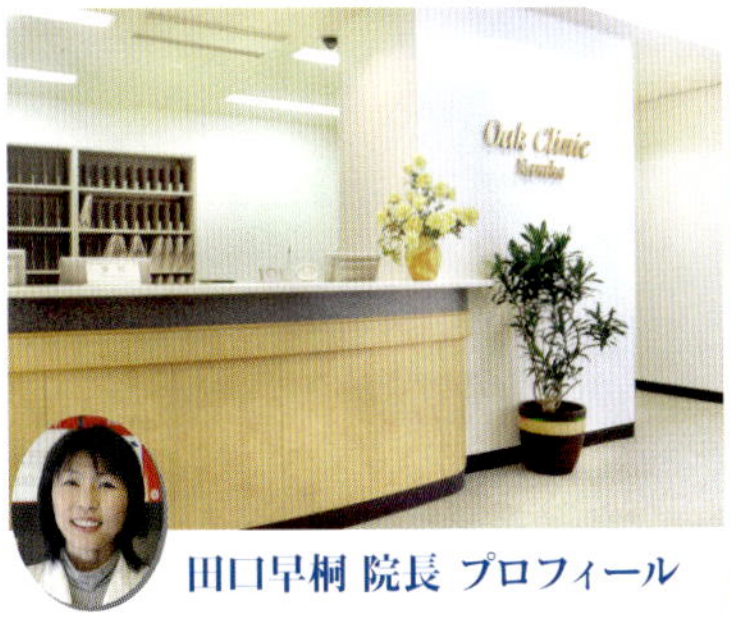

funin.info MEMBER

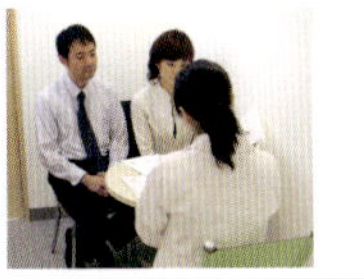

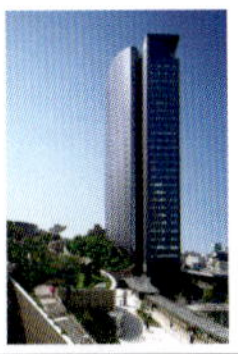

田口早桐 院長 プロフィール

川崎医科大学卒業。兵庫医科大学大学院にて抗精子抗体による不妊症について研究。兵庫医科大学病院、府中病院、オーク住吉産婦人科を経て当院で活躍。医学博士、産婦人科専門医。麻酔科標榜医、細胞診指導医。

診療時間

	月	火	水	木	金	土	日
午前 10:00～13:00	♥	♥	♥	♥	♥	♥	休
午後 14:30～16:30	休	休	休	休	♥	休	休
夕方 17:00～19:00	休	♥	♥	♥	♥	休	休

□大阪府大阪市浪速区難波中2-10-70 パークスタワー8F
□南海なんば駅徒歩3分　御堂筋線なんば駅徒歩5分

●人工授精●体外受精●顕微授精●凍結保存●男性不妊●漢方●カウンセリング●女医

不妊症・婦人科一般・ダイエット外来

●大阪府・大阪市

オーク梅田レディースクリニック

●TEL. 06-6348-1511　URL. http://www.oakclinic-group.com/

本院のオーク住吉産婦人科と連携している最先端の不妊治療・婦人科専門クリニック

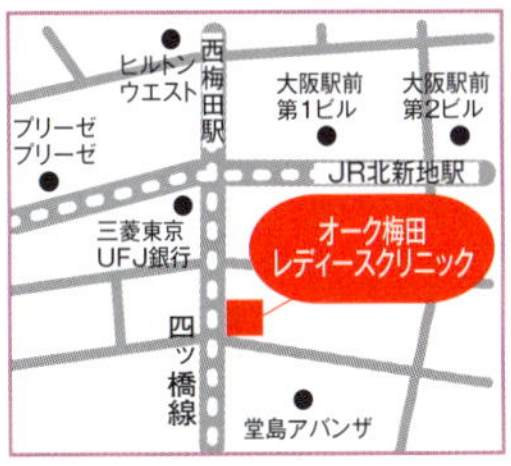

女性の医学を専門とするクリニックグループ、医療法人オーク会の一つで西梅田の堂島アバンザ横という、アクセスに便利な立地です。

医療ガス配管など、目に見えないところでも安全のための配慮がなされております。

体外受精では、何度も通院が必要な卵胞チェックや注射などは梅田で行い、採卵や移植などは本院で行うといった、連携した診療が可能です。また、「オーク式ダイエット」という独自の短期集中ダイエット･プログラムを開発し、排卵障害の改善にも効果を上げております。

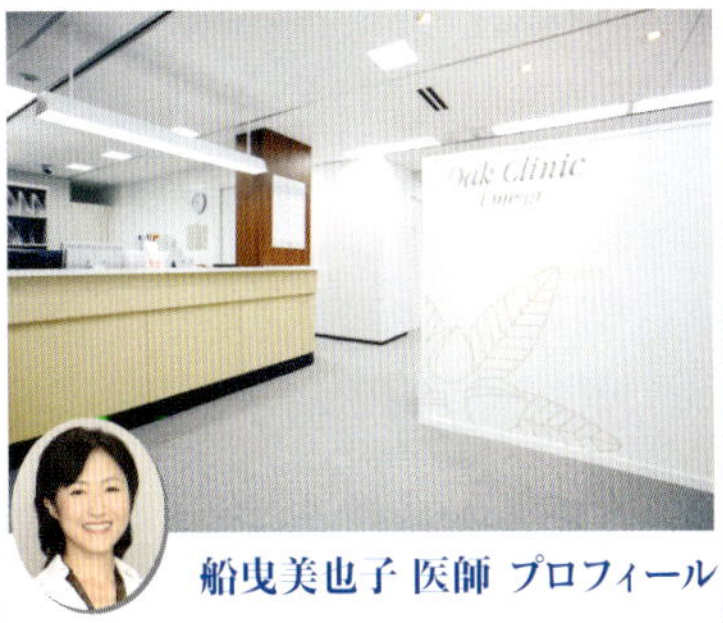

funin.info MEMBER

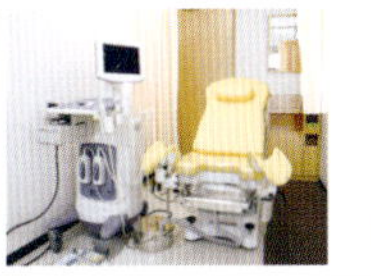

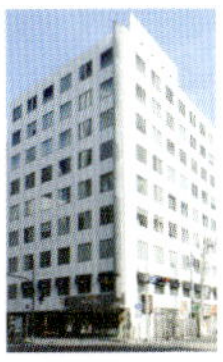

船曳美也子 医師 プロフィール

神戸大学文学部心理学科、兵庫医科大学卒業
兵庫医科大学、西宮中央市民病院、パルモア病院を経て当院へ。エジンバラ大学で未熟児の培養法などを学んだ技術と自らの不妊体験を生かし、当院・オーク住吉産婦人科で活躍する医師。産婦人科専門医。

診療時間

	月	火	水	木	金	土	日
午前 10:00～13:00	♥	♥	♥	♥	♥	♥	休
午後 14:30～16:30	休	♥	休	休	休	休	休
夕方 17:00～19:00	♥	♥	♥	♥	♥	休	休

□大阪府大阪市北区曽根崎新地1-3-16　京富ビル9F
□地下鉄四つ橋線西梅田駅、JR東西線
北新地駅C60出口すぐ。JR大阪駅より徒歩7分

●人工授精●体外受精●顕微授精●凍結保存●男性不妊●漢方●カウンセリング●女医

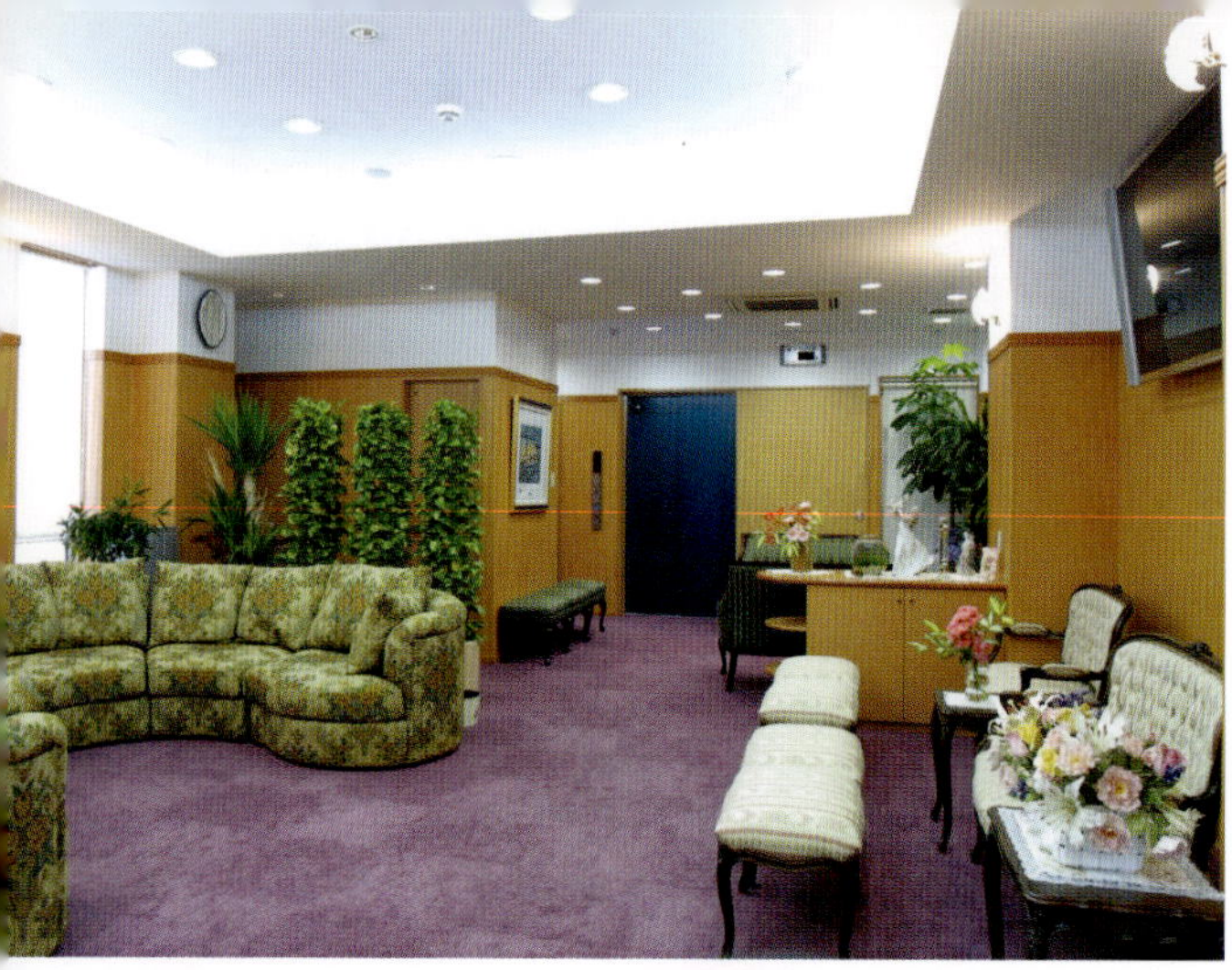

不妊症専門

●京都府・京都市

田村秀子婦人科医院

●TEL. 075-213-0523　URL. http://www.tamura-hideko.com/

心の持ち方や考え方、生活習慣などを聞き、その人だけのオーダーメイドな治療の提案。

『これから病院に行くんだ』という気持ちでなく、もっとリラックスした気持ちで、たとえばレストランに食事に行く時やウィンドウショッピングの楽しさ、ホテルでお茶をする時の心地良さで来ていただけるような病院を目指しています。

また、不妊症は子どもが欲しくても自分ではどうしようもなく、かつ未体験のストレスとの戦いでもありますから、できればここに来たら、お姫さまのように自分主体でゆとりや自信を持てる雰囲気を作るよう心がけています。

我々は皆様が肩の力を抜いて通院して下さってこそ、治療の最大の効果を発揮できるものと思っております。ですから、そんな雰囲気作りに、これからも力を注いでいきたいと思っています。

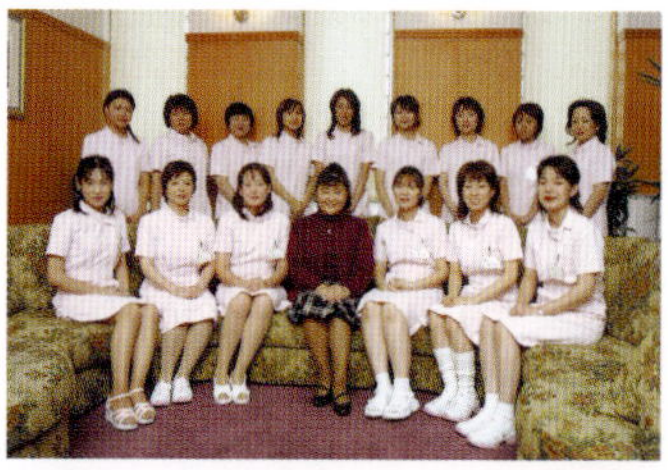

やわらかくあたたかいカラーリング。アロマテラピーによる心地よい匂い。さらに、冷たさを感じないようにと医療機器に覆いかけられたクロスなど、院内には細かな配慮がなされている。体外受精のあとに安静室（個室）でもてなされる軽食も好評。

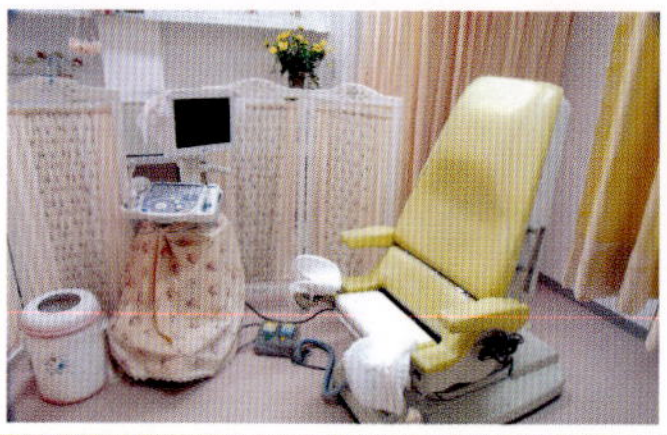

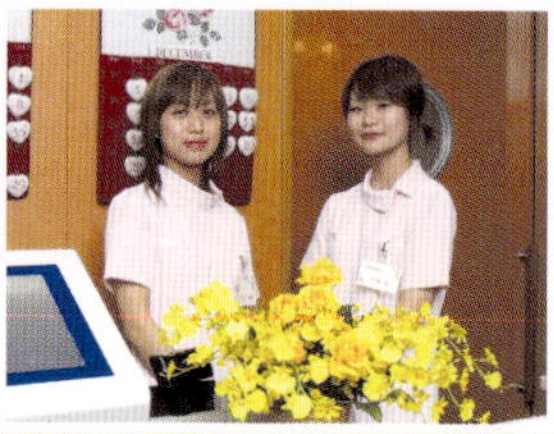

funin.info MEMBER

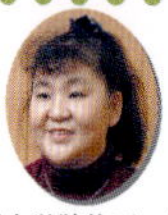

田村秀子 院長 プロフィール

昭和58年、京都府立医科大学卒業。平成元年同大学院修了。同年京都第一赤十字病院勤務。
平成3年、自ら治療し、妊娠13週での破水を乗り越えてできた双子の出産を機に義父の経営する田村産婦人科医院に勤務して不妊部門を開設。
平成7年より京都分院として田村秀子婦人科医院を開設。平成15年8月、現地に発展移転。
現在、自院、田村産婦人科医院、京都第二赤十字病院の3施設で不妊外来を担当。
専門は生殖内分泌学。医学博士。

診療時間

	月	火	水	木	金	土	日
午前 9:30～12:00	♥	♥	♥	♥	♥	♥	休
午後 1:00～ 3:00	♥	♥	♥	♥	♥	休	休
夕方 5:00～ 7:00	♥	♥	♥	♥	♥	休	休

※日・祝祭日

□京都府京都市中京区御池高倉東入ル御所八幡町229
□市営地下鉄烏丸線 御池駅1番出口 徒歩3分

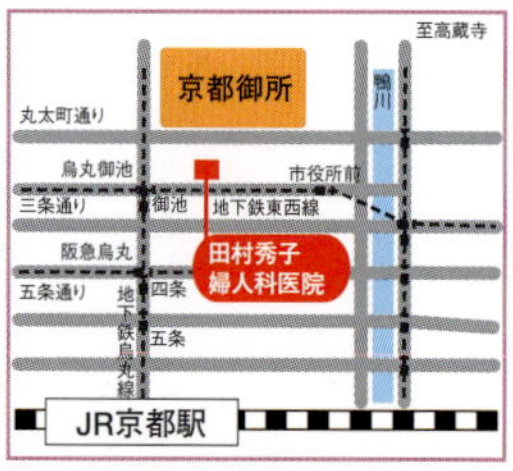

●人工授精●体外受精●顕微授精●凍結保存●男性不妊●漢方●カウンセリング●女医

不妊症・産婦人科・新生児内科・麻酔科

●愛媛県・松山市

つばきウイメンズクリニック

●TEL.089-905-1122　URL. http://www.tsubaki-wc.com/

生殖医療、無痛分娩、ヘルスケアを中心に地域に根差した「かかりつけ産婦人科」

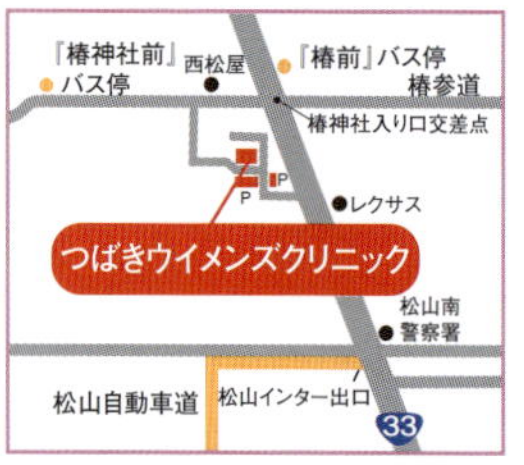

テーラーメイドの生殖医療を信念とし、より効果的な治療法を提供。体「内」受精にも注力し、積極的にFT（卵管鏡下卵管形成術）などの手術も取り入れ、不必要な体外受精の予防にも努めています。高度生殖医療では高い人間性と優れた技術をもった胚培養士が高水準な培養技術を追求。妊娠後も同クリニックでの管理が可能で、無痛分娩も提供し、感動的な出産を追求。また女性医学の見地から女性の生涯にわたる健康をサポートします。

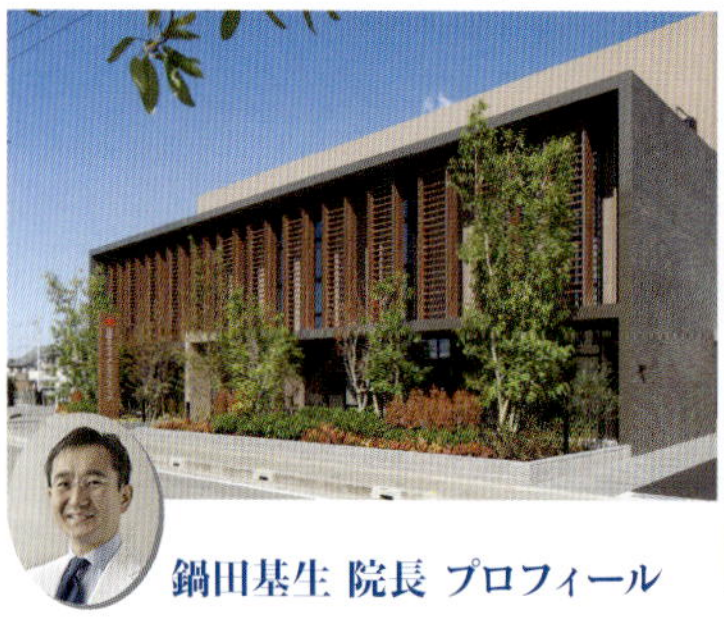

funin.info MEMBER

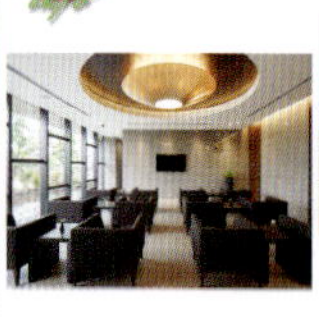

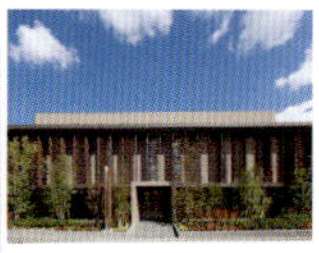

鍋田基生 院長 プロフィール

久留米大学医学部医学科卒業。愛媛大学医学部附属病院産婦人科講師、外来医長を経て現職。生殖医学、子宮内膜症の研究を中心に生殖医療の発展に寄与。県内唯一の女性医学専門医でもあり、女性のライフステージに合せた女性医療を提供する。
・医学博士・愛媛大学医学部非常勤講師・生殖医療専門医・漢方専門医・女性医学専門医・抗加齢医学専門医・管理胚培養士・日本卵子学会代議員

診療時間

	月	火	水	木	金	土	日
午前 9:00～12:00	♥	♥	♥	♥	♥	♥	休
午後 3:00～ 6:00	♥	♥	休	♥	♥	▲	休

※水曜の午後、日・祝日は休診。
▲土曜午後は3:00～5:00。

□愛媛県松山市北土居5-11-7
□伊予鉄道バス「椿前」バス停より徒歩約4分／「椿神社前」バス停より徒歩約9分

●人工授精●体外受精●顕微授精●凍結保存
●漢方●カウンセリング

不妊症・リプロダクションセンター・体外受精ラボラトリー・サージセンター

●大阪府・大阪市

オーク住吉産婦人科

●TEL. 06-4398-1000　URL. http://www.oakclinic-group.com/

体外受精や内視鏡手術など、高度先端医療を行う年中無休の不妊治療専門センター

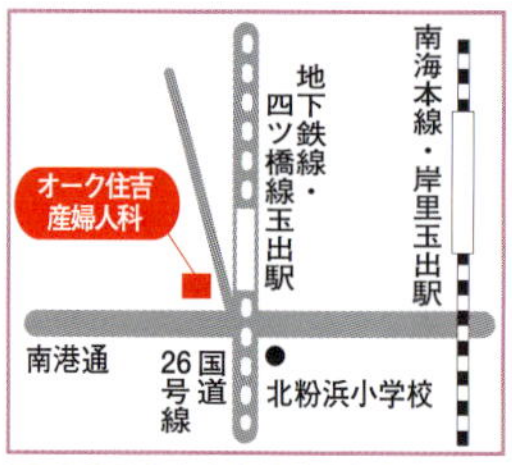

24時間３６５日体制の高度不妊治療施設です。

国際水準の培養ラボラトリーがきめ細かくサポートし、顕微授精やＡＨＡ、ＴＥＳＥなどに対応。体外受精には積極的なコースと、税別18万５千円を切る体に優しい自然なコースをご用意。

不育外来や男性不妊外来も設けています。

毎月第２土曜日の15時からは無料の体外受精セミナーを実施。動画を使っての最新治療法の解説や体外受精の体験談などを聞いていただき、患者様同士の交流の場も設けています。

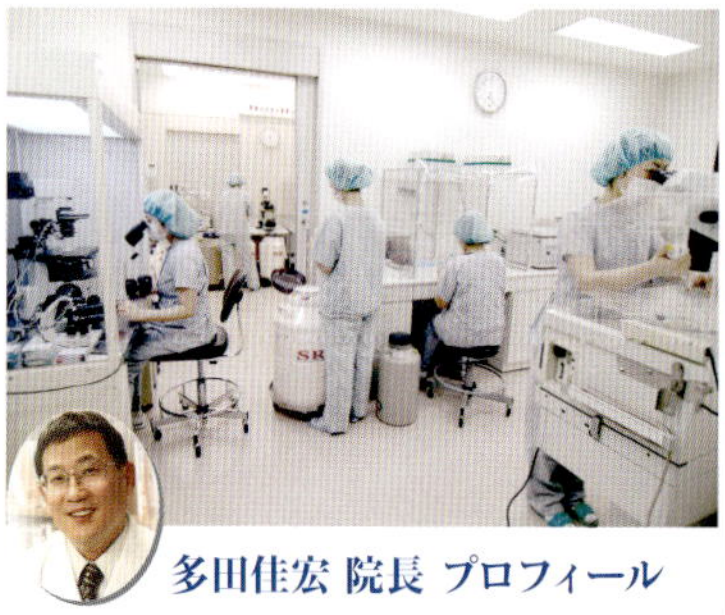

funin.info MEMBER

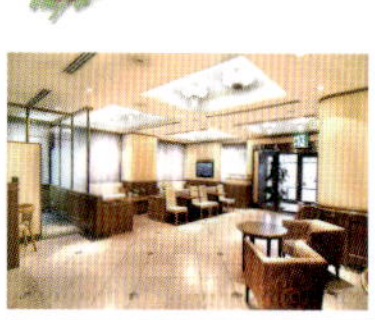

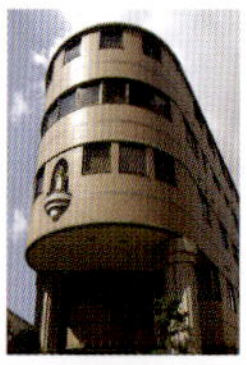

多田佳宏 院長 プロフィール

京都府立医科大学卒業。同大学産婦人科研修医、国立舞鶴病院、京都府立医科大学産婦人科修練医、京都市立病院、松下記念病院などを経て当院へ。女性の不妊治療の診察とともに、男性不妊も担当。医学博士。産婦人科専門医。

診療時間

	月	火	水	木	金	土	日
午前 9:00～13:00	♥	♥	♥	♥	♥	♥	●
午後 14:00～16:00	♥	♥	♥	♥	♥	♥	休
夕方 17:00～19:00	♥	♥	♥	♥	♥	休	休

※土曜夜・日・祝日の昼・夜は休診。●日・祝日は10:00～12:00
卵巣刺激のための注射、採卵、胚移植は日・祝日も行います。

□大阪府大阪市西成区玉出西2-7-9
□地下鉄四ッ橋線玉出駅5番出口徒歩0分
南海本線岸里玉出駅徒歩10分

●人工授精●体外受精●顕微授精●凍結保存●男性不妊
●漢方●カウンセリング●女医

Recipe
i-wish ママになりたい
全ての人へ

妊娠しやすいからだづくりのために！
ママなりおすすめのレシピ

ママなり 応援レシピ

今回は、ちょっとした工夫で色々な食材が美味しく食べられる
元気レシピを紹介します。

タコの食感！ そしてリコピン、イソブラボンをクスクスと一緒に！

クスクスのサラダ

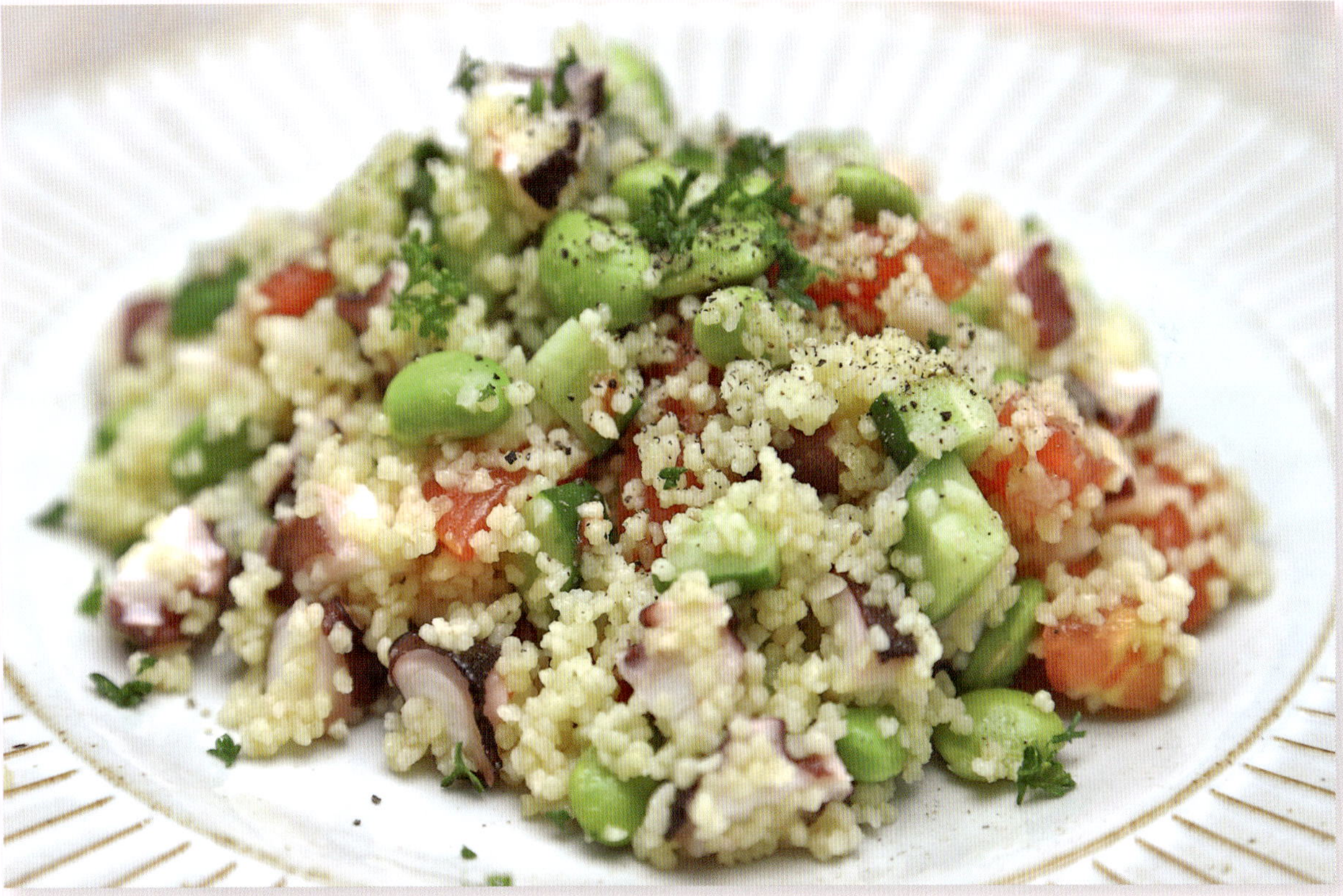

材　料　2人分

クスクス	1/3カップ
枝豆	1/2カップ
茹でタコ	60ｇ
きゅうり	1/2本
トマト	1/2個
A	
玉ねぎみじん切り	大さじ2
にんにくみじん切り	小さじ1/2
オリーブ油	大さじ2
レモン汁	大さじ1
塩	小さじ1/2
こしょう	少々
パセリのみじん切り	少々

作り方

1. クスクスにオリーブ油大さじ1、塩小さじ1/4、熱湯1/3カップ（いずれも分量外）を入れ、さっと混ぜたらアルミ箔などでふたをし、10分くらい蒸らす。
2. 枝豆は塩ゆでしてサヤから出しておく。
3. タコときゅうりは1cm角切り、トマトはヘタを除いて1cm角に切る。
4. Aを合わせて①②③とあえる。

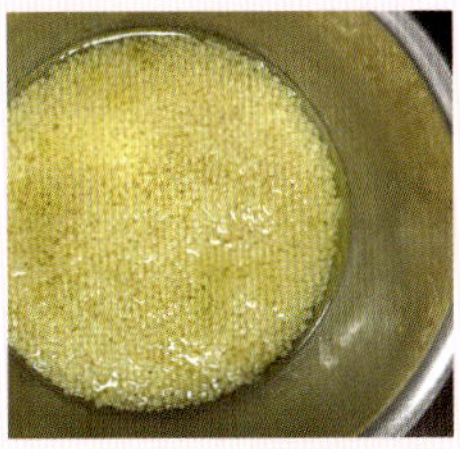

クスクスは北アフリカや中東でよく食べられている世界最小のパスタです。
塩、オリーブ油、熱湯を加えてアルミホイルでふたをし、10分蒸らして使います。
塩、レモン汁、オイルと混ぜてサラダにするほか、肉やスープの付け合せにも使います。

鉄、カルシウム、食物繊維がそろったひじきは優等生

ひじきのチャーハン

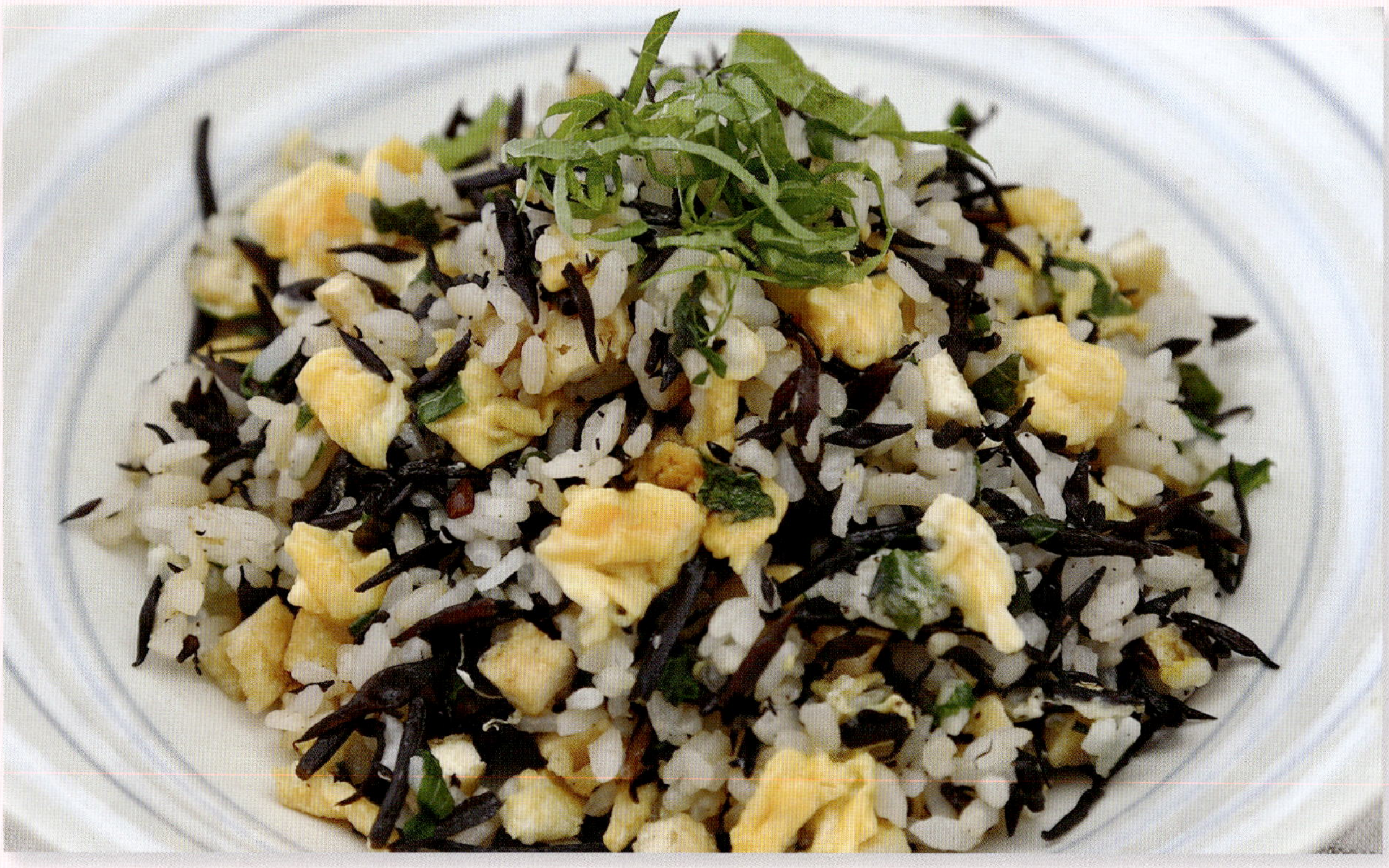

材　料　2人分

ひじき(干し)	10g
油揚げ	1枚
卵	1個
青じそ	10枚
サラダ油	大さじ1
ご飯	茶碗2杯
A	
しょう油	小さじ1
酒	小さじ1
塩	小さじ1/2

作り方

1. ひじきは水につけて柔らかく戻し、熱湯でゆでてざるにあげて水気を切っておく。
2. 油揚げは熱湯でさっとゆでて水を切り、5ミリ角に切る。青じそも荒みじんに切っておく。
3. フライパンに油大さじ1を熱して卵をときほぐして流し入れ、半熟状になるまで大きく混ぜてから一旦取り出す。(ご飯が冷たい場合は電子レンジで温めておく)
4. フライパンをふいて残りの油を熱し、ひじきと油揚げを炒め、ご飯と青じそを炒めあわせる。
5. ④にAを鍋はだから加えて全体をまぜ、卵を入れてひと混ぜする。

★ポイント

鉄分とカルシウムが多く含まれ、ほとんどノーカロリー。しかも食物繊維がたっぷりの食品が”ひじき”です。そのうえミネラルたっぷりで、カルシウムの吸収に欠かせないマグネシウムがカルシウムとの比率2対1で含まれた理想的な食品です。

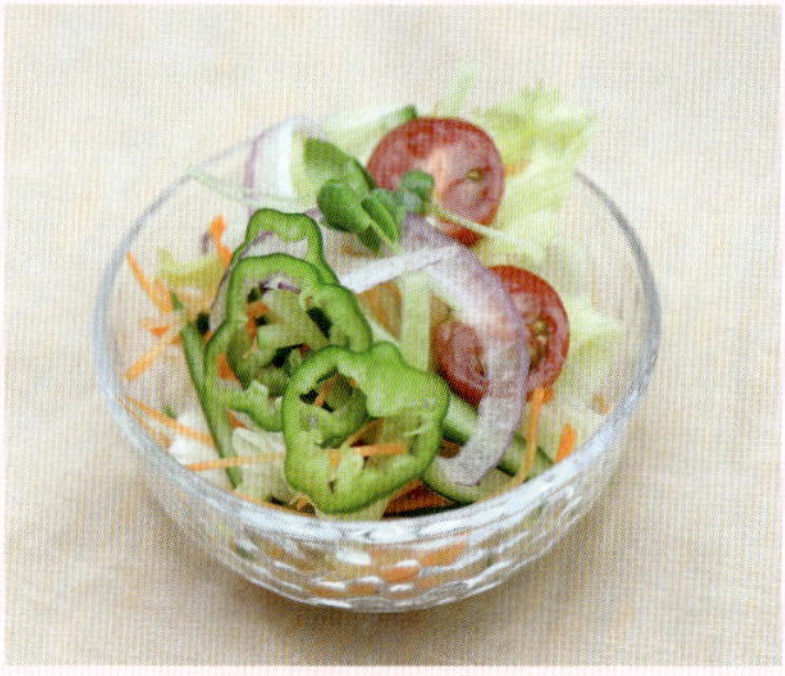

いつものサラダで葉酸はどのくらい摂れる？

葉酸を摂ろう！(p68)でとりあげた食材（ピーマン、にんじん、トマト、きゅうり、玉ねぎ）で実際にサラダを作ってみました！

ちょうど紫玉ねぎが出回っていたので使ってみました。ちょっとおしゃれになりました。

さて肝心の葉酸は……。

キュウリ40g、レタス35g、トマト35g、
にんじん10g、玉ねぎ10g、ピーマン5g
使用し、葉酸は合計約56.1μg摂れます。
一日に摂りたい量の1/4弱ですね。
ちなみに玉ねぎは普通のものより紫玉ねぎの方が、トマトはプチトマトの方が葉酸の含有量が多めです。

葉酸を含んだネバネバ食材で良質タンパク質を！

まぐろのオクラ和え

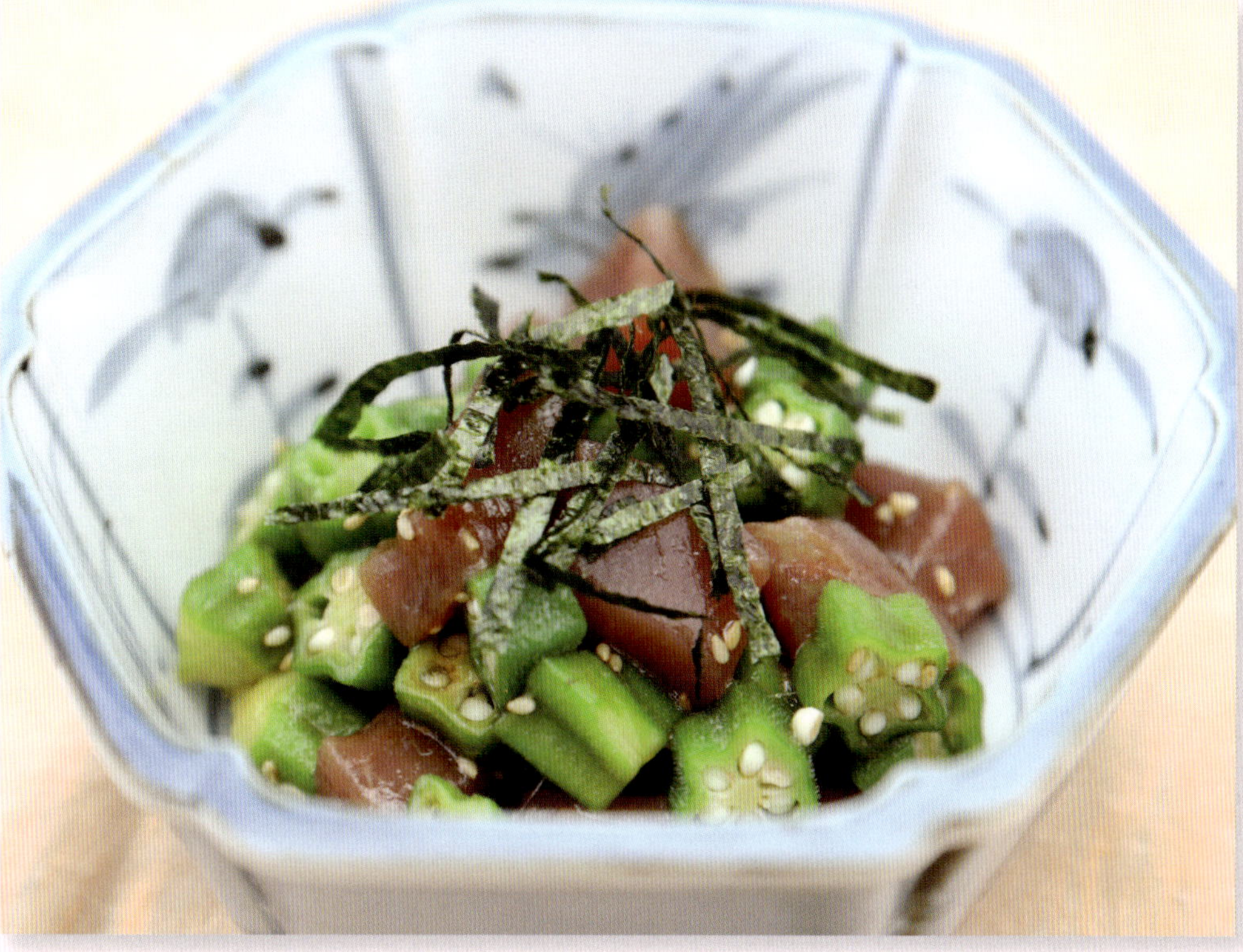

材　料　２人分

まぐろ（赤身）……………………150ｇ
オクラ……………………………１袋
しょう油…………………… 小さじ１
酒………………………………小さじ１
わさび……………………………少々
白ごま……………………………適量
焼のり……………………………適量

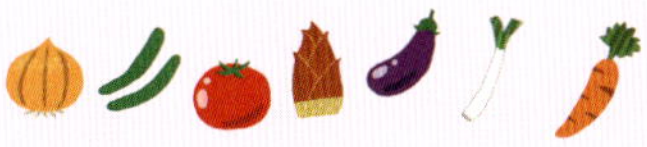

作り方

1. まぐろは1.5㎝角に切る。
2. オクラは塩を振って軽く揉み、熱湯でさっと茹でて冷水に取り、ヘタをとって水を切ってから荒くみじん切りにする。
3. しょう油と酒、わさびを混ぜて①と②を和え、器に盛って白ごまを振り、細切りののりを天盛りにする。

★ポイント

薄味の料理のアクセントに和風料理なら、わさび、山椒、七味唐辛子、生姜、洋風料理ならこしょうやチリペッパー、カレー粉、中華なら豆板醤など辛みの効いたスパイスを使いましょう。こうした辛み成分は新陳代謝を高め血管を拡張させる作用があるので、適度に使えば心配ありません。

注目食材！　オクラ

オクラにはほうれん草と同じくらいの葉酸が含まれています。また、水溶性植物繊維のペクチンを豊富に含み、抗酸化作用のあるβ-カロテンも多く含んでいます。血液をサラサラにするネバネバ成分、ムチンを含み、便秘解消や疲労回復に有効な食品です。

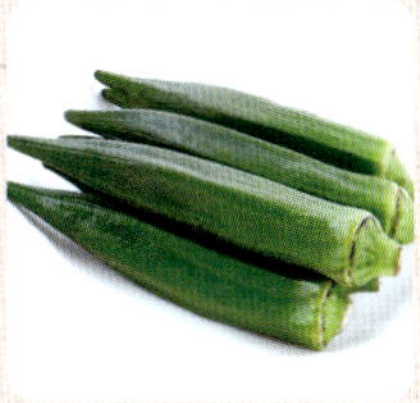

ビタミンCを豊富に含んだゴーヤを食べやすくしました

ゴーヤの肉詰め

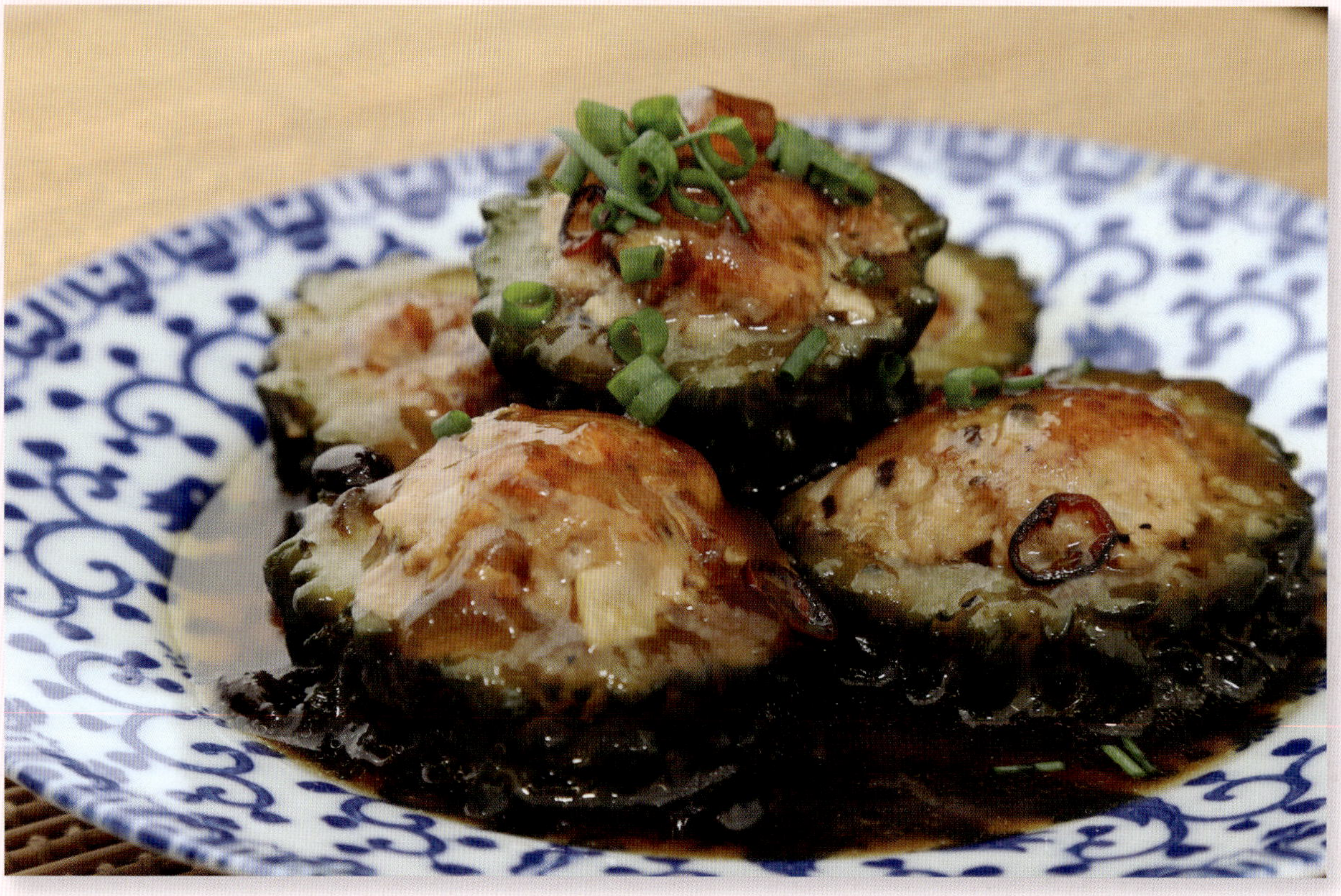

材　料　2人分

ゴーヤ……………1本
豚ひき肉………130g
しいたけ…………2枚
ネギ…………… 4cm
A
しょうが・にんにくみじん切り…………………………各小さじ1
塩…………………少々
砂糖………………少々
オイスターソース……………………小さじ1
酒……………小さじ1
片栗粉… 小さじ1/2

B
オイスターソース……………………小さじ2
しょうゆ……小さじ1
砂糖…………小さじ2
塩・こしょう……少々
中華スープ…1カップ

唐辛子輪切………1本
水溶き片栗粉…………………………小さじ2

作り方

1. しいたけ、ネギをみじん切りにし、ひき肉、Aを入れ粘りが出るまでよく混ぜる。
2. ゴーヤを2cm位の輪切りにし、中のわたと種を取除き、内側に片栗粉(分量外)をまぶす。
3. 輪切りにしたゴーヤに①の具を詰める。具は焼くと縮むので、多めに詰めるとよい。
4. ごま油をひき唐辛子を入れ香りがでるまで炒めたら、③を入れ、両面を焼き、Bを加え落し蓋をし、10分程度煮込む。
5. 火を止め、水溶き片栗粉を入れ、一煮立ちさせる。

注目食材！ ゴーヤ

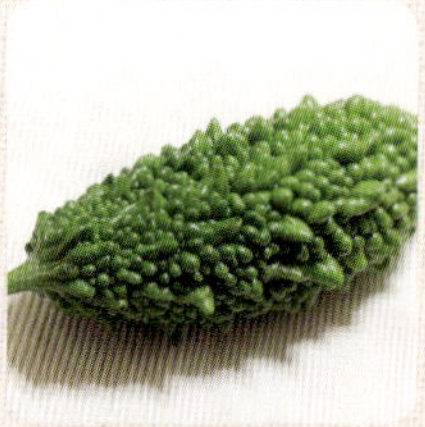

ゴーヤにはカリウムやビタミンCが豊富に含まれています。カリウムは、ナトリウムを排出し高血圧予防などで知られていますが、最近不妊治療でも注目されているミトコンドリアの働きを活発にさせると言われています。また、抗酸化作用のあるビタミンCは、卵子の老化を抑えます。ゴーヤに含まれるビタミンCは意外と多く、しかも熱に強く炒めても壊れにくいようです。

食材それぞれには、大切な栄養素が含まれています。
また、味覚や色形、香りで食生活を楽しませ、豊かにしてくれます。
そして、それぞれに旬があり、
旬もまた私たちの生活を楽しませてくれますね。
さあ、今日は何を作ろうかしら！

注目の食材！

今回紹介したレシピに使用した食材の中から取り上げました。

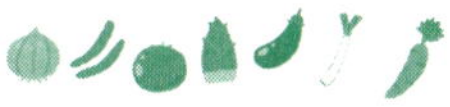

青じそ→　ひじきのチャーハン

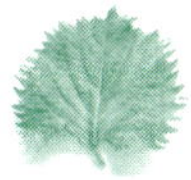

青じそ(大葉)は清々しい香りが身上で、日本の代表的なハーブと言えます。この香り成分、ペリルアルデヒドによる防腐・殺菌作用を活かし刺身のツマをはじめ、様々な料理に使われる万能香味野菜です。β-カロテンの含有量も非常に多い青じそですが、β-カロテンが油で調理するのが効果的なのに対し、ペリルアルデヒドは生食の方が効果的なので、さまざまな食べ方で摂るのがよいでしょう。

枝豆→　クスクスのサラダ

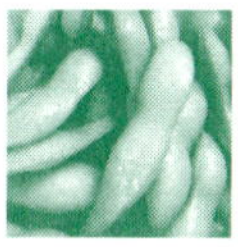

枝豆とは未成熟な大豆を収穫したものです。枝付きのまま扱われる事が多かったので「枝豆」と呼ばれるようになったとか。枝豆はタンパク質、ビタミンＢ１、カリウム、食物繊維、鉄、葉酸などを豊富に含んでいます。中でも鉄は意外と多く、ほうれん草や小松菜より豊富に含まれています。

ごま→　まぐろのオクラ和え

ごまに含まれる抗酸化物質の一つ、セサミンは、ビタミンEの保護・強化やコレステロールの吸収を押さえる働きがあります。ビタミンEは血液だけでなく、血管壁にたまったコレステロールをきれいに除去する作用もあります。

しいたけ→　ゴーヤの肉詰め

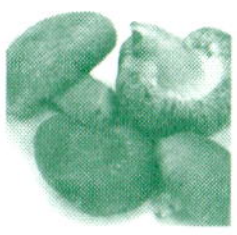

しいたけにはカリウム、葉酸、鉄、食物繊維、エリタデニンなどが含まれていますが、中でもエリタデニンは血中コレステロールの量を調整する働きがあります。干ししいたけは、カリウム、鉄、食物繊維などの栄養価がさらに高くなっています。

タコ→　クスクスのサラダ

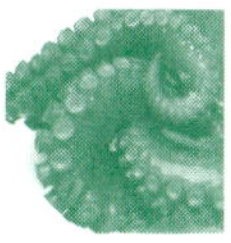

タコにはタウリン、シトステロール、亜鉛、ビタミンEなどが含まれています。抗酸化作用が強いタウリンという成分は、コレステロールを低下させ、心臓から出て行く血液量を増やす効果があり、シトステロールという成分にもコレステロール低下作用があります。また、亜鉛は、元気な精子を作るのに役立ちます。

玉ねぎ→　クスクスのサラダ・いつものサラダ

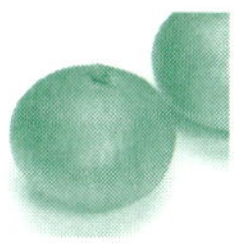

玉ねぎに豊富に含まれるアリシンは、ビタミンＢ１の吸収を助け、新陳代謝をよくする効果がある他に、血液の固まりを溶かす、血液中の脂質を減らす、血栓予防などに効果があります。スライスしてそのまま空気に15分ほどさらすことでさらに効果が高まります。

にんじん→　いつものサラダ

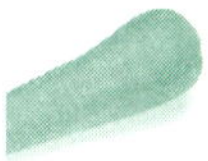

にんじんの主成分、β-カロテンは強力な抗酸化作用を持ち、活性酸素の害から体を守って血液をサラサラにする働きがあります。色素の元になっているのはリコピンで、抗酸化作用の他にも血液をサラサラにする、がんや老化の予防になります。β-カロテンは油で調理すると吸収力が大幅にUPします。

ピーマン→　いつものサラダ

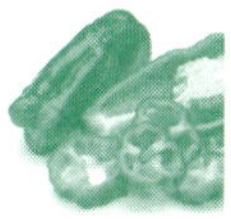

ピーマンに含まれるビタミンCは、コラーゲンの生成を助け、細胞を丈夫にします。また、ビタミンCの吸収を助けるビタミンPも多く、これは毛細血管を強くする働きがあります。匂い成分のピラジンには血液をさらさらにする、血栓予防に効果があるとされています。

ひじき→　ひじきのチャーハン

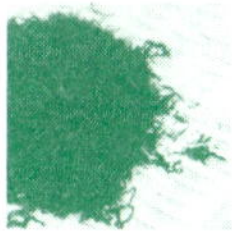

ひじきにはカルシウムと、その吸収に欠かせないマグネシウムが理想的な比率で入っているので、とても効率よくカルシウムを摂取することができます。卵子や精子にとってカルシウムは重要な栄養。しかも、食物繊維がたっぷり入っているので、積極的に摂るとよいでしょう。

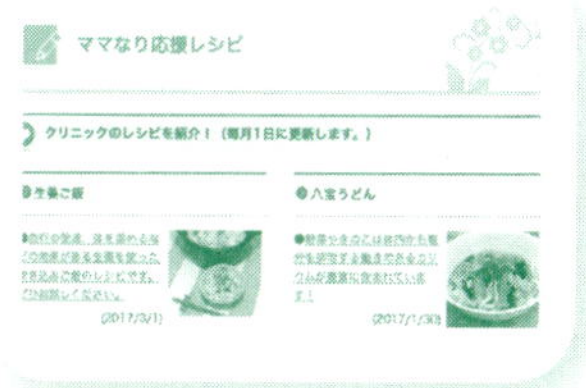

ママなり応援レシピは、不妊治療情報センター/funin.infoでも紹介しています。

http://www.funin.info/about/recipes

2017 全国の不妊治療 病院＆クリニック

病院情報、ピックアップガイダンスの見方／各項目のチェックについて

●あいうえおクリニック
Tel.000-000-0000　あいうえお市000-000　since 1999.5

医師2名　培養士2名
心理士1名(内部)

◆倫理・厳守宣言
医師／する ……■
培養士／する ……■

診療日	月	火	水	木	金	土	日	祝祭日
am	●	●	●	●	●	●		
pm	●		●		●			

予約受付時間　8・9・10・11・12・13・14・15・16・17・18・19・20・21・22時

ブライダルチェック＝○　婦人科検診＝○

夫婦での診療 …………●	顕微授精 ………………●	漢方薬の扱い …………×
患者への治療説明 ……●	自然・低刺激周期採卵法 ○	新薬の使用 ……………△
使用医薬品の説明 ……●	刺激周期採卵法(FSH,hMG) ●	カウンセリング ………△
治療費の詳細公開 ……●	凍結保存 ………………●	運動指導 ………………×
治療費助成金扱い …有り	男性不妊 ○連携施設あり	食事指導 ………………×
タイミング療法…………●	不育症 …………………×	女性医師がいる ………×
人工授精 ………………●	妊婦健診 ………10週まで	
人工授精 (AID) …………×	2人目不妊通院配慮 ……●	
体外受精 ………………●	腹腔鏡検査 ……………×	

料金目安
初診費用　2500円～
体外受精費用　35万～40万
顕微授精費用　40万～45万

私たちの街のクリニック紹介コーナーにピックアップガイダンスを設けました。ピックアップガイダンスは不妊治療情報センター・funin.info（不妊インフォ）にある情報内で公開掲載を希望されたあなたの街の施設です。

◆倫理・厳守宣言 ってな～に？

不妊治療では、精子や卵子という生命の根源を人為的に操作する行為が含まれます。倫理的にも十分気をつけなければならない面がありますから、その確認の意志表示を求めました。読者や社会への伝言として設けてみました。ノーチェックは□、チェックは■です。ご参考に！

ただし、末チェックだからといって倫理がないというわけではありません。社会での基準不足から、回答に躊躇していたり、チェックして後で何かあったら…と心配されての結果かもしれません。ともかく医療現場でのこの意識は大切であって欲しいですね。

◆ブライダルチェック ってな～に？

結婚を控えている方、すでに結婚され妊娠したいと考えている方、または将来の結婚に備えてチェックをしたい方などが、あらかじめ妊娠や分娩を妨げる婦人科的疾患や問題を検査することです。女性ばかりでなく男性もまた検査を受けておく対象となります。

◆料金目安 この見方って？

初診費用は、検査をするかどうか、また保険適用内かどうかでも違ってきます。一般的な目安としてご覧ください。数百円レベルの記載の所は、次回からの診療でより詳しく検査が行なわれるものと考えましょう。

顕微授精は体外受精プラス費用の回答をいただいた場合にはプラスを表示させていただきました。

○＝実施している
●＝常に力を入れて実施している
△＝検討中である
×＝実施していない

病院選びや受診時のご参考に！

不妊治療費助成制度が全国的に実施される中、患者様がより安心して受診でき、信頼できる病院情報が求められています。この情報にはいろいろな要素が含まれます。ピックアップガイダンスの内容を見ながら、あなたの受診、病院への問合せなどに前向きに、無駄のない治療をおすすめ下さい！

最寄りの病院（クリニック）はどこにあるの…？
あなたの街で不妊治療を受けるためのお役立ち情報です

●印は日本産科婦人科学会のART登録施設で、体外受精の診療を行っている施設です（2017年6月現在）

北海道地区／不妊治療のための病院リスト List

北海道
- ● とまこまいレディースクリニック　Tel.0144-73-5353　苫小牧市弥生町
- ● レディースクリニックぬまのはた　Tel.0144-53-0303　苫小牧市北栄町
- ● エナレディースクリニック　Tel.0133-72-8688　石狩市花川南9条
- ● 森産科婦人科病院　Tel.0166-22-6125　旭川市7条
- ● みずうち産科婦人科医院　Tel.0166-31-6713　旭川市豊岡4条
- ● 旭川医科大学附属病院　Tel.0166-65-2111　旭川市緑が丘
- 帯広厚生病院　Tel.0155-24-4161　帯広市西6条
- ● 慶愛病院　Tel.0155-22-4188　帯広市東3条
- 釧路赤十字病院　Tel.0154-22-7171　釧路市新栄町
- ● 北見レディースクリニック　Tel.0157-31-0303　北見市大通東
- ● 中村記念愛成病院　Tel.0157-24-8131　北見市高栄東町

北海道
- ● 時計台記念クリニック　Tel.011-251-1221　札幌市中央区
- ● 札幌厚生病院　Tel.011-261-5331　札幌市中央区
- ● 札幌医科大学医学部付属病院　Tel.011-611-2111　札幌市中央区
- ● おおこうち産婦人科　Tel.011-233-4103　札幌市中央区
- ● 福住産科婦人科クリニック　Tel.011-836-1188　札幌市豊平区
- ● KKR札幌医療センター　Tel.011-822-1811　札幌市豊平区
- ● 美加レディースクリニック　Tel.011-833-7773　札幌市豊平区
- 琴似産科婦人科クリニック　Tel.011-612-5611　札幌市西区
- ● 札幌東豊病院　Tel.011-704-3911　札幌市東区
- ● 秋山記念病院　Tel.0138-46-6660　函館市石川町
- 製鉄記念室蘭病院　Tel.0143-44-4650　室蘭市知利別町
- ● 岩城産婦人科　Tel.0144-38-3800　苫小牧市緑町

北海道
- 金山生殖医療クリニック　Tel.011-200-1122　札幌市北区
- ● さっぽろARTクリニック　Tel.011-700-5880　札幌市北区
- 札幌マタニティ・ウイメンズホスピタル　Tel.011-746-5505　札幌市北区
- ● 北海道大学病院　Tel.011-716-1161　札幌市北区
- ● 札幌白石産科婦人科病院　Tel.011-862-7211　札幌市白石区
- ● 青葉産婦人科クリニック　Tel.011-893-3207　札幌市厚別区
- ● 五輪橋マタニティクリニック　Tel.011-571-3110　札幌市南区
- ● 手稲渓仁会病院　Tel.011-681-8111　札幌市手稲区
- ● セントベビークリニック　Tel.011-215-0880　札幌市中央区
- ● 斗南病院　Tel.011-231-2121　札幌市中央区
- ● 円山レディースクリニック　Tel.011-614-0800　札幌市中央区
- ● 神谷レディースクリニック　Tel.011-231-2722　札幌市中央区

東北地区／不妊治療のための病院リスト List

宮城	桜ヒルズウイメンズクリニック	Tel.022-279-3367	仙台市青葉区
	● たんぽぽレディースクリニックあすと長町	Tel.022-738-7753	仙台市太白区
	● 仙台ソレイユ母子クリニック	Tel.022-248-5001	仙台市太白区
	● 仙台ARTクリニック	Tel.022-741-8851	仙台市宮城野区
	うつみレディスクリニック	Tel.0225-84-2868	東松島市赤井
	大井産婦人科医院	Tel.022-362-3231	塩竃市新富町
	● スズキ記念病院	Tel.0223-23-3111	岩沼市里の杜
福島	● いちかわクリニック	Tel.024-554-0303	福島市南矢野目
	● 福島県立医科大学附属病院	Tel.024-547-1111	福島市光が丘
	● アートクリニック産婦人科	Tel.024-523-1132	福島市栄町
	● 福島赤十字病院	Tel.024-534-6101	福島市入江町
	● 乾マタニティクリニック	Tel.024-925-0705	郡山市並木
	● あべウイメンズクリニック	Tel.024-923-4188	郡山市富久山町
	● ひさこファミリークリニック	Tel.024-952-4415	郡山市中ノ目
	太田西ノ内病院	Tel.024-925-1188	郡山市西ノ内
	寿泉堂綜合病院	Tel.024-932-6363	郡山市駅前
	● あみウイメンズクリニック	Tel.0242-37-1456	会津若松市八角町
	● 会津中央病院	Tel.0242-25-1515	会津若松市鶴賀町
	● いわき婦人科	Tel.0246-27-2885	いわき市内郷綴町
秋田	秋田赤十字病院	Tel.018-829-5000	秋田市上北手猿田
	あきたレディースクリニック安田	Tel.018-857-4055	秋田市土崎港中央
	● 池田産婦人科クリニック	Tel.0183-73-0100	湯沢市字両神
	● 大曲母子医院	Tel.0187-63-2288	大曲市福住町
	佐藤レディースクリニック	Tel.0187-86-0311	大仙市戸蒔
	● 大館市立総合病院	Tel.0186-42-5370	大館市豊町
山形	山形市立病院済生館	Tel.023-625-5555	山形市七日町
	● 山形済生病院	Tel.023-682-1111	山形市沖町
	レディースクリニック高山	Tel.023-674-0815	山形市嶋北
	● 山形大学医学部附属病院	Tel.023-628-1122	山形市飯田西
	国井クリニック	Tel.0237-84-4103	寒河江市中郷
	● ゆめクリニック	Tel.0238-26-1537	米沢市東
	米沢市立病院	Tel.0238-22-2450	米沢市相生町
	● すこやかレディースクリニック	Tel.0235-22-8418	鶴岡市東原町
	たんぽぽクリニック	Tel.0235-25-6000	鶴岡市大字日枝
	● 山形県立河北病院	Tel.0237-73-3131	西村山郡河北町
宮城	● 京野アートクリニック	Tel.022-722-8841	仙台市青葉区
	● 東北大学病院	Tel.022-717-7000	仙台市青葉区
	今泉産婦人科	Tel.022-234-3421	仙台市青葉区
青森	● エフ・クリニック	Tel.017-729-4103	青森市浜田
	● レディスクリニック・セントセシリア	Tel.017-738-0321	青森市筒井八ツ橋
	青森県立中央病院	Tel.017-726-8111	青森市東造道
	● 八戸クリニック	Tel.0178-22-7725	八戸市柏崎
	● たけうちマザーズクリニック	Tel.0178-20-6556	八戸市石堂
	● 下北医療センターむつ総合病院	Tel.0175-22-2111	むつ市小川町
	● 婦人科 さかもとともみクリニック	Tel.0172-29-5080	弘前市早稲田
	● 弘前大学医学部付属病院	Tel.0172-33-5111	弘前市本町
	安斎レディスクリニック	Tel.0173-33-1103	五所川原市一ツ谷
岩手	● 岩手医科大学付属病院	Tel.019-651-5111	盛岡市内丸
	● さくらウイメンズクリニック	Tel.019-621-4141	盛岡市中ノ橋通
	産科婦人科吉田医院	Tel.019-622-9433	盛岡市若園町
	平間産婦人科	Tel.0197-24-6601	奥州市水沢区
	岩手県立二戸病院	Tel.0195-23-2191	二戸市堀野
秋田	藤盛レィディーズクリニック	Tel.018-884-3939	秋田市東通仲町
	中通総合病院	Tel.018-833-1122	秋田市南通みその町
	● 秋田大学医学部附属病院	Tel.018-834-1111	秋田市広面
	● 清水産婦人科クリニック	Tel.018-893-5655	秋田市広面
	● 設楽産婦人科内科クリニック	Tel.018-816-0311	秋田市外旭川
	市立秋田総合病院	Tel.018-823-4171	秋田市川元松丘町

関東地区／不妊治療のための病院リスト List

栃木	佐野厚生総合病院	Tel.0283-22-5222	佐野市堀米町
	● 城山公園すずきクリニック	Tel.0283-22-0195	佐野市久保町
	サン・レディースクリニック	Tel.0282-24-3541	栃木市樋ノ口町
	● 中央クリニック	Tel.0285-40-1121	下野市薬師寺
	● 自治医科大学病院	Tel.0285-44-2111	下野市薬師寺
	石塚産婦人科	Tel.0287-36-6231	那須塩原市三島
	● 国際医療福祉大学病院	Tel.0287-37-2221	那須塩原市井口
茨城	● いがらしクリニック	Tel.0297-62-0936	龍ヶ崎市栄町
	● 筑波大学附属病院	Tel.029-853-3900	つくば市天久保
	● つくばARTクリニック	Tel.029-863-6111	つくば市竹園
	● 筑波学園病院	Tel.029-836-1355	つくば市上横場
	● 遠藤産婦人科医院	Tel.0296-20-1000	筑西市中舘
	● 根本産婦人科医院	Tel.0296-77-0431	笠間市八雲
	江幡産婦人科病院	Tel.029-224-3223	水戸市備前町
	● 石渡産婦人科病院	Tel.029-221-2553	水戸市上水戸
群馬	● 光病院	Tel.0274-24-1234	藤岡市本郷
	クリニックオガワ	Tel.0279-22-1377	渋川市石原
	宇津木医院	Tel.0270-64-7878	佐波郡玉村町
埼玉	宇都宮中央クリニック	Tel.028-636-1121	宇都宮市馬場通り
	● 平尾産婦人科医院	Tel.028-648-5222	宇都宮市鶴田
	● かわつクリニック	Tel.028-639-1118	宇都宮市大寛
	● 福泉医院	Tel.028-639-1122	宇都宮市下栗町
	● ちかざわLadie'sクリニック	Tel.028-638-2380	宇都宮市城東
	高橋あきら産婦人科医院	Tel.028-663-1103	宇都宮市東今泉
	かしわぶち産婦人科	Tel.028-663-3715	宇都宮市海道町
	● 済生会 宇都宮病院	Tel.028-626-5500	宇都宮市竹林町
	● 獨協医科大学病院	Tel.0282-86-1111	下都賀郡壬生町
	● 那須赤十字病院	Tel.0287-23-1122	大田原市中日原
	足利赤十字病院	Tel.0284-21-0121	足利市本城
	匠レディースクリニック	Tel.0283-21-0003	佐野市奈良渕町
群馬	斎川産婦人科	Tel.027-327-0462	高崎市岩押町
	セントラル・レディース・クリニック	Tel.027-326-7711	高崎市東町
	● 高崎ARTクリニック	Tel.027-310-7701	高崎市あら町
	産科婦人科舘出張　佐藤病院	Tel.027-322-2243	高崎市若松町
	● セキールレディースクリニック	Tel.027-330-2200	高崎市栄町
	矢崎医院	Tel.027-344-3511	高崎市剣崎町
	● 上条女性クリニック	Tel.027-345-1221	高崎市栗崎町
	公立富岡総合病院	Tel.0274-63-2111	富岡市富岡
	● JCHO群馬中央病院	Tel.027-221-8165	前橋市紅雲町
	● 群馬大学医学部附属病院	Tel.027-220-7111	前橋市昭和町
	● 横田マタニティーホスピタル	Tel.027-234-4135	前橋市下小出町
	前橋協立病院	Tel.027-265-3511	前橋市朝倉町
	● 神岡産婦人科	Tel.027-253-4152	前橋市石倉町
	● ときざわレディスクリニック	Tel.0276-60-2580	太田市小舞木町
	真中医院	Tel.0276-72-1630	館林市本町

関東地区／不妊治療のための病院リスト List

東京

●	オーク銀座レディースクリニック	Tel.03-3567-0099	中央区銀座
●	銀座レディースクリニック	Tel.03-3535-1117	中央区銀座
●	楠原ウィメンズクリニック	Tel.03-6274-6433	中央区銀座
●	銀座すずらん通りレディスクリニック	Tel.03-3569-7711	中央区銀座
	銀座ウイメンズクリニック	Tel.03-5537-7600	中央区銀座
●	虎の門病院	Tel.03-3588-1111	港区虎ノ門
●	新橋夢クリニック	Tel.03-3593-2121	港区新橋
●	東京慈恵会医科大学附属病院	Tel.03-3433-1111	港区西新橋
●	芝公園かみやまクリニック	Tel.03-6414-5641	港区芝
●	リプロダクションクリニック東京	Tel.03-6228-5351	港区東新橋
●	六本木レディースクリニック	Tel.0120-853-999	港区六本木
●	オリーブレディースクリニック麻布十番	Tel.03-6804-3208	港区麻布十番
●	赤坂見附宮崎産婦人科	Tel.03-3478-6443	港区元赤坂
	美馬レディースクリニック	Tel.03-6277-7397	港区赤坂
●	赤坂レディースクリニック	Tel.03-5545-4123	港区赤坂
●	檜町ウィメンズクリニック	Tel.03-3589-5622	港区赤坂
●	山王病院	Tel.03-3402-3151	港区赤坂
●	クリニック ドゥ ランジュ	Tel.03-5413-8067	港区北青山
	たて山レディスクリニック	Tel.03-3408-5526	港区南青山
●	東京HARTクリニック	Tel.03-5766-3660	港区南青山
●	北里研究所病院	Tel.03-3444-6161	港区白金
●	京野レディースクリニック高輪	Tel.03-6408-4124	港区高輪
●	城南レディスクリニック品川	Tel.03-3440-5562	港区高輪
●	秋葉原ART Clinic	Tel.03-5807-6888	台東区上野
●	日本医科大学付属病院 女性診療科	Tel.03-3822-2131	文京区千駄木
●	順天堂大学医学部附属順天堂医院	Tel.03-3813-3111	文京区本郷
●	東京大学医学部附属病院	Tel.03-3815-5411	文京区本郷
●	東京医科歯科大学医学部附属病院	Tel.03-5803-5684	文京区湯島
●	中野レディースクリニック	Tel.03-5390-6030	北区王子
●	東京北医療センター	Tel.03-5963-3311	北区赤羽台
●	日暮里レディースクリニック	Tel.03-5615-1181	荒川区西日暮里
●	臼井医院	Tel.03-3605-0381	足立区東和
	池上レディースクリニック	Tel.03-5838-0228	足立区伊興
	アーク米山クリニック	Tel.03-3849-3333	足立区西新井栄町
●	真島クリニック	Tel.03-3849-4127	足立区関原
	東京慈恵会医科大学葛飾医療センター	Tel.03-3603-2111	葛飾区青戸
●	あいウイメンズクリニック	Tel.03-3829-2522	墨田区錦糸
	大倉医院	Tel.03-3611-4077	墨田区墨田
●	木場公園クリニック・分院	Tel.03-5245-4122	江東区木場
●	東峯婦人クリニック	Tel.03-3630-0303	江東区木場
●	五の橋レディスクリニック	Tel.03-5836-2600	江東区亀戸
	はなおかレディースクリニック	Tel.03-5767-5285	品川区南大井
●	クリニック飯塚	Tel.03-3495-8761	品川区西五反田

千葉

●	みやけウィメンズクリニック	Tel.043-293-3500	千葉市緑区
	川崎レディースクリニック	Tel.04-7155-3451	流山市東初石
	ジュノ・ヴェスタクリニック八田	Tel.047-385-3281	松戸市牧の原
●	大川レデイースクリニック	Tel.047-341-3011	松戸市馬橋
	松戸市立病院	Tel.047-363-2171	松戸市上本郷
●	本八幡レディースクリニック	Tel.047-322-7755	市川市八幡
●	東京歯科大学市川総合病院	Tel.047-322-0151	市川市菅野
●	さち・レディースクリニック	Tel.047-495-2050	船橋市印内町
	北原産婦人科	Tel.047-465-5501	船橋市習志野台
●	共立習志野台病院	Tel.047-466-3018	船橋市習志野台
●	津田沼IVFクリニック	Tel.047-455-3111	船橋市前原西
●	窪谷産婦人科IVFクリニック	Tel.04-7136-2601	柏市柏
●	中野レディースクリニック	Tel.04-7162-0345	柏市柏
●	さくらウィメンズクリニック	Tel.047-700-7077	浦安市北栄
●	パークシティ吉田レディースクリニック	Tel.047-316-3321	浦安市明海
●	順天堂大学医学部附属浦安病院	Tel.047-353-3111	浦安市富岡
●	そうクリニック	Tel.043-424-1103	四街道市大日
●	東邦大学医学部附属佐倉病院	Tel.043-462-8811	佐倉市下志津
●	高橋レディースクリニック	Tel.043-463-2129	佐倉市ユーカリが丘
●	日吉台レディースクリニック	Tel.0476-92-1103	富里市日吉台
●	成田赤十字病院	Tel.0476-22-2311	成田市飯田町
●	淡路ウィメンズクリニック	Tel.043-440-7820	八街市八街
	増田産婦人科	Tel.0479-73-1100	匝瑳市八日市場
	旭中央病院	Tel.0479-63-8111	旭市イ
●	宗田マタニティクリニック	Tel.0436-24-4103	市原市根田
●	重城産婦人科小児科	Tel.0438-41-3700	木更津市万石
●	薬丸病院	Tel.0438-25-0381	木更津市富士見
	ファミール産院	Tel.0470-24-1135	館山市北条
●	亀田総合病院 ARTセンター	Tel.04-7092-2211	鴨川市東町

東京

●	杉山産婦人科 丸の内	Tel.03-5222-1500	千代田区丸の内
●	あいだ希望クリニック	Tel.03-3254-1124	千代田区内神田
	日本大学病院	Tel.03-3293-1711	千代田区神田駿河台
●	小畑会浜田病院	Tel.03-5280-1166	千代田区神田駿河台
	三楽病院	Tel.03-3292-3981	千代田区神田駿河台
	杉村レディースクリニック	Tel.03-3264-8686	千代田区五番町
	エス・セットクリニック<男性不妊専門>	Tel.03-6262-0745	中央区日本橋室町
●	Natural ART Clinic 日本橋	Tel.03-6262-5757	千代田区日本橋
	八重洲中央クリニック	Tel.03-3270-1121	中央区八重洲
	黒田インターナショナルメディカルリプロダクション	Tel.03-3555-5650	中央区新川
	こやまレディースクリニック	Tel.03-5859-5975	中央区勝どき
●	聖路加国際病院	Tel.03-3541-5151	中央区明石町
●	はるねクリニック銀座	Tel.03-5250-6850	中央区銀座
●	両角レディースクリニック	Tel.03-5159-1101	中央区銀座

茨城

●	植野産婦人科医院	Tel.029-221-2513	水戸市五軒町
	岩崎病院	Tel.029-241-8700	水戸市笠原町
●	小塙医院	Tel.0299-58-3185	小美玉市田木谷
	原レディスクリニック	Tel.029-276-9577	ひたちなか市笹野町
●	福地レディースクリニック	Tel.0294-27-7521	日立市鹿島町

埼玉

●	セントウィメンズクリニック	Tel.048-871-1771	さいたま市浦和区
●	JCHO埼玉メディカルセンター	Tel.048-832-4951	さいたま市浦和区
●	すごうウィメンズクリニック	Tel.048-650-0098	さいたま市大宮区
●	秋山レディースクリニック	Tel.048-663-0005	さいたま市大宮区
●	大宮レディスクリニック	Tel.048-648-1657	さいたま市大宮区
●	かしわざき産婦人科	Tel.048-641-8077	さいたま市大宮区
●	大宮中央総合病院	Tel.048-663-2501	さいたま市北区
	大原医院	Tel.048-641-0470	さいたま市桜木町
●	あらかきウィメンズクリニック	Tel.048-838-1107	さいたま市南区
●	丸山記念総合病院	Tel.048-757-3511	さいたま市岩槻区
●	大和たまごクリニック	Tel.048-757-8100	さいたま市岩槻区
●	ソフィア祐子レディースクリニック	Tel.048-253-7877	川口市西川口
●	永井マザーズホスピタル	Tel.048-959-1311	三郷市上彦名
	越谷市立病院	Tel.048-965-2221	越谷市東越谷
●	産婦人科菅原病院	Tel.048-964-3321	越谷市越谷
●	ゆうレディースクリニック	Tel.048-967-3122	越谷市南越谷
●	獨協医科大学越谷病院	Tel.048-965-1111	越谷市南越谷
●	スピカレディースクリニック	Tel.0480-65-7750	加須市南篠崎
●	中村レディスクリニック	Tel.048-562-3505	羽生市中岩瀬
●	埼玉医科大学病院	Tel.049-276-1297	入間郡毛呂山町
●	埼玉医科大学総合医療センター	Tel.049-228-3674	川越市鴨田
●	恵愛生殖医療クリニック志木	Tel.048-485-1155	新座市東北
●	大塚産婦人科	Tel.048-479-7802	新座市片山
●	ウィメンズクリニックふじみ野	Tel.049-293-8210	富士見市ふじみ野西
●	ミューズレディスクリニック	Tel.049-256-8656	ふじみ野市霞ヶ丘
●	吉田産科婦人科医院	Tel.04-2932-8781	入間市野田
●	瀬戸病院	Tel.04-2922-0221	所沢市金山町
●	さくらレディスクリニック	Tel.042-992-0371	所沢市くすのき台
●	熊谷総合病院	Tel.048-521-0065	熊谷市中西
	平田クリニック	Tel.048-526-1171	熊谷市肥塚
	Women's Clinic ひらしま産婦人科	Tel.048-722-1103	上尾市原市
	上尾中央総合病院	Tel.048-773-1111	上尾市柏座
	小林産婦人科クリニック	Tel.048-773-4135	桶川市北
	みやざきクリニック	Tel.0493-72-2233	比企郡小川町

千葉

●	高橋ウイメンズクリニック	Tel.043-243-8024	千葉市中央区
●	千葉メディカルセンター	Tel.043-261-5111	千葉市中央区
●	千葉大学医学部附属病院	Tel.043-226-2121	千葉市中央区
●	亀田IVFクリニック幕張	Tel.043-296-8141	千葉市美浜区

関東地区／不妊治療のための病院リスト List

神奈川

● 聖マリアンナ医科大学病院 生殖医療センター	Tel.044-977-8111	川崎市宮前区
● みなとみらい夢クリニック	Tel.045-228-3131	横浜市西区
田渕レディスクリニック	Tel.045-314-3300	横浜市西区
ハマノ産婦人科	Tel.045-323-1131	横浜市西区
● 神奈川レディースクリニック	Tel.045-290-8666	横浜市神奈川区
● 横浜HARTクリニック	Tel.045-620-5731	横浜市神奈川区
● 菊名西口医院	Tel.045-401-6444	横浜市港北区
● アモルクリニック	Tel.045-475-1000	横浜市港北区
● なかむらアートクリニック	Tel.045-534-6534	横浜市港北区
● CMポートクリニック	Tel.045-948-3761	横浜市都筑区
かもい女性総合クリニック	Tel.045-929-3700	横浜市都筑区
● 産婦人科クリニックさくら	Tel.045-911-9936	横浜市青葉区
● 田園都市レディースクリニック	Tel.045-988-1124	横浜市青葉区
● 済生会横浜市東部病院	Tel.045-576-3000	横浜市鶴見区
元町宮地クリニック<男性不妊>	Tel.045-263-9115	横浜市中区
● 馬車道レディスクリニック	Tel.045-228-1680	横浜市中区
● 横浜市立大学医学部附属市民総合医療センター	Tel.045-261-5656	横浜市南区
● 東條ARTクリニック	Tel.045-841-0501	横浜市港南区
● 東條ウイメンズホスピタル	Tel.045-843-1121	横浜市港南区
● 福田ウイメンズクリニック	Tel.045-825-5525	横浜市戸塚区
塩崎産婦人科	Tel.046-889-1103	三浦市南下浦町
● 愛育レディーズクリニック	Tel.046-277-3316	大和市南林間
塩塚クリニック	Tel.046-228-4628	厚木市旭町
● 海老名レディースクリニック	Tel.046-236-1105	海老名市中央
● 矢内原ウィメンズクリニック	Tel.0467-50-0112	鎌倉市大船
● 湘南レディースクリニック	Tel.0466-55-5066	藤沢市鵠沼花沢町
● 山下湘南夢クリニック	Tel.0466-55-5011	藤沢市鵠沼石上町
● メディカルパーク湘南	Tel.0466-41-0331	藤沢市湘南台
● 神奈川ARTクリニック	Tel.042-701-3855	相模原市南区
● 北里大学病院	Tel.042-778-8415	相模原市南区
● ソフィアレディスクリニック	Tel.042-776-3636	相模原市中央区
長谷川レディースクリニック	Tel.042-700-5680	相模原市緑区
みうらレディースクリニック	Tel.0467-59-4103	茅ヶ崎市東海岸南
平塚市民病院	Tel.0463-32-0015	平塚市南原
牧野クリニック	Tel.0463-21-2364	平塚市八重咲町
● 須藤産婦人科医院	Tel.0463-77-7666	秦野市南矢名
伊勢原協同病院	Tel.0463-94-2111	伊勢原市桜台
● 東海大学医学部附属病院	Tel.0463-93-1121	伊勢原市下糟屋

東京

● 慶愛クリニック	Tel.03-3987-3090	豊島区東池袋
● 松本レディースクリニック 不妊センター	Tel.03-5958-5633	豊島区東池袋
● 池袋えざきレディースクリニック	Tel.03-5911-0034	豊島区池袋
小川クリニック	Tel.03-3951-0356	豊島区南長崎
● 帝京大学医学部附属病院	Tel.03-3964-1211	板橋区加賀
荘病院	Tel.03-3963-0551	板橋区板橋
● 日本大学医学部附属板橋病院	Tel.03-3972-8111	板橋区大谷口上町
● ときわ台レディースクリニック	Tel.03-5915-5207	板橋区常盤台
渡辺産婦人科医院	Tel.03-5399-3008	板橋区高島平
● ウイメンズ・クリニック大泉学園	Tel.03-5935-1010	練馬区東大泉
● 池下レディースクリニック吉祥寺	Tel.0422-27-2965	武蔵野市吉祥寺本町
● うすだレディースクリニック	Tel.0422-28-0363	武蔵野市吉祥寺本町
武蔵野赤十字病院	Tel.0422-32-3111	武蔵野市境南町
● 武蔵境いわもと婦人科クリニック	Tel.0422-31-3737	武蔵野市境南町
● 杏林大学医学部附属病院	Tel.0422-47-5511	三鷹市新川
● ウィメンズクリニック神野	Tel.0424-80-3105	調布市国領町
● 幸町IVFクリニック	Tel.042-365-0341	府中市府中町
岡産婦人科	Tel.042-572-0368	国立市中
● 貝原レディースクリニック	Tel.042-352-8341	府中市府中町
● ジュンレディースクリニック小平	Tel.042-329-4103	小平市喜平町
● 立川ARTレディースクリニック	Tel.042-527-1124	立川市曙町
● 井上レディスクリニック	Tel.042-529-0111	立川市富士見町
● 小泉産婦人科医院	Tel.042-626-7070	八王子市八幡町
みなみ野レディースクリニック	Tel.042-632-8044	八王子市西片倉
南大沢婦人科皮膚科クリニック	Tel.0426-74-0855	八王子市南大沢
西島産婦人科医院	Tel.0426-61-6642	八王子市千人町
● みむろウィメンズクリニック	Tel.042-710-3609	町田市原町田
● ひろいウィメンズクリニック	Tel.042-850-9027	町田市森野
町田市民病院	Tel.042-722-2230	町田市旭町
松岡レディスクリニック	Tel.042-479-5656	東久留米市東本町
日本医科大学附属多摩永山病院	Tel.042-371-2111	多摩市永山
● こまちレディースクリニック	Tel.042-357-3535	多摩市落合

神奈川

● 川崎市立川崎病院	Tel.044-233-5521	川崎市川崎区
近藤産婦人科	Tel.044-411-3894	川崎市中原区
日本医科大学武蔵小杉病院	Tel.044-733-5181	川崎市中原区
● ノア・ウィメンズクリニック	Tel.044-739-4122	川崎市中原区
渡部産婦人科医院	Tel.044-766-5632	川崎市高津区
● 南生田レディースクリニック	Tel.044-930-3223	川崎市多摩区
● 新百合ヶ丘総合病院	Tel.044-322-9991	川崎市麻生区

東京

● はなおかIVFクリニック品川	Tel.03-5759-5112	品川区大崎
● 昭和大学病院	Tel.03-3784-8000	品川区旗の台
● 東邦大学医療センター大森病院	Tel.03-3762-4151	大田区大森西
とちぎクリニック	Tel.03-3777-7712	大田区山王
大森赤十字病院	Tel.03-3775-3111	大田区中央
● キネマアートクリニック	Tel.03-5480-1940	大田区蒲田
● ファティリティクリニック東京	Tel.03-3477-0369	渋谷区東
● 日本赤十字社医療センター	Tel.03-3400-1311	渋谷区広尾
恵比寿つじクリニック<男性不妊専門>	Tel.03-5768-7883	渋谷区恵比寿南
● はらメディカルクリニック	Tel.03-3356-4211	渋谷区千駄ヶ谷
篠原クリニック	Tel.03-3377-6633	渋谷区笹塚
みやぎしレディースクリニック	Tel.03-5731-8866	目黒区八雲
● とくおかレディースクリニック	Tel.03-5701-1722	目黒区中根
● 峯レディースクリニック	Tel.03-5731-8161	目黒区自由が丘
● 三軒茶屋ウィメンズクリニック	Tel.03-5779-7155	世田谷区太子堂
梅ヶ丘産婦人科	Tel.03-3429-6036	世田谷区梅丘
● 杉山産婦人科	Tel.03-5454-5666	世田谷区大原
藤沢レディースクリニック	Tel.03-5727-1212	世田谷区喜多見
● 国立生育医療研究センター	Tel.03-3416-0181	世田谷区大蔵
● ローズレディースクリニック	Tel.03-3703-0114	世田谷区等々力
● 陣内ウィメンズクリニック	Tel.03-3722-2255	世田谷区奥沢
● 田園都市レディースクリニック二子玉川	Tel.03-3707-2455	世田谷区玉川
にしなレディースクリニック	Tel.03-5797-3247	世田谷区用賀
用賀レディースクリニック	Tel.03-5491-5137	世田谷区上用賀
池ノ上産婦人科	Tel.03-3467-4608	世田谷区上北沢
● 慶應義塾大学病院	Tel.03-3353-1211	新宿区信濃町
● 東京医科大学病院	Tel.03-3342-6111	新宿区西新宿
● 新宿ARTクリニック	Tel.03-5324-5577	新宿区西新宿
● うつみやす子レディースクリニック	Tel.03-3368-3781	新宿区西新宿
● 加藤レディスクリニック	Tel.03-3366-3777	新宿区西新宿
● 国立国際医療研究センター病院	Tel.03-3202-7181	新宿区戸山
● 東京女子医科大学病院	Tel.03-3353-8111	新宿区河田町
東京山手メディカルセンター	Tel.03-3364-0251	新宿区百人町
● 桜の芽クリニック	Tel.03-6908-7740	新宿区高田馬場
野原産婦人科クリニック	Tel.03-3386-2525	中野区上高田
新中野女性クリニック	Tel.03-3384-3281	中野区本町
藤間産婦人科医院	Tel.03-3372-5700	中野区弥生町
河北総合病院	Tel.03-3339-2121	杉並区阿佐ヶ谷北
● 荻窪病院 虹クリニック	Tel.03-5335-6577	杉並区荻窪

ピックアップ クリニックガイダンス PICK UP

●ときざわレディスクリニック

太田市 since 2005.4

Tel.0276-60-2580 太田市小舞木町256

医師1名 培養士3名
心理士0名
◆倫理・厳守宣言
医　師/する…■
培養士/する…■

診療日	月	火	水	木	金	土	日	祝祭日
am	●	●	●	●	●	●		
pm	●		●		●			

予約受付時間 8·9·10·11·12·13·14·15·16·17·18·19·20·21·22時

ブライダルチェック＝○ 婦人科検診＝○

- 夫婦での診療 …………●
- 患者への治療説明 ……●
- 使用医薬品の説明 ……●
- 治療費の詳細公開 ……●
- 治療費助成金扱い …有り
- タイミング療法 ………○
- 人工授精 ……………●
- 人工授精 (AID) ………×
- 体外受精 ……………●
- 顕微授精 ……………●
- 自然・低刺激周期採卵法 ●
- 刺激周期採卵法(FSH,hMG) ●
- 凍結保存 ……………●
- 男性不妊 ……………●
- 不育症 ………………○
- 妊婦健診 ……○10週まで
- 2人目不妊通院配慮 …○
- 腹腔鏡検査 …………×
- 漢方薬の扱い …………○
- 新薬の使用 ……………●
- カウンセリング ………●
- 運動指導 ……………△
- 食事指導 ……………△
- 女性医師がいる ………×

料金目安
初診費用 1,000円～
体外受精費用 27万～35万円
顕微授精費用 32万～40万円

●秋山レディースクリニック

さいたま市 since 2003.2

Tel.048-663-0005 さいたま市大宮区大成町3-542

医師1名 培養士1名
心理士0名
◆倫理・厳守宣言
医　師/する…■
培養士/する…■

診療日	月	火	水	木	金	土	日	祝祭日
am	●	●		●	●	●		
pm	●	●		●	●			

予約受付時間 8·9·10·11·12·13·14·15·16·17·18·19·20·21·22時

ブライダルチェック＝● 婦人科検診＝●

- 夫婦での診療 …………●
- 患者への治療説明 ……●
- 使用医薬品の説明 ……●
- 治療費の詳細公開 ……●
- 治療費助成金扱い …有り
- タイミング療法 ………●
- 人工授精 ……………●
- 人工授精 (AID) ………×
- 体外受精 ……………●
- 顕微授精 ……………●
- 自然・低刺激周期採卵法 ●
- 刺激周期採卵法(FSH,hMG) ●
- 凍結保存 ……………●
- 男性不妊 ○連携施設あり
- 不育症 ………………●
- 妊婦健診 ……○15週まで
- 2人目不妊通院配慮 …●
- 腹腔鏡検査 …………×
- 漢方薬の扱い …………●
- 新薬の使用 ……………●
- カウンセリング ………●
- 運動指導 ……………×
- 食事指導 ……………×
- 女性医師がいる ………×

料金目安
初診費用 1,000円～
体外受精費用 20万円～
顕微授精費用 25万円～

●恵愛生殖医療クリニック志木

新座市 since 2009.4

Tel.048-485-1155 新座市東北2-34-15 ホワイトハイツ2F

医師4名 培養士5名
心理士1名（内部）
◆倫理・厳守宣言
医　師/する…■
培養士/する…■

診療日	月	火	水	木	金	土	日	祝祭日
am	●	●	●	●	●	●		
pm	●	●	●	●	●			

診療受付時間 8·9·10·11·12·13·14·15·16·17·18·19·20·21·22時

ブライダルチェック＝○ 婦人科検診＝○

- 夫婦での診療 …………●
- 患者への治療説明 ……●
- 使用医薬品の説明 ……○
- 治療費の詳細公開 ……●
- 治療費助成金扱い …有り
- タイミング療法 ………●
- 人工授精 ……………●
- 人工授精 (AID) ………×
- 体外受精 ……………●
- 顕微授精 ……………●
- 自然・低刺激周期採卵法 ●
- 刺激周期採卵法(FSH,hMG) ●
- 凍結保存 ……………●
- 男性不妊 ○連携施設あり
- 不育症 ………………●
- 妊婦検診 ……………×
- 2人目不妊通院配慮 …○
- 腹腔鏡検査 …………×
- 漢方薬の扱い …………○
- 新薬の使用 ……………●
- カウンセリング ………○
- 運動指導 ……………×
- 食事指導 ……………×
- 女性医師がいる ………●

料金目安
初診費用 2万円～
体外受精費用 16.8万～40万円
顕微授精費用 22.05万～45万円

●パークシティ 吉田レディースクリニック

浦安市 since 2004.5

Tel.047-316-3321 浦安市明海5-7-5 パークシティ東京ベイ新浦安ドクターズベイ

医師1名 培養士1名
心理士0名
◆倫理・厳守宣言
医　師/する…■
培養士/する…■

診療日	月	火	水	木	金	土	日	祝祭日
am	●	●	●	●	●	●	▲	▲
pm	●	●	●		●			

予約受付時間 8·9·10·11·12·13·14·15·16·17·18·19·20·21·22時

ブライダルチェック＝○ 婦人科検診＝●

▲日曜・祝日は予約診療

- 夫婦での診療 …………○
- 患者への治療説明 ……●
- 使用医薬品の説明 ……●
- 治療費の詳細公開 ……●
- 治療費助成金扱い …有り
- タイミング療法 ………●
- 人工授精 ……………●
- 人工授精 (AID) ………×
- 体外受精 ……………●
- 顕微授精 ……………△
- 自然・低刺激周期採卵法 ●
- 刺激周期採卵法(FSH,hMG) ●
- 凍結保存 ……………○
- 男性不妊 ○連携施設あり
- 不育症 ………………●
- 妊婦健診 ……○34週まで
- 2人目不妊通院配慮 …○
- 腹腔鏡検査 …………×
- 漢方薬の扱い …………●
- 新薬の使用 ……………○
- カウンセリング ………○
- 運動指導 ……………○
- 食事指導 ……………○
- 女性医師がいる ………×

料金目安
初診費用 5,000円～
体外受精費用 30万～35万円
顕微授精費用 —

●中野レディースクリニック

柏市 since2005.4

Tel.04-7162-0345 柏市柏2-10-11-1F

医師1名 培養士2名
心理士0名
◆倫理・厳守宣言
医　師/する…■
培養士/する…■

診療日	月	火	水	木	金	土	日	祝祭日
am	●	●	●	●	●	●		
pm	●	▲	●	▲	●			

予約受付時間 8·9·10·11·12·13·14·15·16·17·18·19·20·21·22時

ブライダルチェック＝△ 婦人科検診＝●

▲火・木曜は午後5時まで

- 夫婦での診療 …………●
- 患者への治療説明 ……●
- 使用医薬品の説明 ……●
- 治療費の詳細公開 ……○
- 治療費助成金扱い …有り
- タイミング療法 ………●
- 人工授精 ……………●
- 人工授精 (AID) ………×
- 体外受精 ……………●
- 顕微授精 ……………●
- 自然・低刺激周期採卵法 ●
- 刺激周期採卵法(FSH,hMG) ●
- 凍結保存 ……………●
- 男性不妊 ●連携施設あり
- 不育症 ………………●
- 妊婦健診○12～30週まで
- 2人目不妊通院配慮 …○
- 腹腔鏡検査 …………●
- 漢方薬の扱い …………○
- 新薬の使用 ……………●
- カウンセリング ………△
- 運動指導 ……………△
- 食事指導 ……………△
- 女性医師がいる ………×

料金目安
初診費用 —
体外受精費用 30万～35万円
顕微授精費用 40万～45万円

男性不妊専門 エス・セットクリニック

中央区 since 2012.9

Tel.03-6262-0745 中央区日本橋室町4-3-12 バンセイ室町ビル10F

医師6名 培養士0名
心理士0名
◆倫理・厳守宣言
医　師/する…■
培養士/する…■

診療日	月	火	水	木	金	土	日	祝祭日
am						●	●	●
pm	●	●	●	●	●	●	●	●

予約受付時間 8·9·10·11·12·13·14·15·16·17·18·19·20·21·22時

ブライダルチェック＝● 婦人科検診＝×

※完全予約制

- 夫婦での診療 …………●
- 患者への治療説明 ……●
- 使用医薬品の説明 ……●
- 治療費の詳細公開 ……●
- 治療費助成金扱い ……△
- タイミング療法 ………×
- 人工授精 ……………×
- 人工授精 (AID) ………×
- 体外受精 ……………×
- 顕微授精 ……………×
- 自然・低刺激周期採卵法 ×
- 刺激周期採卵法(FSH,hMG) ×
- 凍結保存 ……………●
- 男性不妊 ……………●
- 不育症 ………………×
- 妊婦健診 ……………×
- 2人目不妊通院配慮 …●
- 腹腔鏡検査 …………×
- 漢方薬の扱い …………●
- 新薬の使用 ……………●
- カウンセリング ………●
- 運動指導 ……………×
- 食事指導 ……………○
- 女性医師がいる ………×

料金目安
初診費用 5,400円～
体外受精費用 —
顕微授精費用 —

●赤坂レディースクリニック

港区 since 2016.4

Tel.03-5545-4123 港区赤坂5-4-7 The Hexagon 4F

医師1名 培養士2名
心理士0名
◆倫理・厳守宣言
医　師/する…■
培養士/する…■

診療日	月	火	水	木	金	土	日	祝祭日
am	●	●		●	●	▲		
pm	●	●		●	●			

予約受付時間 8·9·10·11·12·13·14·15·16·17·18·19·20·21·22時

ブライダルチェック＝○ 婦人科検診＝×

▲土曜午後は17:00まで

- 夫婦での診療 …………●
- 患者への治療説明 ……●
- 使用医薬品の説明 ……●
- 治療費の詳細公開 ……●
- 治療費助成金扱い …有り
- タイミング療法 ………●
- 人工授精 ……………●
- 人工授精 (AID) ………×
- 体外受精 ……………●
- 顕微授精 ……………●
- 自然・低刺激周期採卵法 ●
- 刺激周期採卵法(FSH,hMG) ●
- 凍結保存 ……………●
- 男性不妊 ○連携施設あり
- 不育症 ………………○
- 妊婦検診 ……○10週まで
- 2人目不妊通院配慮 …●
- 腹腔鏡検査 …………×
- 漢方薬の扱い …………●
- 新薬の使用 ……………●
- カウンセリング ………○
- 運動指導 ……………×
- 食事指導 ……………×
- 女性医師がいる ………●

料金目安
初診費用 2万円～
体外受精費用 20万円～
顕微授精費用 25万円～

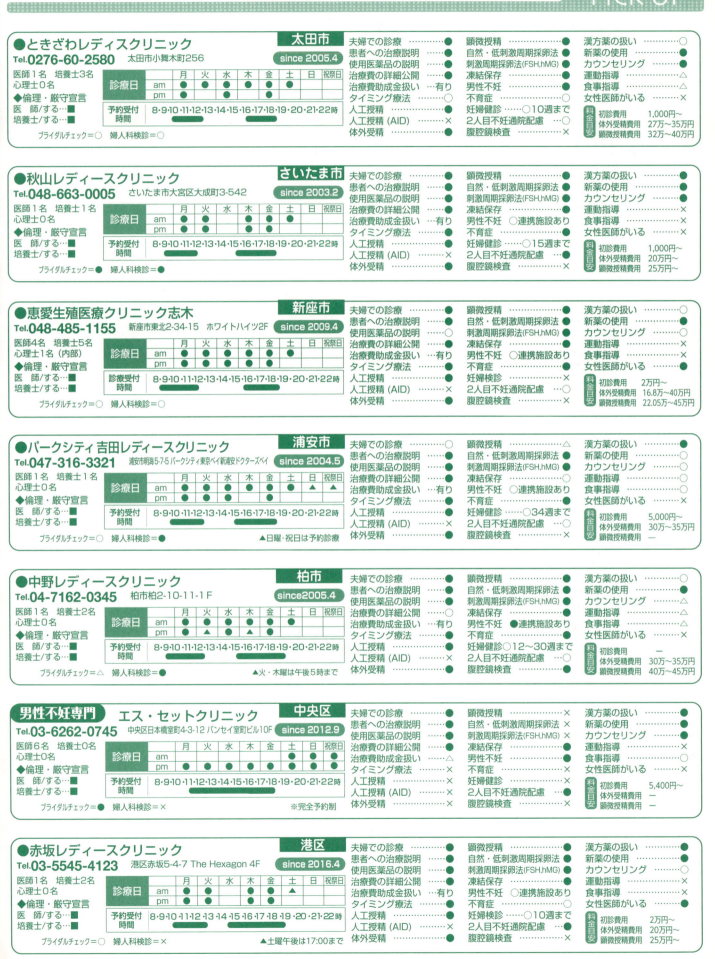

関東地区／ピックアップ クリニックガイダンス　PICK UP

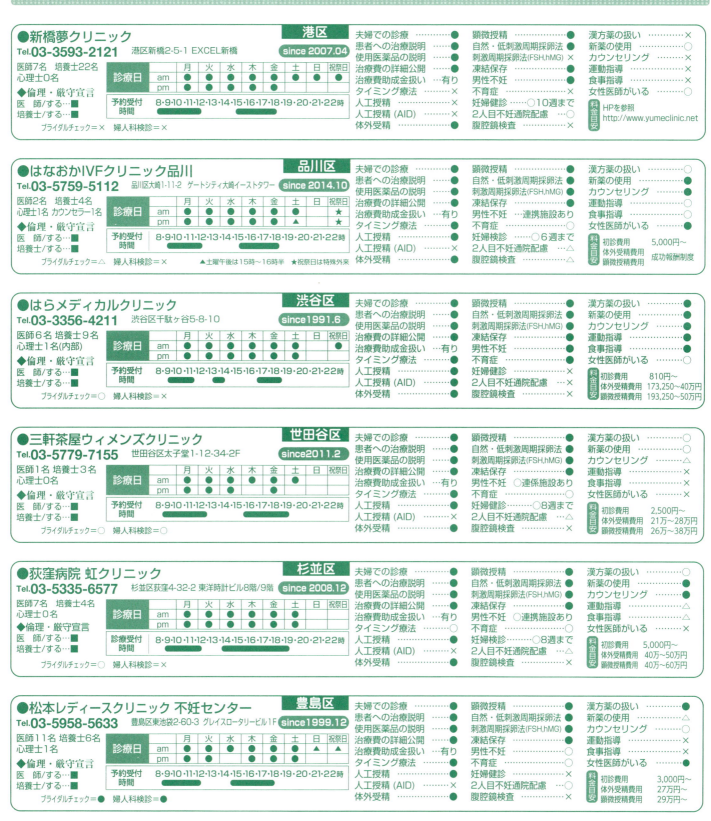

●新橋夢クリニック
港区

Tel.03-3593-2121　港区新橋2-5-1 EXCEL新橋　since 2007.04

医師7名　培養士22名
心理士0名

◆倫理・厳守宣言
医　師/する…■
培養士/する…■

診療日	月	火	水	木	金	土	日	祝祭日
am	●	●	●	●	●	●	●	●
pm	●	●	●	●	●			

予約受付時間　8・9・10・11・12・13・14・15・16・17・18・19・20・21・22時

ブライダルチェック＝×　婦人科検診＝×

- 夫婦での診療 ……●
- 患者への治療説明 ……●
- 使用医薬品の説明 ……●
- 治療費の詳細公開 ……●
- 治療費助成金扱い …有り
- タイミング療法 ……×
- 人工授精 ……×
- 人工授精 (AID) ……×
- 体外受精 ……●
- 顕微授精 ……●
- 自然・低刺激周期採卵法 ●
- 刺激周期採卵法(FSH,hMG) ×
- 凍結保存 ……●
- 男性不妊 ……●
- 不育症 ……×
- 妊婦健診 ……○10週まで
- 2人目不妊通院配慮 …○
- 腹腔鏡検査 ……×
- 漢方薬の扱い ……×
- 新薬の使用 ……○
- カウンセリング ……×
- 運動指導 ……×
- 食事指導 ……×
- 女性医師がいる ……○

料金目安　HPを参照　http://www.yumeclinic.net

●はなおかIVFクリニック品川
品川区

Tel.03-5759-5112　品川区大崎1-11-2　ゲートシティ大崎イーストタワー　since 2014.10

医師2名　培養士4名
心理士1名 カウンセラー1名

◆倫理・厳守宣言
医　師/する…■
培養士/する…■

診療日	月	火	水	木	金	土	日	祝祭日
am	●	●	●	●	●	●		★
pm	●	●	●	●	●	▲		★

予約受付時間　8・9・10・11・12・13・14・15・16・17・18・19・20・21・22時

ブライダルチェック＝△　婦人科検診＝×　▲土曜午後は15時〜16時半　★祝祭日は特殊外来

- 夫婦での診療 ……●
- 患者への治療説明 ……●
- 使用医薬品の説明 ……●
- 治療費の詳細公開 ……●
- 治療費助成金扱い …有り
- タイミング療法 ……●
- 人工授精 ……●
- 人工授精 (AID) ……×
- 体外受精 ……●
- 顕微授精 ……●
- 自然・低刺激周期採卵法 ●
- 刺激周期採卵法(FSH,hMG) ●
- 凍結保存 ……●
- 男性不妊 …連携施設あり
- 不育症 ……○
- 妊婦検診 ……○6週まで
- 2人目不妊通院配慮 …△
- 腹腔鏡検査 ……△
- 漢方薬の扱い ……○
- 新薬の使用 ……●
- カウンセリング ……●
- 運動指導 ……○
- 食事指導 ……○
- 女性医師がいる ……●

料金目安
初診費用　5,000円〜
体外受精費用
顕微授精費用　成功報酬制度

●はらメディカルクリニック
渋谷区

Tel.03-3356-4211　渋谷区千駄ヶ谷5-8-10　since1991.6

医師6名 培養士9名
心理士1名(内部)

◆倫理・厳守宣言
医　師/する…■
培養士/する…■

診療日	月	火	水	木	金	土	日	祝祭日
am	●	●	●	●	●	●		●
pm	●	●	●	●	●	●		

予約受付時間　8・9・10・11・12・13・14・15・16・17・18・19・20・21・22時

ブライダルチェック＝○　婦人科検診＝×

- 夫婦での診療 ……●
- 患者への治療説明 ……●
- 使用医薬品の説明 ……●
- 治療費の詳細公開 ……●
- 治療費助成金扱い …有り
- タイミング療法 ……●
- 人工授精 ……●
- 人工授精 (AID) ……●
- 体外受精 ……●
- 顕微授精 ……●
- 自然・低刺激周期採卵法 ●
- 刺激周期採卵法(FSH,hMG) ●
- 凍結保存 ……●
- 男性不妊 ……●
- 不育症 ……●
- 妊婦健診 ……×
- 2人目不妊通院配慮 …×
- 腹腔鏡検査 ……×
- 漢方薬の扱い ……●
- 新薬の使用 ……●
- カウンセリング ……●
- 運動指導 ……●
- 食事指導 ……●
- 女性医師がいる ……○

料金目安
初診費用　810円〜
体外受精費用　173,250〜40万円
顕微授精費用　193,250〜50万円

●三軒茶屋ウィメンズクリニック
世田谷区

Tel.03-5779-7155　世田谷区太子堂1-12-34-2F　since2011.2

医師1名 培養士3名
心理士0名

◆倫理・厳守宣言
医　師/する…■
培養士/する…■

診療日	月	火	水	木	金	土	日	祝祭日
am	●	●	●	●	●	●		
pm	●	●	●		●			

予約受付時間　8・9・10・11・12・13・14・15・16・17・18・19・20・21・22時

ブライダルチェック＝○　婦人科検診＝○

- 夫婦での診療 ……●
- 患者への治療説明 ……●
- 使用医薬品の説明 ……●
- 治療費の詳細公開 ……●
- 治療費助成金扱い …有り
- タイミング療法 ……●
- 人工授精 ……●
- 人工授精 (AID) ……×
- 体外受精 ……●
- 顕微授精 ……●
- 自然・低刺激周期採卵法 ●
- 刺激周期採卵法(FSH,hMG) ●
- 凍結保存 ……●
- 男性不妊 ○連係施設あり
- 不育症 ……○
- 妊婦健診 ……○8週まで
- 2人目不妊通院配慮 …△
- 腹腔鏡検査 ……×
- 漢方薬の扱い ……○
- 新薬の使用 ……○
- カウンセリング ……△
- 運動指導 ……×
- 食事指導 ……×
- 女性医師がいる ……×

料金目安
初診費用　2,500円〜
体外受精費用　21万〜28万円
顕微授精費用　26万〜38万円

●荻窪病院 虹クリニック
杉並区

Tel.03-5335-6577　杉並区荻窪4-32-2 東洋時計ビル8階/9階　since 2008.12

医師7名　培養士4名
心理士0名

◆倫理・厳守宣言
医　師/する…■
培養士/する…■

診療日	月	火	水	木	金	土	日	祝祭日
am	●	●	●	●	●	●		
pm	●	●	●	●	●	●		

診療受付時間　8・9・10・11・12・13・14・15・16・17・18・19・20・21・22時

ブライダルチェック＝○　婦人科検診＝×

- 夫婦での診療 ……●
- 患者への治療説明 ……●
- 使用医薬品の説明 ……●
- 治療費の詳細公開 ……●
- 治療費助成金扱い …有り
- タイミング療法 ……○
- 人工授精 ……●
- 人工授精 (AID) ……×
- 体外受精 ……●
- 顕微授精 ……●
- 自然・低刺激周期採卵法 ●
- 刺激周期採卵法(FSH,hMG) ●
- 凍結保存 ……●
- 男性不妊 ○連携施設あり
- 不育症 ……×
- 妊婦検診 ……○8週まで
- 2人目不妊通院配慮 …△
- 腹腔鏡検査 ……×
- 漢方薬の扱い ……○
- 新薬の使用 ……●
- カウンセリング ……●
- 運動指導 ……△
- 食事指導 ……△
- 女性医師がいる ……×

料金目安
初診費用　5,000円〜
体外受精費用　40万〜50万円
顕微授精費用　40万〜60万円

●松本レディースクリニック 不妊センター
豊島区

Tel.03-5958-5633　豊島区東池袋2-60-3 グレイスロータリービル1F　since1999.12

医師11名 培養士6名
心理士1名

◆倫理・厳守宣言
医　師/する…■
培養士/する…■

診療日	月	火	水	木	金	土	日	祝祭日
am	●	●	●	●	●	●	▲	▲
pm	●	●		●	●	●		

予約受付時間　8・9・10・11・12・13・14・15・16・17・18・19・20・21・22時

ブライダルチェック＝●　婦人科検診＝●

- 夫婦での診療 ……●
- 患者への治療説明 ……●
- 使用医薬品の説明 ……●
- 治療費の詳細公開 ……●
- 治療費助成金扱い …有り
- タイミング療法 ……●
- 人工授精 ……●
- 人工授精 (AID) ……×
- 体外受精 ……●
- 顕微授精 ……●
- 自然・低刺激周期採卵法 ●
- 刺激周期採卵法(FSH,hMG) ●
- 凍結保存 ……●
- 男性不妊 ……○
- 不育症 ……○
- 妊婦健診 ……×
- 2人目不妊通院配慮 …○
- 腹腔鏡検査 ……×
- 漢方薬の扱い ……●
- 新薬の使用 ……△
- カウンセリング ……○
- 運動指導 ……×
- 食事指導 ……×
- 女性医師がいる ……●

料金目安
初診費用　3,000円〜
体外受精費用　27万円〜
顕微授精費用　29万円〜

関東地区／ピックアップ クリニックガイダンス PICK UP

●ウイメンズ・クリニック大泉学園
練馬区

Tel.03-5935-1010 練馬区東大泉1-27-19 アラウダ大泉ビル3～5F since 2005.11

医師5名 培養士7名
心理士1名（内部）
◆倫理・厳守宣言
医 師/する…■
培養士/する…■

		月	火	水	木	金	土	日	祝祭日
診療日	am	●	●	●	●	●	●		
	pm		●	●		●			

予約受付時間 8·9·10·11·12·13·14·15·16·17·18·19·20·21·22時

ブライダルチェック＝ー 婦人科検診＝○

夫婦での診療 ……○
患者への治療説明 ……●
使用医薬品の説明 ……○
治療費の詳細公開 ……●
治療費助成金扱い …有り
タイミング療法 ……●
人工授精 ……●
人工授精（AID） ……×
体外受精 ……●

顕微授精 ……●
自然・低刺激周期採卵法 ●
刺激周期採卵法(FSH,hMG) ●
凍結保存 ……●
男性不妊 ○連携施設あり
不育症 ……○
妊婦健診 ……○12週まで
2人目不妊通院配慮 …●
腹腔鏡検査 ……●

漢方薬の扱い ……○
新薬の使用 ……○
カウンセリング ……●
運動指導 ……△
食事指導 ……△
女性医師がいる ……○

料金目安
初診費用 15,000円～
体外受精費用 16万円～
顕微授精費用 22万円～

●幸町IVFクリニック
府中市

Tel.042-365-0341 府中市府中町1-18-17 コンテント府中1F・2F since 1990.4

医師3名 培養士3名
心理士0名
◆倫理・厳守宣言
医 師/する…■
培養士/する…■

		月	火	水	木	金	土	日	祝祭日
診療日	am		●	●	●	●	●	●	
	pm		●	●	●	●	▲	▲	

予約受付時間 8·9·10·11·12·13·14·15·16·17·18·19·20·21·22時

ブライダルチェック＝× 婦人科検診＝○ ▲土日の受付時間は15:00～16:00

夫婦での診療 ……●
患者への治療説明 ……●
使用医薬品の説明 ……●
治療費の詳細公開 ……○
治療費助成金扱い …有り
タイミング療法 ……×
人工授精 ……×
人工授精（AID） ……×
体外受精 ……●

顕微授精 ……●
自然・低刺激周期採卵法 ●
刺激周期採卵法(FSH,hMG) ●
凍結保存 ……●
男性不妊 ●連携施設あり
不育症 ……○
妊婦健診 ……○10週まで
2人目不妊通院配慮 …△
腹腔鏡検査 ……×

漢方薬の扱い ……○
新薬の使用 ……●
カウンセリング ……△
運動指導 ……△
食事指導 ……△
女性医師がいる ……×

料金目安
初診費用 850円～
体外受精費用 33万～36万円
顕微授精費用 39万～55万円

●みなとみらい夢クリニック
横浜市

Tel.045-228-3131 横浜市西区みなとみらい3-6-3 MMパークビル2F since 2008.2

医師5名 培養士18名
心理士0名
◆倫理・厳守宣言
医 師/する…■
培養士/する…■

		月	火	水	木	金	土	日	祝祭日
診療日	am	●	●	●	★	●	□	★	□
	pm	●	■	●		●			

予約受付時間※ 8·9·10·11·12·13·14·15·16·17·18·19·20·21·22時

ブライダルチェック＝× 婦人科検診＝×
■火曜午後は14:30～16:30 □土曜・祝日は8:30～13:00
※診療時間に準ずる ★木・日曜完全予約制(採卵・移植のみ)

夫婦での診療 ……●
患者への治療説明 ……●
使用医薬品の説明 ……●
治療費の詳細公開 ……●
治療費助成金扱い …有り
タイミング療法 ……●
人工授精 ……●
人工授精（AID） ……×
体外受精 ……●

顕微授精 ……●
自然・低刺激周期採卵法 ●
刺激周期採卵法(FSH,hMG) ×
凍結保存 ……●
男性不妊 ……●
不育症 ……●
妊婦検診……9週まで
2人目不妊通院配慮 …●
腹腔鏡検査 ……×

漢方薬の扱い ……○
新薬の使用 ……○
カウンセリング ……○
運動指導 ……×
食事指導 ……×
女性医師がいる ……○

料金目安
初診費用 4,000円～
体外受精費用 34.5万円～
顕微授精費用 上記+3,2万～5,4万円

●神奈川レディースクリニック
横浜市

Tel.045-290-8666 横浜市神奈川区西神奈川1-11-5 ARTVISTA横浜ビル since 2003.6

医師3名 培養士13名
心理士0名
◆倫理・厳守宣言
医 師/する…■
培養士/する…■

		月	火	水	木	金	土	日	祝祭日
診療日	am	●	●	●	●	●	●	●	●
	pm	●	●	●	△	●			

診療受付時間 8·9·10·11·12·13·14·15·16·17·18·19·20·21·22時

ブライダルチェック＝× 婦人科検診＝○ ※受付順番システム導入（携帯で順番確認可能）△完全予約

夫婦での診療 ……●
患者への治療説明 ……●
使用医薬品の説明 ……●
治療費の詳細公開 ……●
治療費助成金扱い …有り
タイミング療法 ……●
人工授精 ……●
人工授精（AID） ……×
体外受精 ……●

顕微授精 ……●
自然・低刺激周期採卵法 ●
刺激周期採卵法(FSH,hMG) ●
凍結保存 ……●
男性不妊 ●連携施設あり
不育症 ……●
妊婦健診 ……×
2人目不妊通院配慮 …●
腹腔鏡検査 ……×

漢方薬の扱い ……●
新薬の使用 ……●
カウンセリング ……●
運動指導 ……○
食事指導 ……○
女性医師がいる ……×

料金目安
初診費用 6,000～ 2万円
体外受精費用 38万～42万円
顕微授精費用 40万～45万円

●馬車道レディスクリニック
横浜市

Tel.045-228-1680 横浜市中区相生町4-65-3 馬車道メディカルスクエア since 2001.4

医師2名 培養士5名
心理士0名
◆倫理・厳守宣言
医 師/する…■
培養士/する…■

		月	火	水	木	金	土	日	祝祭日
診療日	am	●		●	●	●	●	●	
	pm	●		●	●	●			

予約受付時間 8·9·10·11·12·13·14·15·16·17·18·19·20·21·22時

ブライダルチェック＝○ 婦人科検診＝× ※予約受付は24時間対応

夫婦での診療 ……●
患者への治療説明 ……●
使用医薬品の説明 ……●
治療費の詳細公開 ……●
治療費助成金扱い …有り
タイミング療法 ……●
人工授精 ……●
人工授精（AID） ……×
体外受精 ……●

顕微授精 ……●
自然・低刺激周期採卵法 ●
刺激周期採卵法(FSH,hMG) ●
凍結保存 ……●
男性不妊 ○連携施設あり
不育症 ……×
妊婦健診 ……○10週まで
2人目不妊通院配慮 …●
腹腔鏡検査 ……×

漢方薬の扱い ……○
新薬の使用 ……●
カウンセリング ……△
運動指導 ……△
食事指導 ……△
女性医師がいる ……○

料金目安
初診費用 5,000円～
体外受精費用 25万～30万円
顕微授精費用 32万～37万円

●福田ウイメンズクリニック
横浜市

Tel.045-825-5525 横浜市戸塚区品濃町550-3 木村ビル2F since 1993.8

医師1名 培養士4名
心理士0名
◆倫理・厳守宣言
医 師/する…■
培養士/する…■

		月	火	水	木	金	土	日	祝祭日
診療日	am	●	●	●	●	●	●		
	pm	●	●	●		●			

予約受付時間 8·9·10·11·12·13·14·15·16·17·18·19·20·21·22時

ブライダルチェック＝○ 婦人科検診＝○

夫婦での診療 ……●
患者への治療説明 ……●
使用医薬品の説明 ……●
治療費の詳細公開 ……●
治療費助成金扱い …有り
タイミング療法 ……●
人工授精 ……●
人工授精（AID） ……×
体外受精 ……●

顕微授精 ……●
自然・低刺激周期採卵法 ●
刺激周期採卵法(FSH,hMG) ●
凍結保存 ……●
男性不妊 ●連携施設あり
不育症 ……○
妊婦健診 ……○
2人目不妊通院配慮 …●
腹腔鏡検査 ……×

漢方薬の扱い ……○
新薬の使用 ……●
カウンセリング ……○
運動指導 ……△
食事指導 ……△
女性医師がいる ……×

料金目安
初診費用 4,620円～
体外受精費用 25万～30万円
顕微授精費用 30万～35万円

●湘南レディースクリニック
藤沢市

Tel.0466-55-5066 藤沢市鵠沼花沢町1-12 第5相澤ビル5・6F since 2007.9

医師3名 培養士6名
心理士0名
◆倫理・厳守宣言
医 師/する…■
培養士/する…■

		月	火	水	木	金	土	日	祝祭日
診療日	am	●	●	●	●	●	●	●	
	pm	●	●	●	●	●			

予約受付時間 8·9·10·11·12·13·14·15·16·17·18·19·20·21·22時

ブライダルチェック＝○ 婦人科検診＝● ※再診受付はWEBにて24時間対応

夫婦での診療 ……●
患者への治療説明 ……●
使用医薬品の説明 ……●
治療費の詳細公開 ……●
治療費助成金扱い …有り
タイミング療法 ……●
人工授精 ……●
人工授精（AID） ……×
体外受精 ……●

顕微授精 ……●
自然・低刺激周期採卵法 ●
刺激周期採卵法(FSH,hMG) ●
凍結保存 ……●
男性不妊 ○連携施設あり
不育症 ……●
妊婦健診 ……32週まで
2人目不妊通院配慮 …●
腹腔鏡検査 ……×

漢方薬の扱い ……●
新薬の使用 ……●
カウンセリング ……●
運動指導 ……○
食事指導 ……○
女性医師がいる ……×

料金目安
初診費用 5,000円～
体外受精費用 15万～29万円
顕微授精費用 19万～35万円

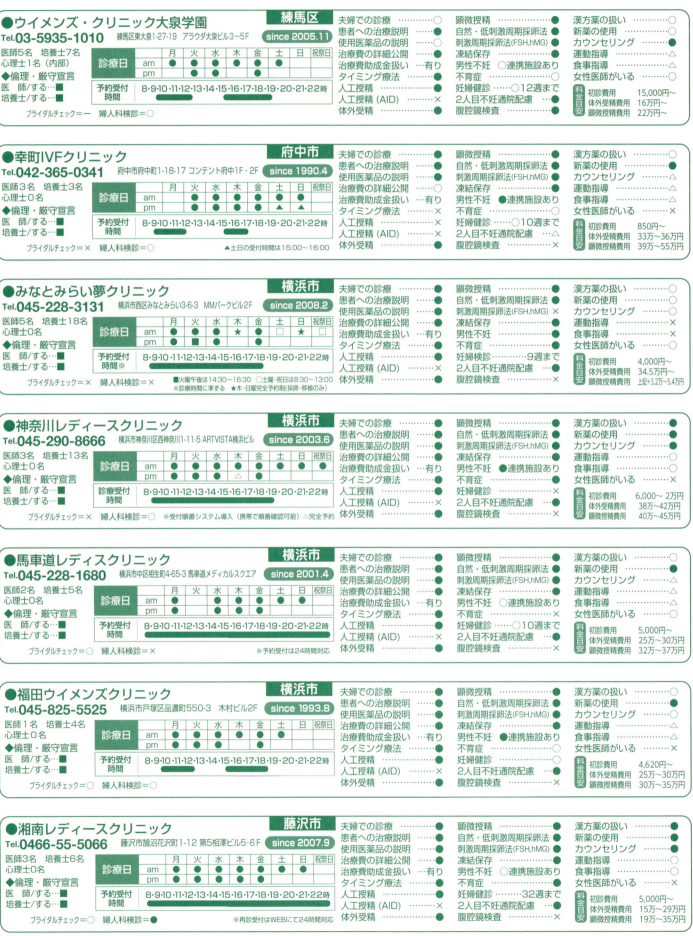

中部地区／不妊治療のための病院リスト List

地域	病院名	Tel	所在地
石川	●永遠幸レディスクリニック	Tel.0761-23-1555	小松市小島町
	荒木病院	Tel.0761-22-0301	小松市若杉町
	川北レイクサイドクリニック	Tel.0761-22-0232	小松市今江町
	●恵寿総合病院	Tel.0767-52-3211	七尾市富岡町
	●深江レディースクリニック	Tel.076-294-3336	野々市市郷町
福井	●本多レディースクリニック	Tel.0776-24-6800	福井市宝永
	福井県立病院	Tel.0776-54-5151	福井市四ツ井
	●大月産婦人科クリニック	Tel.0776-35-3035	福井市足羽
	●西ウイミンズクリニック	Tel.0776-33-3663	福井市木田
	公立丹南病院	Tel.0778-51-2260	鯖江市三六町
	●中山クリニック	Tel.0770-56-5588	小浜市多田
	●福井大学医学部附属病院	Tel.0776-61-3111	吉田郡永平寺町
岐阜	●髙橋産婦人科	Tel.058-263-5726	岐阜市梅ケ枝町
	●古田産科婦人科クリニック	Tel.058-265-2395	岐阜市金町
	●岐阜大学医学部附属病院	Tel.058-230-6000	岐阜市柳戸
	石原産婦人科	Tel.058-241-3535	岐阜市芥見嵯峨
	●操レディスホスピタル	Tel.058-233-8811	岐阜市津島町
	●おおのレディースクリニック	Tel.058-233-0201	岐阜市光町
	●花林レディースクリニック	Tel.058-393-1122	羽島市竹鼻町
	もりレディースクラブクリニック	Tel.0584-74-1888	大垣市河間町
	●クリニックママ	Tel.0584-73-5111	大垣市今宿
	●大垣市民病院	Tel.0584-81-3341	大垣市南頬町
	東海中央病院	Tel.058-382-3101	各務原市蘇原東島町
	久美愛厚生病院	Tel.0577-32-1115	高山市中切町
	●中西ウィメンズクリニック	Tel.0572-25-8882	多治見市大正町
	とまつレディースクリニック	Tel.0574-61-1138	可児市広見
	●松波総合病院	Tel.058-388-0111	羽島郡笠松町
新潟	●新潟大学医歯学総合病院	Tel.025-227-2460	新潟市中央区旭町通
	●済生会新潟第二病院	Tel.025-233-6161	新潟市西区寺地
	荒川レディースクリニック	Tel.025-672-2785	新潟市西蒲区
	●レディスクリニック石黒	Tel.0256-33-0150	三条市荒町
	●関塚医院	Tel.0254-26-1405	新発田市小舟町
富山	かみいち総合病院	Tel.076-472-1212	中新川郡上市町
	●富山赤十字病院	Tel.076-433-2222	富山市牛島本町
	●小嶋ウィメンズクリニック	Tel.076-432-1788	富山市五福
	●富山県立中央病院	Tel.0764-24-1531	富山市西長江
	●女性クリニックWe! TOYAMA	Tel.076-493-5533	富山市根塚町
	富山市民病院	Tel.0764-22-1112	富山市今泉北部町
	高岡市民病院	Tel.0766-23-0204	高岡市宝町
	●あいARTクリニック	Tel.0766-27-3311	高岡市下伏間江
	済生会高岡病院	Tel.0766-21-0570	高岡市二塚
	厚生連高岡病院	Tel.0766-21-3930	高岡市永楽町
	黒部市民病院	Tel.0765-54-2211	黒部市三日市
	●あわの産婦人科医院	Tel.0765-72-0588	下新川郡入善町
	●津田産婦人科医院	Tel.0763-33-3035	砺波市寿町
石川	石川県立中央病院	Tel.076-237-8211	金沢市鞍月東
	吉澤レディースクリニック	Tel.076-266-8155	金沢市稚日野町
	金沢大学附属病院	Tel.076-265-2000	金沢市宝町
	金沢医療センター	Tel.076-262-4161	金沢市石引
	●金沢たまごクリニック	Tel.076-237-3300	金沢市諸江町
	うきた産婦人科医院	Tel.076-291-2277	金沢市新神田
	●鈴木レディスホスピタル	Tel.076-242-3155	金沢市寺町
	金沢医科大学病院	Tel.076-286-2211	河北郡内灘町
	やまぎしレディスクリニック	Tel.076-287-6066	野々市市藤平田
山梨	●薬袋レディースクリニック	Tel.055-226-3711	甲府市飯田
	●吉田婦人クリニック	Tel.055-226-5566	中巨摩郡昭和町
	●山梨大学医学部附属病院	Tel.055-273-1111	中央市下河東
長野	●吉澤産婦人科医院	Tel.026-226-8475	長野市七瀬中町
	長野赤十字病院	Tel.026-226-4131	長野市若里
	●長野市民病院	Tel.026-295-1199	長野市富竹
	●篠ノ井総合病院	Tel.026-292-2261	長野市篠ノ井会
	●佐久市立国保浅間総合病院	Tel.0267-67-2295	佐久市岩村田
	●佐久平エンゼルクリニック	Tel.0267-67-5816	佐久市長土呂
	●三浦産婦人科	Tel.0268-22-0350	上田市中央
	●わかばレディス&マタニティクリニック	Tel.0263-45-0103	松本市浅間温泉
	●信州大学医学部附属病院	Tel.0263-35-4600	松本市旭
	●北原レディースクリニック	Tel.0263-48-3186	松本市島立
	●菜の花マタニティクリニック	Tel.0265-76-7087	伊那市日影
	平岡産婦人科	Tel.0266-72-6133	茅野市ちの
	●諏訪マタニティークリニック	Tel.0266-28-6100	諏訪郡下諏訪町
	ひろおか さくらレディースウィメンズクリニック	Tel.0263-85-0013	塩尻市広丘吉田
新潟	●立川綜合病院不妊体外受精センター	Tel.0258-33-3111	長岡市神田町
	●長岡レディースクリニック	Tel.0258-22-7780	長岡市新保
	●セントポーリアウイメンズクリニック	Tel.0258-21-0800	長岡市南七日町
	●大島クリニック	Tel.025-522-2000	上越市鴨島
	●菅谷ウィメンズクリニック	Tel.025-546-7660	上越市新光町
	●源川産婦人科クリニック	Tel.025-272-5252	新潟市東区
	●木戸病院	Tel.025-273-2151	新潟市東区上木戸
	●新津産科婦人科クリニック	Tel.025-384-4103	新潟市江南区
	●産科・婦人科ロイヤルハートクリニック	Tel.025-244-1122	新潟市中央区天神尾
	●荒川 大桃エンゼルマザークリニック	Tel.025-281-1103	新潟市中央区出来島

中部地区／ピックアップ クリニックガイダンス PICK UP

●吉澤産婦人科医院

長野市

Tel.026-226-8475 長野市七瀬中町96

since 1966.2

医師1名 培養士4名
不妊カウンセラー5名
◆倫理・厳守宣言
医 師/する…■
培養士/する…■

診療日	月	火	水	木	金	土	日	祝祭日
am	●	●	●	●	●	●		
pm	●	●		●	●			

予約受付時間 8・9・10・11・12・13・14・15・16・17・18・19・20・21・22時

ブライダルチェック=○ 婦人科検診=○

夫婦での診療	○	顕微授精	●	漢方薬の扱い	○
患者への治療説明	○	自然・低刺激周期採卵法	×	新薬の使用	○
使用医薬品の説明	○	刺激周期採卵法(FSH,hMG)	●	カウンセリング	●
治療費の詳細公開	○	凍結保存	●	運動指導	×
治療費助成金扱い	有り	男性不妊	○	食事指導	×
タイミング療法	○	不育症	○	女性医師がいる	×
人工授精	●	妊婦健診	×		
人工授精 (AID)	×	2人目不妊通院配慮	○		
体外受精	●	腹腔鏡検査	×		

料金目安
- 初診費用 ー
- 体外受精費用 25万円〜
- 顕微授精費用 30万円〜

●操レディスホスピタル

岐阜市

Tel.058-233-8811 岐阜市津島町6-19

since 2001.1

医師3名 培養士3名
心理士1名（内部）
◆倫理・厳守宣言
医 師/する…■
培養士/する…■

診療日	月	火	水	木	金	土	日	祝祭日
am	●	●	●	●	●	●		
pm	●	●	●		●	●		

予約受付時間 8・9・10・11・12・13・14・15・16・17・18・19・20・21・22時

ブライダルチェック=○ 婦人科検診=●

夫婦での診療	●	顕微授精	●	漢方薬の扱い	●
患者への治療説明	●	自然・低刺激周期採卵法	●	新薬の使用	●
使用医薬品の説明	●	刺激周期採卵法(FSH,hMG)	●	カウンセリング	●
治療費の詳細公開	●	凍結保存	●	運動指導	●
治療費助成金扱い	有り	男性不妊	●	食事指導	●
タイミング療法	●	不育症	●	女性医師がいる	●
人工授精	●	妊婦健診	分娩まで		
人工授精 (AID)	×	2人目不妊通院配慮	●		
体外受精	●	腹腔鏡検査	×		

料金目安
- 初診費用 ー
- 体外受精費用 18万円〜
- 顕微授精費用 上記+3万円〜

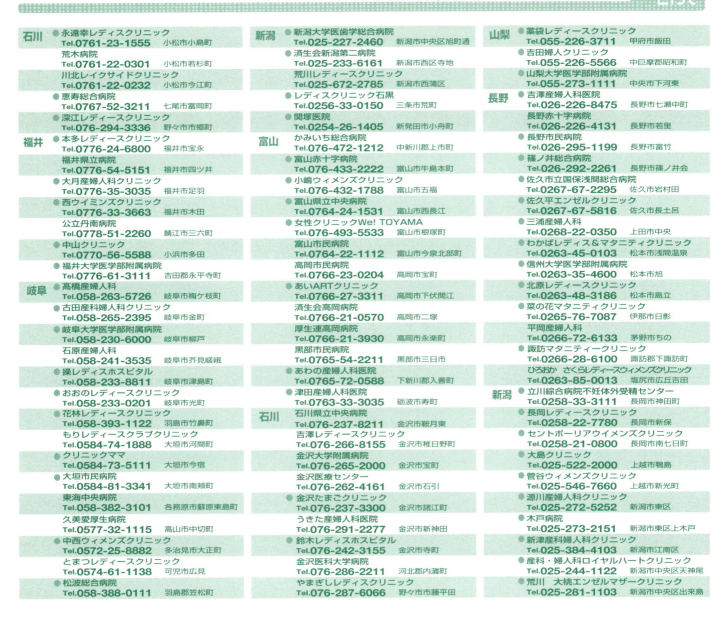

中部地区／ピックアップ クリニックガイダンス PICK UP

●中西ウィメンズクリニック

多治見市

Tel.0572-25-8882 多治見市大正町1-45

since 2003.7

医師3名 培養士4名
心理士0名

◆倫理・厳守宣言
医 師/する…■
培養士/する…■

診療日	月	火	水	木	金	土	日	祝祭日
am	●	●	●	●	●	●		
pm	●	●	●		●			

予約受付時間 8・9・10・11・12・13・14・15・16・17・18・19・20・21・22時

ブライダルチェック＝○ 婦人科検診＝○

夫婦での診療 …………○
患者への治療説明 ……●
使用医薬品の説明 ……●
治療費の詳細公開 ……●
治療費助成金扱い …有り
タイミング療法 ………●
人工授精 ………………●
人工授精 (AID) ………×
体外受精 ………………●

顕微授精 ………………●
自然・低刺激周期採卵法 ○
刺激周期採卵法(FSH,hMG) ●
凍結保存 ………………●
男性不妊 ○連係施設あり
不育症 …………………○
妊婦健診 ……●分娩まで
2人目不妊通院配慮 …●
腹腔鏡検査 ……………×

漢方薬の扱い …………●
新薬の使用 ……………○
カウンセリング ………●
運動指導 ………………○
食事指導 ………………○
女性医師がいる ………×

料金目安
初診費用 3,000円～
体外受精費用 22万円～
顕微授精費用 上記+5万円～

東海地区／不妊治療のための病院リスト List

愛知

若葉台クリニック
Tel.052-777-2888 名古屋市名東区

● あいこ女性クリニック
Tel.052-777-8080 名古屋市名東区

● 名古屋大学医学部附属病院
Tel.052-741-2111 名古屋市昭和区

● 名古屋市立大学病院
Tel.052-851-5511 名古屋市瑞穂区

● 八事レディースクリニック
Tel.052-834-1060 名古屋市天白区

平針北クリニック
Tel.052-803-1103 日進市赤池町

● 森脇レディースクリニック
Tel.0561-33-5512 みよし市三好町

● 藤田保健衛生大学病院
Tel.0562-93-2111 豊明市沓掛町

● グリーンベルARTクリニック
Tel.0120-822-229 豊田市喜多町

● トヨタ記念病院不妊センター ジョイファミリー
Tel.0565-28-0100 豊田市平和町

● ふたばクリニック
Tel.0569-20-5000 半田市吉田町

● 原田レディースクリニック
Tel.0562-36-1103 知多市寺本新町

● 江南厚生病院
Tel.0587-51-3333 江南市高屋町

● 小牧市民病院
Tel.0568-76-4131 小牧市常普請

● 浅田レディース勝川クリニック
Tel.0568-35-2203 春日井市松新町

公立陶生病院
Tel.0561-82-5101 瀬戸市西追分町

● 中原クリニック
Tel.0561-88-0311 瀬戸市山手町

一宮市立市民病院
Tel.0586-71-1911 一宮市文京

● つかはらレディースクリニック
Tel.0586-81-8000 一宮市浅野居森野

● 可世木レディスクリニック
Tel.0586-47-7333 一宮市平和

三重

● こうのとりWOMAN'S CAREクリニック
Tel.059-355-5577 四日市市諏訪栄町

● 慈芳産婦人科
Tel.059-353-0508 四日市市ときわ

● みのうらレディースクリニック
Tel.059-380-0018 鈴鹿市磯山

● ヨナハ産婦人科小児科病院
Tel.0594-27-1703 桑名市大字和泉

金丸産婦人科
Tel.059-229-5722 津市観音寺町

● 三重大学病院
Tel.059-232-1111 津市江戸橋

● 西山産婦人科
Tel.059-229-1200 津市栄町

山本産婦人科
Tel.059-235-2118 津市雲出本郷町

● 済生会松阪総合病院
Tel.0598-51-2626 松阪市朝日町

本橋産婦人科
Tel.0596-23-4103 伊勢市一之木

武田産婦人科
Tel.0595-64-7655 名張市鴻之台

● 森川病院
Tel.0595-21-2425 伊賀市上野忍町

愛知

● 八千代病院
Tel.0566-97-8111 安城市住吉町

上田真 レディースクリニック
Tel.0566-96-5555 安城市今池町

● G&Oレディスクリニック
Tel.0566-27-4103 刈谷市泉田町

セントソフィアクリニック婦人科
Tel.052-551-1595 名古屋市中村区

● ダイヤビルレディースクリニック
Tel.052-561-1881 名古屋市中村区

● 浅田レディース名古屋駅前クリニック
Tel.052-551-2203 名古屋市中村区

かとうのりこレディースクリニック
Tel.052-587-2888 名古屋市中村区

● レディースクリニックミュウ
Tel.052-551-7111 名古屋市中村区

かなくらレディスクリニック
Tel.052-587-3111 名古屋市中村区

● 名古屋第一赤十字病院
Tel.052-481-5111 名古屋市中村区

川合産婦人科
Tel.052-502-1501 名古屋市西区

● 野崎クリニック
Tel.052-303-3811 名古屋市中川区

● 金山レディースクリニック
Tel.052-681-2241 名古屋市熱田区

● 山口レディスクリニック
Tel.052-823-2121 名古屋市南区

名古屋市立緑市民病院
Tel.052-892-1331 名古屋市緑区

● ロイヤルベルクリニック 不妊センター
Tel.052-879-6660 名古屋市緑区

● おち夢クリニック名古屋
Tel.052-968-2203 名古屋市中区

飯田レディースクリニック
Tel.052-241-0512 名古屋市中区

● いくたウィメンズクリニック
Tel.052-263-1250 名古屋市中区

● 可世木病院
Tel.052-251-8801 名古屋市中区

● 成田病院
Tel.052-221-1595 名古屋市中区

● おかだウィメンズクリニック
Tel.052-683-0018 名古屋市中区

名古屋逓信病院
Tel.052-932-7128 名古屋市東区

上野レディスクリニック
Tel.052-981-1184 名古屋市北区

平田レディースクリニック
Tel.052-914-7277 名古屋市北区

● 稲垣婦人科
Tel.052-910-5550 名古屋市北区

● 星ケ丘マタニティ病院
Tel.052-782-6211 名古屋市千種区

咲江レディスクリニック
Tel.052-757-0222 名古屋市千種区

名古屋市立東市民病院
Tel.052-721-7171 名古屋市千種区

● さわだウイメンズクリニック
Tel.052-788-3588 名古屋市千種区

● フラワーベルARTクリニック
Tel.0120-822-229 名古屋市千種区

レディースクリニック山原
Tel.052-731-8181 名古屋市千種区

静岡

● 小島レディースクリニック
Tel.055-952-1133 沼津市大岡

● いながきレディースクリニック
Tel.055-926-1709 沼津市宮前町

● 沼津市立病院
Tel.055-924-5100 沼津市東椎路

● 岩端医院
Tel.055-962-1368 沼津市大手町

● かぬき岩端医院
Tel.055-932-8189 沼津市下香貫前原

聖隷沼津病院
Tel.0559-52-1000 沼津市本字松下

こまきウィメンズクリニック
Tel.055-972-1057 三島市西若町

● 三島レディースクリニック
Tel.055-991-0770 三島市南本町

● 富士市立中央病院
Tel.0545-52-1131 富士市高島町

● 望月産婦人科医院
Tel.0545-34-0445 富士市比奈

宮崎クリニック
Tel.0545-66-3731 富士市松岡

● 静岡赤十字病院
Tel.054-254-4311 静岡市葵区

静岡市立静岡病院
Tel.054-253-3125 静岡市葵区

レディースクリニック古川
Tel.054-249-3733 静岡市葵区

● 静岡レディースクリニック
Tel.054-251-0770 静岡市葵区

● 俵IVFクリニック
Tel.054-288-2882 静岡市駿河区

静岡市立清水病院
Tel.054-336-1111 静岡市清水区

● 焼津市立総合病院
Tel.054-623-3111 焼津市道原

● 浜松医科大学病院
Tel.053-435-2309 浜松市東区

● アクトタワークリニック
Tel.053-413-1124 浜松市東区

● 聖隷浜松病院
Tel.053-474-2222 浜松市中区

● 西村ウイメンズクリニック
Tel.053-479-0222 浜松市中区

● 聖隷三方原病院リプロダクションセンター
Tel.053-436-1251 浜松市北区

● 可睡の杜レディースクリニック
Tel.0538-49-5656 袋井市可睡の杜

● 西垣ARTクリニック
Tel.0538-33-4455 磐田市中泉

愛知

● 豊橋市民病院 総合生殖医療センター
Tel.0532-33-6111 豊橋市青竹町

● つつじが丘ウイメンズクリニック
Tel.0532-66-5550 豊橋市つつじが丘

● 竹内産婦人科 ARTセンター
Tel.0532-52-3463 豊橋市新本町

● 藤澤フラウエンクリニク
Tel.0533-84-1180 豊川市四ツ谷町

豊川市民病院
Tel.0533-86-1111 豊川市光明町

エンジェルベルホスピタル
Tel.0564-66-0050 岡崎市錦町

● ARTクリニックみらい
Tel.0564-24-9293 岡崎市大樹寺

稲垣レディスクリニック
Tel.0563-54-1188 西尾市横手町

東海地区／ピックアップ クリニックガイダンス　PICK UP

●可睡の杜レディースクリニック　袋井市

Tel.0538-49-5656　袋井市可睡の杜31-6　since 2003.11

医師1名　培養士2名
心理士0名
◆倫理・厳守宣言
医　師/する…■
培養士/する…■

診療日	月	火	水	木	金	土	日	祝祭日
am	●	●	●	●	●	●		
pm	●	●		●	●			

予約受付時間　8・9・10・11・12・13・14・15・16・17・18・19・20・21・22時

ブライダルチェック＝●　婦人科検診＝○

夫婦での診療 ……●
患者への治療説明 ……●
使用医薬品の説明 ……●
治療費の詳細公開 ……●
治療費助成金扱い …有り
タイミング療法 ……●
人工授精 ……●
人工授精（AID） ……×
体外受精 ……●
顕微授精 ……●
自然・低刺激周期採卵法 ○
刺激周期採卵法(FSH,hMG) ●
凍結保存 ……●
男性不妊 ……○
不育症 ……○
妊婦健診 ……×
2人目不妊通院配慮 …○
腹腔鏡検査 ……×
漢方薬の扱い ……●
新薬の使用 ……△
カウンセリング ……×
運動指導 ……×
食事指導 ……×
女性医師がいる ……×

料金目安
初診費用　3,450円～
体外受精費用　20万～40万円
顕微授精費用　上記+5万円～

●西垣ARTクリニック　磐田市

Tel.0538-33-4455　磐田市中泉1-6-16 天平のまちビル2F　since 2003.5

医師1名　培養士3名
心理士0名
◆倫理・厳守宣言
医　師/する…■
培養士/する…■

診療日	月	火	水	木	金	土	日	祝祭日
am		●	●	●	●	●		
pm	●	●	●		●			

予約受付時間　8・9・10・11・12・13・14・15・16・17・18・19・20・21・22時

ブライダルチェック＝○　婦人科検診＝○

夫婦での診療 ……●
患者への治療説明 ……●
使用医薬品の説明 ……●
治療費の詳細公開 ……●
治療費助成金扱い …有り
タイミング療法 ……●
人工授精 ……●
人工授精（AID） ……×
体外受精 ……●
顕微授精 ……●
自然・低刺激周期採卵法 ●
刺激周期採卵法(FSH,hMG) ●
凍結保存 ……●
男性不妊 ○連携施設あり
不育症 ……○
妊婦健診 ……×
2人目不妊通院配慮 …○
腹腔鏡検査 ……×
漢方薬の扱い ……○
新薬の使用 ……○
カウンセリング ……○
運動指導 ……×
食事指導 ……×
女性医師がいる ……×

料金目安
初診費用　820円～
体外受精費用　13万～33円万
顕微授精費用　17万～38万円

●おち夢クリニック名古屋　名古屋市

Tel.052-968-2203　名古屋市中区丸の内3-19-12 久屋パークサイドビル8F　since 2004.5

医師6名　培養士17名
心理士1名（外部）
◆倫理・厳守宣言
医　師/する…■
培養士/する…■

診療日	月	火	水	木	金	土	日	祝祭日
am	●	●	●	●	△	●	△	●
pm	●	△	●	●				

予約受付時間　8・9・10・11・12・13・14・15・16・17・18・19・20・21・22時

ブライダルチェック＝×　婦人科検診＝×　△指定患者のみ

夫婦での診療 ……●
患者への治療説明 ……●
使用医薬品の説明 ……●
治療費の詳細公開 ……●
治療費助成金扱い …有り
タイミング療法 ……○
人工授精 ……○
人工授精（AID） ……×
体外受精 ……●
顕微授精 ……●
自然・低刺激周期採卵法 ●
刺激周期採卵法(FSH,hMG) ×
凍結保存 ……●
男性不妊 ●連携施設あり
不育症 ……○
妊婦健診……8週まで
2人目不妊通院配慮 …○
腹腔鏡検査 ……×
漢方薬の扱い ……○
新薬の使用 ……●
カウンセリング ……●
運動指導 ……○
食事指導 ……○
女性医師がいる ……●

料金目安
初診費用　2万円～
完全自然周期体外受精 16万円～
自然周期体外受精 346,500円～
顕微授精費用 上記+3万～+5万円

●おかだウィメンズクリニック　名古屋市

Tel.052-683-0018　名古屋市中区正木4-8-7 れんが橋ビル3F　since 2014.4

医師1名　培養士2名
心理士0名
◆倫理・厳守宣言
医　師/する…■
培養士/する…■

診療日	月	火	水	木	金	土	日	祝祭日
am	●	●	●	●	●	●		
pm	●	●		●	●			

予約受付時間　8・9・10・11・12・13・14・15・16・17・18・19・20・21・22時

ブライダルチェック＝○　婦人科検診＝○

夫婦での診療 ……●
患者への治療説明 ……●
使用医薬品の説明 ……●
治療費の詳細公開 ……○
治療費助成金扱い …有り
タイミング療法 ……●
人工授精 ……●
人工授精（AID） ……×
体外受精 ……●
顕微授精 ……●
自然・低刺激周期採卵法 ●
刺激周期採卵法(FSH,hMG) ●
凍結保存 ……●
男性不妊 ○連携施設あり
不育症 ……○
妊婦検診 ……○24週まで
2人目不妊通院配慮 …○
腹腔鏡検査 ……×
漢方薬の扱い ……○
新薬の使用 ……○
カウンセリング ……△
運動指導 ……○
食事指導 ……○
女性医師がいる ……×

料金目安
初診費用　2,500円～
体外受精費用　25万～35万円
顕微授精費用　30万～40万円

●さわだウィメンズクリニック 名古屋不妊センター　名古屋市

Tel.052-788-3588　名古屋市千種区四谷通1-18-1　since 2001.4

医師2名　培養士5名
心理士0名
◆倫理・厳守宣言
医　師/する…■
培養士/する…■

診療日	月	火	水	木	金	土	日	祝祭日
am	●	●	●	●	●	●		
pm	●	●		●	●			

予約受付時間　8・9・10・11・12・13・14・15・16・17・18・19・20・21・22時

ブライダルチェック＝○　婦人科検診＝○

夫婦での診療 ……○
患者への治療説明 ……●
使用医薬品の説明 ……●
治療費の詳細公開 ……○
治療費助成金扱い …有り
タイミング療法 ……○
人工授精 ……●
人工授精（AID） ……×
体外受精 ……●
顕微授精 ……●
自然・低刺激周期採卵法 ●
刺激周期採卵法(FSH,hMG) ●
凍結保存 ……●
男性不妊 ○連携施設あり
不育症 ……●
妊婦健診 ……10週まで
2人目不妊通院配慮 …△
腹腔鏡検査 ……紹介あり
漢方薬の扱い ……●
新薬の使用 ……●
カウンセリング ……●
運動指導 ……○
食事指導 ……○
女性医師がいる ……●

料金目安
初診費用　7千～8千円
体外受精費用　～30万円
顕微授精費用　上記+5万～7万

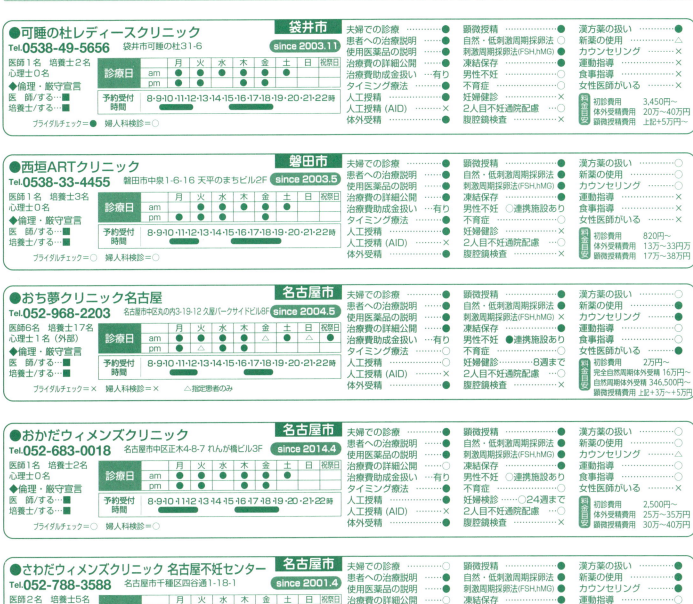

近畿地区／不妊治療のための病院リスト List

大阪

	サンタマリア病院	Tel.072-627-3459	茨木市新庄町
●	大阪医科大学附属病院	Tel.072-683-1221	高槻市大学町
●	後藤レディースクリニック	Tel.072-683-8510	高槻市天神町
●	イワサクリニックセント・マリー不妊センター	Tel.072-831-1666	寝屋川市香里本通町
●	ひらかたARTクリニック	Tel.072-861-1124	枚方市大垣内町
	折野産婦人科	Tel.072-857-0243	枚方市楠葉朝日
●	関西医科大学附属病院	Tel.072-804-0101	枚方市新町
●	天の川レディースクリニック	Tel.072-861-1124	交野市私部西
●	IVF大阪クリニック	Tel.06-6747-8824	東大阪市長田東
	なかじまレディースクリニック	Tel.072-929-0506	八尾市東本町
	平松産婦人科クリニック	Tel.072-955-8881	藤井寺市藤井寺
	船内クリニック	Tel.072-955-0678	藤井寺市藤井寺
●	てらにしレディースクリニック	Tel.072-367-0666	大阪狭山市池尻自由丘
●	近畿大学医学部附属病院	Tel.0723-66-0221	大阪狭山市大野東
●	ルナレディースクリニック 不妊・更年期センター	Tel.0120-776-778	堺市堺区
●	いしかわクリニック	Tel.072-232-8751	堺市堺区
●	KAWAレディースクリニック	Tel.072-297-2700	堺市南区
●	なかもず河田クリニック	Tel.072-255-4124	堺市北区
	小野産婦人科	Tel.072-285-8110	堺市東区
●	しんやしき産婦人科	Tel.072-239-5571	堺市東区
	徳川レディースクリニック	Tel.072-266-3636	堺市西区
	石橋レディスクリニック	Tel.0722-79-1152	堺市中区
	老木レディスクリニック	Tel.0725-55-4567	和泉市いぶき野
●	府中のぞみクリニック	Tel.0725-40-5033	和泉市府中町
●	谷口病院	Tel.0724-63-3232	泉佐野市大西
●	レオゲートタワーレディースクリニック	Tel.072-460-2800	泉佐野市りんくう往来北

兵庫

	神戸大学医学部附属病院	Tel.078-382-5111	神戸市中央区
●	英ウィメンズクリニック さんのみや	Tel.078-392-8723	神戸市中央区
●	神戸元町夢クリニック	Tel.078-325-2121	神戸市中央区
●	山下レディースクリニック	Tel.078-265-6475	神戸市中央区
●	大谷レディスクリニック	Tel.078-261-3500	神戸市中央区
●	神戸アドベンチスト病院	Tel.078-981-0161	神戸市北区
●	中村レディースクリニック	Tel.078-925-4103	神戸市西区
●	久保みずきレディースクリニック 菅原記念診療所	Tel.078-961-3333	神戸市西区
	英ウィメンズクリニック たるみ	Tel.078-704-5077	神戸市垂水区
●	くぼたレディースクリニック	Tel.078-843-3261	神戸市東灘区
	産科婦人科ナカムラクリニック	Tel.078-851-0031	神戸市東灘区
●	レディースクリニックごとう	Tel.0799-45-1131	南あわじ市
	ウィメンズクリニック布谷	Tel.0797-25-2520	芦屋市船戸町
	吉田レディースクリニック	Tel.06-6483-6111	尼崎市西大物町
	産科・婦人科衣笠クリニック	Tel.06-6494-0070	尼崎市若王寺
	JUNレディースクリニック	Tel.06-4960-8115	尼崎市潮江
●	サンタクルス ザ シュクガワ	Tel.0798-75-1188	西宮市相生町

和歌山

	レディスクリニック三木町	Tel.073-422-4960	和歌山市南休賀町
	いくこレディースクリニック	Tel.073-482-0399	海南市日方
	榎本産婦人科	Tel.0739-22-0019	田辺市湊
●	奥村レディースクリニック	Tel.0736-32-8511	橋本市東家

大阪

●	大阪New ARTクリニック	Tel.06-6341-1556	大阪市北区
	オーク梅田レディースクリニック	Tel.06-6348-1511	大阪市北区
●	HORACグランフロント大阪クリニック	Tel.06-6377-8824	大阪市北区
●	リプロダクションクリニック大阪	Tel.06-6136-3344	大阪市北区
●	越田クリニック	Tel.06-6316-6090	大阪市北区
●	扇町ARTレディースクリニック	Tel.06-6311-2511	大阪市北区
●	うめだファティリティークリニック	Tel.06-6371-0363	大阪市北区
●	レディースクリニックかたかみ	Tel.06-6100-2525	大阪市淀川区
	かわばたレディスクリニック	Tel.06-6308-7660	大阪市淀川区
●	小林産婦人科	Tel.06-6924-0934	大阪市都島区
●	レディースクリニック北浜	Tel.06-6202-8739	大阪市中央区
●	西川婦人科内科クリニック	Tel.06-6201-0317	大阪市中央区
●	ウィメンズクリニック本町	Tel.06-6251-8686	大阪市中央区
●	春木レディースクリニック	Tel.06-6281-3788	大阪市中央区
●	脇本産婦人科	Tel.06-6761-5537	大阪市天王寺区
	大阪赤十字病院	Tel.06-6771-5131	大阪市天王寺区
	聖バルナバ病院	Tel.06-6779-1600	大阪市天王寺区
	東産婦人科・眼科	Tel.06-6772-2460	大阪市天王寺区
	おおつかレディースクリニック	Tel.06-6776-8856	大阪市天王寺区
	都竹産婦人科医院	Tel.06-6754-0333	大阪市生野区
	SALAレディースクリニック	Tel.06-6622-0221	大阪市阿部野区
	大阪市立大学病院	Tel.06-6645-2121	大阪市阿倍野区
●	大阪鉄道病院	Tel.06-6628-2221	大阪市阿倍野区
	小川産婦人科	Tel.06-6791-0567	大阪市平野区
●	IVFなんばクリニック	Tel.06-6534-8824	大阪市西区
●	オークなんばレディースクリニック	Tel.06-4396-7520	大阪市浪速区
●	オーク住吉産婦人科	Tel.06-4398-1000	大阪市西成区
●	岡本クリニック	Tel.06-6696-0201	大阪市住吉区
	沢井産婦人科医院	Tel.06-6694-1115	大阪市住吉区
●	たかせ産婦人科	Tel.06-6855-4135	豊中市上野東
●	園田桃代ARTクリニック	Tel.06-6155-1511	豊中市新千里東町
●	たまごクリニック 内分泌センター	Tel.06-4865-7017	豊中市曽根西町
	松崎産婦人科クリニック	Tel.072-750-2025	池田市菅原町
●	なかむらレディースクリニック	Tel.06-6378-7333	吹田市豊津町
●	吉本婦人科クリニック	Tel.06-6337-0260	吹田市片山町
	市立吹田市民病院	Tel.06-6387-3311	吹田市片山町
	廣田産婦人科	Tel.06-6380-0600	吹田市千里山西
●	大阪大学医学部附属病院	Tel.06-6879-5111	吹田市山田丘
●	奥田産婦人科	Tel.072-622-5253	茨木市竹橋町

滋賀

●	木下産婦人科	Tel.077-526-1451	大津市打出浜
●	桂川レディースクリニック	Tel.077-511-4135	大津市御殿浜
●	竹林ウィメンズクリニック	Tel.077-547-3557	大津市大萱
●	滋賀医科大学医学部附属病院	Tel.077-548-2111	大津市瀬田月輪町
●	希望ヶ丘クリニック	Tel.077-586-4103	野洲市市三宅
	ちばレディースクリニック	Tel.077-551-5383	栗東市小柿
	甲西　野村産婦人科	Tel.0748-72-6633	湖南市鉗子袋
	山崎クリニック	Tel.0748-42-1135	東近江市山路町
●	神野レディースクリニック	Tel.0749-22-6216	彦根市中央町
	足立レディースクリニック	Tel.0749-22-2155	彦根市佐和町
●	草津レディースクリニック	Tel.077-566-7575	草津市渋川
●	清水産婦人科	Tel.077-562-4332	草津市野村
	南草津 野村病院	Tel.077-561-3788	草津市野路町
	産科・婦人科ハピネスバースクリニック	Tel.077-564-3101	草津市矢橋町
	橋場レディスクリニック	Tel.0749-63-5555	長浜市南高田町

京都

	志馬クリニック四条烏丸	Tel.075-221-6821	京都市下京区
	南部産婦人科	Tel.075-313-6000	京都市下京区
●	醍醐渡辺クリニック	Tel.075-571-0226	京都市伏見区
●	京都府立医科大学病院	Tel.075-251-5560	京都市上京区
●	田村秀子婦人科医院	Tel.075-213-0523	京都市中京区
●	足立病院	Tel.075-253-1382	京都市中京区
	大野婦人科医院	Tel.075-253-2465	京都市中京区
	京都第一赤十字病院	Tel.075-561-1121	京都市東山区
	日本バプテスト病院	Tel.075-781-5191	京都市左京区
●	京都大学医学部附属病院	Tel.075-751-3712	京都市左京区
●	IDAクリニック	Tel.075-583-6515	京都市山科区
	細田クリニック	Tel.075-322-0311	京都市右京区
●	身原病院	Tel.075-392-3111	京都市西京区
	田村産婦人科医院	Tel.0771-24-3151	亀岡市安町

奈良

	好川婦人科クリニック	Tel.0743-75-8600	生駒市東新町
	高山クリニック	Tel.0742-35-3611	奈良市柏木町
●	ASKAレディース・クリニック	Tel.0742-51-7717	奈良市北登美ヶ丘
	すぎはら婦人科	Tel.0742-33-9080	奈良市中登美ヶ丘
●	久永婦人科クリニック	Tel.0742-32-5505	奈良市西大寺東町
●	赤崎クリニック・高度生殖医療センター	Tel.0744-43-2468	桜井市谷
	桜井病院	Tel.0744-43-3541	桜井市大字桜井
●	SACRAレディースクリニック	Tel.0744-23-1199	橿原市上品寺町
	奈良県立医科大学病院	Tel.0744-22-3051	橿原市四条町
●	三橋仁美レディースクリニック	Tel.0743-51-1135	大和郡山市矢田町

和歌山

●	日赤和歌山医療センター	Tel.073-422-4171	和歌山市小松原通
●	うつのみやレディースクリニック	Tel.073-474-1987	和歌山市新中島
	和歌山県立医科大学付属病院周産期部	Tel.073-447-2300	和歌山市紀三井寺
●	岩橋産科婦人科	Tel.073-444-4060	和歌山市関戸

近畿地区／不妊治療のための病院リスト　List

兵庫

- 私立 二見レディースクリニック　Tel.078-942-1783　明石市二見町
- ● 博愛産科婦人科　Tel.078-941-8803　明石市二見町
- ● 親愛レディースクリニック　Tel.0794-21-5511　加古川市加古川町
- ● オガタファミリークリニック　Tel.0797-25-2213　芦屋市松ノ内町
- ちくご・ひらまつ産婦人科　Tel.079-424-5163　加古川市加古川町
- ● 小野レディースクリニック　Tel.0794-62-1103　小野市西本
- ● 福田産婦人科麻酔科　Tel.0791-43-5357　赤穂市加里屋
- ● 赤穂中央病院　Tel.0791-45-7290　赤穂市惣門町
- 公立神崎総合病院　Tel.0790-32-1331　神崎郡神河町

兵庫

- ● 小原ウイメンズクリニック　Tel.0797-82-1211　宝塚市山本東
- ● ベリタス病院　Tel.072-793-7890　川西市新田
- ● シオタニレディースクリニック　Tel.079-561-3500　三田市中央町
- タマル産婦人科　Tel.079-590-1188　篠山市東吹
- ● 中林産婦人科クリニック　Tel.079-282-6581　姫路市白国
- ● Kobaレディースクリニック　Tel.079-223-4924　姫路市北条口
- ● 西川産婦人科　Tel.079-253-2195　姫路市花田町
- ● 親愛産婦人科医院　Tel.079-271-6666　姫路市網干区
- 久保みずきレディースクリニック 明石診療所　Tel.078-913-9811　明石市本町

兵庫

- ● 徐クリニック・ARTセンター　Tel.0798-54-8551　西宮市松籟荘
- ● スギモトレディースクリニック　Tel.0798-63-0325　西宮市甲風園
- ● すずきレディースクリニック　Tel.0798-39-0555　西宮市田中町
- ● 兵庫医科大学病院　Tel.0798-45-6111　西宮市武庫川
- 山田産婦人科　Tel.0798-41-0272　西宮市甲子園町
- 明和病院　Tel.0798-47-1767　西宮市上鳴尾町
- 木内女性クリニック　Tel.0798-63-2271　西宮市高松町
- ● レディースクリニックTaya　Tel.072-771-7717　伊丹市伊丹
- ● 近畿中央病院　Tel.072-781-3712　伊丹市車塚

近畿地区／ピックアップ クリニックガイダンス　PICK UP

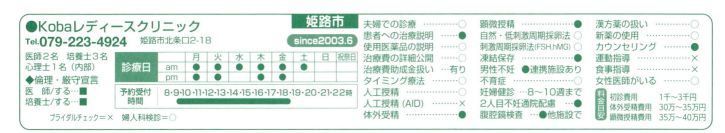

●うめだファティリティークリニック　大阪市

Tel.06-6371-0363　大阪市北区豊崎3-17-6　since1992.6

医師5名 培養士5名
心理士1名（外部）

◆倫理・厳守宣言
医　師/する…■
培養士/する…■

診療日	月	火	水	木	金	土	日	祝祭日
am	●	●	●	●	●	●		
pm	●	●	●	●	●	●		
夜診	●	●	●	●	●			

男性外来　毎週木曜日17:30～19:30、第1土曜日17:00～19:00

ブライダルチェック＝×　婦人科検診＝○　予約は24時間受付

- 夫婦での診療 …●
- 患者への治療説明 …●
- 使用医薬品の説明 …●
- 治療費の詳細公開 …●
- 治療費助成金扱い …有り
- タイミング療法 …●
- 人工授精 …●
- 人工授精（AID） …×
- 体外受精 …●
- 顕微授精 …●
- 自然・低刺激周期採卵法 ●
- 刺激周期採卵法(FSH,hMG) ●
- 凍結保存 …●
- 男性不妊（MD-TESE可） ●
- 不育症 …●
- 妊婦健診 …○16週まで
- 2人目不妊通院配慮 …○
- 腹腔鏡検査 …●
- 漢方薬の扱い …●
- 新薬の使用 …●
- カウンセリング …○
- 運動指導 …×
- 食事指導 …×
- 女性医師がいる …●

料金目安
初診費用　3,000円～
体外受精費用　30.45万円～
顕微授精費用　35.7万円～

●神戸元町夢クリニック　神戸市

Tel.078-325-2121　神戸市中央区明石町44 神戸御幸ビル3F　since 2008.11

医師9名　培養士12名
心理士0名

◆倫理・厳守宣言
医　師/する…■
培養士/する…■

診療日	月	火	水	木	金	土	日	祝祭日
am	●	●	●	●	●	●	●	●
pm	●	●	●	●	●		★	

予約受付時間　8･9･10･11･12･13･14･15･16･17･18･19･20･21･22時

ブライダルチェック＝×　婦人科検診＝×　★男性不妊外来 第2･4日曜14:00～16:00

- 夫婦での診療 …●
- 患者への治療説明 …●
- 使用医薬品の説明 …●
- 治療費の詳細公開 …●
- 治療費助成金扱い …有り
- タイミング療法 …○
- 人工授精 …○
- 人工授精（AID） …×
- 体外受精 …●
- 顕微授精 …●
- 自然・低刺激周期採卵法 ●
- 刺激周期採卵法(FSH,hMG) ×
- 凍結保存 …●
- 男性不妊 …●
- 不育症 …○
- 妊婦健診 …○10週まで
- 2人目不妊通院配慮 …○
- 腹腔鏡検査 …紹介施設あり
- 漢方薬の扱い 紹介施設あり
- 新薬の使用 …○
- カウンセリング …○
- 運動指導 …×
- 食事指導 …×
- 女性医師がいる …○

料金目安
HPを参照
http://www.yumeclinic.or.jp

●Kobaレディースクリニック　姫路市

Tel.079-223-4924　姫路市北条口2-18　since2003.6

医師2名　培養士3名
心理士1名（内部）

◆倫理・厳守宣言
医　師/する…■
培養士/する…■

診療日	月	火	水	木	金	土	日	祝祭日
am	●	●	●	●	●	●		
pm	●	●		●	●			

予約受付時間　8･9･10･11･12･13･14･15･16･17･18･19･20･21･22時

ブライダルチェック＝×　婦人科検診＝○

- 夫婦での診療 …○
- 患者への治療説明 …●
- 使用医薬品の説明 …○
- 治療費の詳細公開 …○
- 治療費助成金扱い …有り
- タイミング療法 …○
- 人工授精 …○
- 人工授精（AID） …×
- 体外受精 …●
- 顕微授精 …●
- 自然・低刺激周期採卵法 ○
- 刺激周期採卵法(FSH,hMG) ○
- 凍結保存 …●
- 男性不妊 ●連携施設あり
- 不育症 …○
- 妊婦健診 …8～10週まで
- 2人目不妊通院配慮 …●
- 腹腔鏡検査 …●他施設で
- 漢方薬の扱い …○
- 新薬の使用 …○
- カウンセリング …●
- 運動指導 …×
- 食事指導 …×
- 女性医師がいる …○

料金目安
初診費用　1千～3千円
体外受精費用　30万～35万円
顕微授精費用　35万～40万円

中国地区／不妊治療のための病院リスト　List

岡山

- ● 岡山二人クリニック　Tel.086-256-7717　岡山市北区
- さくらクリニック　Tel.086-241-8188　岡山市南区
- ● 三宅医院 生殖医療センター　Tel.086-282-5100　岡山市南区
- ● 岡南産婦人科医院　Tel.086-264-3366　岡山市南区
- ● ペリネイト母と子の病院　Tel.086-276-8811　岡山市中区
- 岡山愛育クリニック　Tel.086-276-8500　岡山市中区
- ● 赤堀病院　Tel.0868-24-1212　津山市山下

島根

- 家族・絆の吉岡医院　Tel.0854-22-2065　安来市安来町
- ● 島根大学医学部附属病院　Tel.0853-20-2389　出雲市塩冶町
- ● 島根県立中央病院　Tel.0853-22-5111　出雲市姫原
- 大田市立病院　Tel.0854-82-0330　太田市太田町

岡山

- くにかたウィメンズクリニック　Tel.086-255-0080　岡山市北区
- ● 岡山大学病院　Tel.086-223-7151　岡山市北区
- ● 名越産婦人科リプロダクションセンター　Tel.086-293-0553　岡山市北区

鳥取

- ● タグチIVFレディースクリニック　Tel.0857-39-2121　鳥取市覚寺
- ● 鳥取県立中央病院　Tel.0857-26-2271　鳥取市江津
- ● ミオ・ファティリティ・クリニック　Tel.0859-35-5211　米子市車尾南
- ● 鳥取大学医学部附属病院　Tel.0859-33-1111　米子市西町

島根

- ● 内田クリニック　Tel.0852-55-2889　松江市浜乃木
- 森本産婦人科医院　Tel.0852-25-2250　松江市雑賀町
- ● 八重垣レディースクリニック　Tel.0852-52-7790　松江市東出雲町

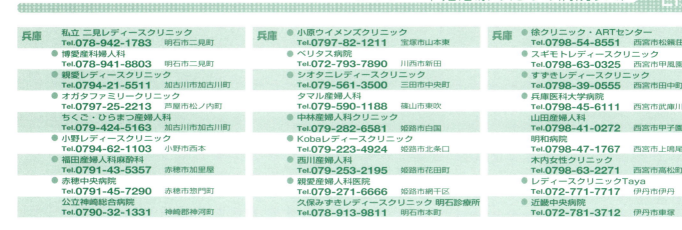

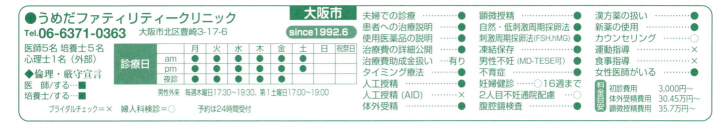

中国地区／不妊治療のための病院リスト List

山口
- ● 徳山中央病院　Tel.0834-28-4411　周南市孝田町
- ● 山口県立総合医療センター　Tel.0835-22-4411　防府市大字大崎
- ● 関門医療センター　Tel.083-241-1199　下関市長府外浦町
- ● 済生会下関総合病院　Tel.083-262-2300　下関市安岡町
- 総合病院山口赤十字病院　Tel.083-923-0111　山口市八幡馬場
- ● 新山口こうのとりクリニック　Tel.083-902-8585　山口市小郡花園町
- ● 山口大学医学部付属病院　Tel.0836-22-2522　宇部市南小串
- なかむらレディースクリニック　Tel.0838-22-1557　萩市大字熊谷町
- 都志見病院　Tel.0838-22-2811　萩市江向

広島
- ● 広島HARTクリニック　Tel.082-244-3866　広島市南区
- ● IVFクリニックひろしま　Tel.082-264-1131　広島市南区
- 真田病院　Tel.082-253-1291　広島市南区
- ● 県立広島病院　Tel.082-254-1818　広島市南区
- ● 香月産婦人科　Tel.082-272-5588　広島市西区
- ● 笠岡レディースクリニック　Tel.0823-23-2828　呉市西中央
- 松田医院　Tel.0824-28-0019　東広島市八本松町

山口
- 周東総合病院　Tel.0820-22-3456　柳井市古開作
- ● 山下ウイメンズクリニック　Tel.0833-48-0211　下松市瑞穂町

岡山
- 石井医院　Tel.0868-24-4333　津山市沼
- ● 倉敷中央病院　Tel.086-422-0210　倉敷市美和
- ● 倉敷成人病クリニック 体外受精センター　Tel.086-422-2111　倉敷市白樂町
- 落合病院　Tel.0867-52-1133　真庭市落合垂水

広島
- まつなが産科婦人科　Tel.084-923-0145　福山市三吉町
- ● 幸の鳥レディスクリニック　Tel.084-940-1717　福山市春日町
- ● よしだレディースクリニック内科・小児科　Tel.084-954-0341　福山市新涯町
- ● 竹中産婦人科クリニック　Tel.082-502-8212　広島市中区
- ● 絹谷産婦人科クリニック　Tel.082-247-6399　広島市中区

中国地区／ピックアップ クリニックガイダンス PICK UP

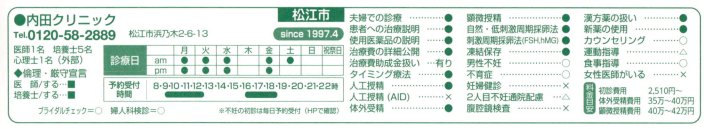

●内田クリニック　松江市
Tel.0120-58-2889　松江市浜乃木2-6-13　since 1997.4

医師1名　培養士5名
心理士1名（外部）
◆倫理・厳守宣言
医　師/する…■
培養士/する…■

診療日		月	火	水	木	金	土	日	祝祭日
	am	●	●	●		●	●		
	pm	●	●	●		●			

予約受付時間　8･9･10･11･12･13･14･15･16･17･18･19･20･21･22時

ブライダルチェック＝○　婦人科検診＝○　※不妊の初診は毎日予約受付（HPで確認）

夫婦での診療 …… ●	顕微授精 …… ●	漢方薬の扱い …… ●
患者への治療説明 …… ●	自然・低刺激周期採卵法 ●	新薬の使用 …… ●
使用医薬品の説明 …… ●	刺激周期採卵法(FSH,hMG) ●	カウンセリング …… ○
治療費の詳細公開 …… ●	凍結保存 …… ●	運動指導 …… △
治療費助成金扱い …有り	男性不妊 …… ○	食事指導 …… ○
タイミング療法 …… ●	不育症 …… ○	女性医師がいる …… ×
人工授精 …… ●	妊婦健診 …… ×	
人工授精 (AID) …… ×	2人目不妊通院配慮 …△	
体外受精 …… ●	腹腔鏡検査 …… ×	

料金目安
- 初診費用　2,510円～
- 体外受精費用　35万～40万円
- 顕微授精費用　40万～42万円

●香月産婦人科　広島市
Tel.082-272-5588　広島市西区己斐本町2-14- 24　since 2005.7

医師2名　培養士1名
心理士0名
◆倫理・厳守宣言
医　師/する…■
培養士/する…■

診療日		月	火	水	木	金	土	日	祝祭日
	am	●	●	●	●	●	●		
	pm	●	●	●		●			

予約受付時間　8･9･10･11･12･13･14･15･16･17･18･19･20･21･22時

ブライダルチェック＝●　婦人科検診＝●

夫婦での診療 …… ●	顕微授精 …… ●	漢方薬の扱い …… ○
患者への治療説明 …… ●	自然・低刺激周期採卵法 ●	新薬の使用 …… ○
使用医薬品の説明 …… ●	刺激周期採卵法(FSH,hMG) ●	カウンセリング …… △
治療費の詳細公開 …… ●	凍結保存 …… ●	運動指導 …… ○
治療費助成金扱い …有り	男性不妊 …… ●	食事指導 …… ○
タイミング療法 …… ●	不育症 …… ○	女性医師がいる …… ○
人工授精 …… ●	妊婦健診 ……●分娩まで	
人工授精 (AID) …… ×	2人目不妊通院配慮 …●	
体外受精 …… ●	腹腔鏡検査 …… ×	

料金目安
- 初診費用　3,000円～
- 体外受精費用　40万円～
- 顕微授精費用　45万円～

四国地区／不妊治療のための病院リスト List

愛媛
- ● こにしクリニック　Tel.0897-33-1135　新居浜市庄内町
- ● 愛媛労災病院　Tel.0897-33-6191　新居浜市南小松原町
- サカタ産婦人科　Tel.0897-55-1103　西条市下島山甲
- 県立今治病院　Tel.0898-32-7111　今治市石井町

高知
- 愛宕病院　Tel.088-823-3301　高知市愛宕町
- ● レディスクリニックコスモス　Tel.088-820-6700　高知市追手筋
- ● 高知医療センター　Tel.088-837-3000　高知市池
- 小林レディスクリニック　Tel.088-805-1777　高知市竹島町
- 北村産婦人科　Tel.0887-56-1013　香美郡野市町
- JA高知病院　Tel.088-863-2181　南国市明見字中野
- ● 高知大学医学部附属病院　Tel.088-886-5811　南国市岡豊町

徳島
- 春名産婦人科　Tel.088-652-2538　徳島市南二軒屋町
- 徳島市民病院　Tel.088-622-5121　徳島市北常三島町
- ● 中山産婦人科　Tel.0886-92-0333　板野郡藍住町
- 徳島県鳴門病院　Tel.0886-85-2191　鳴門市撫養町
- 木下産婦人科内科　Tel.0884-23-3600　阿南市学原町

愛媛
- ● 梅岡レディースクリニック　Tel.089-943-2421　松山市竹原町
- ● 矢野産婦人科　Tel.089-921-6507　松山市昭和町
- ● 福井ウイメンズクリニック　Tel.089-969-0088　松山市星岡町
- ● つばきウイメンズクリニック　Tel.089-905-1122　松山市北土居
- ● ハートレディースクリニック　Tel.089-955-0082　東温市野田
- ● 愛媛大学医学部附属病院　Tel.089-964-5111　東温市志津川

香川
- ● 高松市民病院　Tel.087-834-2181　高松市宮脇町
- ● 恵生産婦人科医院　Tel.087-833-1533　高松市栗林町
- ● よつばウィメンズクリニック　Tel.087-885-4103　高松市円座町
- ● 安藤レディースクリニック　Tel.087-815-2833　高松市多肥下町
- 香川大学医学部附属病院　Tel.087-898-5111　木田郡三木町
- 回生病院　Tel.0877-46-1011　坂出市室町
- ● 厚仁病院　Tel.0877-23-2525　丸亀市通町
- ● NHO 四国こどもとおとなの医療センター　Tel.0877-62-0885　善通寺市善通寺町
- 谷病院　Tel.0877-63-5800　善通寺市原田町
- 高瀬第一医院　Tel.0875-72-3850　三豊市高瀬町

徳島
- ● 蕙愛レディースクリニック　Tel.088-653-1201　徳島市佐古三番町
- ● 徳島大学病院　Tel.088-631-3111　徳島市蔵本町

九州・沖縄地区／ 不妊治療のための病院リスト　List

熊本	愛甲産婦人科ひふ科医院	Tel.0966-22-4020	人吉市駒井田町
宮崎	● 古賀総合病院	Tel.0985-39-8888	宮崎市池内町
	● とえだウィメンズクリニック	Tel.0985-32-0511	宮崎市高千穂通り
	● 渡辺病院	Tel.0982-57-1011	日向市平岩
	● 野田産婦人科医院	Tel.0986-24-8553	都城市蔵原町
	● 丸田病院	Tel.0986-23-7060	都城市八幡町
	宮崎大学医学部附属病院	Tel.0985-85-1510	宮崎市清武町
鹿児島	中江産婦人科	Tel.099-255-9528	鹿児島市中央町
	● 鹿児島大学病院　女性診療センター	Tel.099-275-5111	鹿児島市桜ケ丘
	マミィクリニック伊集院	Tel.099-263-1153	鹿児島市中山町
	● レディースクリニックあいいく	Tel.099-260-8878	鹿児島市小松原
	石塚レディースクリニック	Tel.099-222-2509	鹿児島市新屋敷町
	● 松田ウイメンズクリニック不妊生殖医療センター	Tel.099-224-4124	鹿児島市山之口町
	中村(哲) 産婦人科内科	Tel.099-223-2236	鹿児島市樋之口町
	みつお産婦人科	Tel.0995-44-9339	霧島市隼人町
	● フィオーレ第一病院	Tel.0995-63-2158	姶良市加治木町
	● 竹内レディースクリニック附設高度生殖医療センター	Tel.0995-65-2296	姶良市東餅田
沖縄	● ウイメンズクリニック糸数	Tel.098-869-8395	那覇市泊
	産科・婦人科セントペアレント石間	Tel.098-858-0354	那覇市金城
	● 豊見城中央病院	Tel.098-850-3811	豊見城市字上田
	● 空の森クリニック	Tel.098-998-0011	島尻郡八重瀬町
	Naoko女性クリニック	Tel.098-988-9811	浦添市経塚
	● うえむら病院 リプロ・センター	Tel.098-895-3535	中頭郡中城村
	● 琉球大学附属病院	Tel.098-895-3331	中頭郡西原町
	● アドベンチストメディカルセンター産婦人科	Tel.098-946-2833	中頭郡西原町
	● やびく産婦人科・小児科	Tel.098-936-6789	中頭郡北谷町
佐賀	● おおくま産婦人科	Tel.0952-31-6117	佐賀市高木瀬西
長崎	● ART岡本ウーマンズクリニック	Tel.095-820-2864	長崎市江戸町
	● 長崎大学病院	Tel.095-849-7200	長崎市坂本町
	● みやむら女性のクリニック	Tel.095-849-5507	長崎市川口町
	杉田レディースクリニック	Tel.095-849-3040	長崎市松山町
	まつお産科・婦人科クリニック	Tel.095-845-1721	長崎市石神町
	こうの産婦人科医院	Tel.0957-25-1000	諫早市永昌調
	山崎産婦人科医院	Tel.0957-64-1103	島原市湊町
	レディースクリニックしげまつ	Tel.0957-54-9200	大村市古町
	山下レディースクリニック	Tel.0956-25-5001	佐世保市島瀬町
	佐世保共済病院	Tel.0956-22-5136	佐世保市島地町
大分	● セント・ルカ産婦人科	Tel.097-547-1234	大分市東大通
	● 大川産婦人科・高砂	Tel.097-532-1135	大分市高砂町
	別府医療センター	Tel.0977-67-1111	別府市大字内竈
	みよしクリニック	Tel.0973-24-1515	日田市三芳小渕町
	宇佐レディースクリニック	Tel.0978-33-3700	宇佐市法鏡寺
	● 大分大学附属病院	Tel.097-549-4411	由布市挾間町
熊本	● 福田病院	Tel.096-322-2995	熊本市中央区
	● 熊本大学医学部附属病院	Tel.096-344-2111	熊本市中央区
	● ソフィアレディースクリニック水道町	Tel.096-322-2996	熊本市中央区
	● 森川レディースクリニック	Tel.096-381-4115	熊本市中央区
	● ＡＲＴ女性クリニック	Tel.096-360-3670	熊本市中央区
	● 伊井産婦人科病院	Tel.096-364-4003	熊本市中央区
	下川産婦人科病院	Tel.0968-73-3527	玉名市中
	熊本労災病院	Tel.0965-33-4151	八代市竹原町
	● 片岡レディスクリニック	Tel.0965-32-2344	八代市本町
福岡	産婦人科麻酔科いわさクリニック	Tel.093-371-1131	北九州市門司区
	● 石松ウイメンズクリニック	Tel.093-474-6700	北九州市小倉南区
	● ほりたレディースクリニック	Tel.093-513-4122	北九州市小倉北区
	● セントマザー産婦人科医院	Tel.093-601-2000	北九州市八幡西区
	● 齊藤シーサイドレディースクリニック	Tel.093-701-8880	遠賀郡芦屋町
	野崎ウイメンズクリニック	Tel.092-733-0002	福岡市中央区
	● 井上 善レディースクリニック	Tel.092-406-5302	福岡市中央区
	● アイブイエフ詠田クリニック	Tel.092-735-6655	福岡市中央区
	● 古賀文敏ウイメンズクリニック	Tel.092-738-7711	福岡市中央区
	● 中央レディスクリニック	Tel.092-736-3355	福岡市中央区
	天神つじクリニック ＜男性不妊専門＞	Tel.092-739-8688	福岡市中央区
	ガーデンヒルズウィメンズクリニック	Tel.092-521-7500	福岡市中央区
	さのウィメンズクリニック	Tel.092-739-1717	福岡市中央区
	● 浜の町病院	Tel.092-721-0831	福岡市中央区
	よしみつ婦人科クリニック	Tel.092-414-5224	福岡市博多区
	● 蔵本ウイメンズクリニック	Tel.092-482-5558	福岡市博多区
	原三信病院	Tel.092-291-3434	福岡市博多区
	● 九州大学病院	Tel.092-641-1151	福岡市東区
	● 福岡山王病院	Tel.092-832-1100	福岡市早良区
	福岡大学病院	Tel.092-801-1011	福岡市城南区
	すみい婦人科クリニック	Tel.092-534-2301	福岡市南区
	● 婦人科永田おさむクリニック	Tel.092-938-2209	糟屋郡粕屋町
	● 福岡東医療センター	Tel.092-943-2331	古賀市千鳥
	● 久留米大学病院	Tel.0942-35-3311	久留米市旭町
	● いでウィメンズクリニック	Tel.0942-33-1114	久留米市天神町
	● 高木病院	Tel.0944-87-0001	大川市酒見
	● メディカルキューブ平井外科産婦人科	Tel.0944-54-3228	大牟田市明治町

ピックアップ クリニックガイダンス　PICK UP

●アイブイエフ詠田クリニック

福岡市　since1999.4

Tel.092-735-6655　福岡市中央区天神1-12-1-6Ｆ

医師５名　培養士8名
心理士１名

◆倫理・厳守宣言
医　師/する…■
培養士/する…■

診療日	月	火	水	木	金	土	日	祝祭日
am	●	●	●	●	●	●		
pm	●	●		●		▲		

予約受付時間　8･9･10･11･12･13･14･15･16･17･18･19･20･21･22時

ブライダルチェック＝×　婦人科検診＝×

▲土曜日は9：00〜15：00

- 夫婦での診療 …………●
- 患者への治療説明 ……●
- 使用医薬品の説明 ……●
- 治療費の詳細公開 ……●
- 治療費助成金扱い …有り
- タイミング療法 ………△
- 人工授精 ……………●
- 人工授精 (AID) ………×
- 体外受精 ……………●
- 顕微授精 ……………●
- 自然・低刺激周期採卵法 ●
- 刺激周期採卵法(FSH,hMG) ●
- 凍結保存 ……………●
- 男性不妊 ●連携施設あり
- 不育症 ………………○
- 妊婦健診………○8週まで
- 2人目不妊通院配慮 …△
- 腹腔鏡検査 …………×
- 漢方薬の扱い …………△
- 新薬の使用 ……………●
- カウンセリング ………●
- 運動指導 ………………●
- 食事指導 ………………○
- 女性医師がいる ………○

料金目安
- 初診費用　約5,000円〜
- 体外受精費用　24万円〜
- 顕微授精費用　32万円〜

不妊に悩む方への特定治療費支援事業 & 不妊専門相談センター 問い合わせ窓口

＜各地区の上段が助成金などの問合せ窓口、下段が不妊専門相談センターです＞

不妊専門相談センターの紹介では、相談方式を電話、面接で（）内に記載しました。　予約は、予約時の電話番号と受付時間、そして電子メールでの受付が可能な場合には、メールアドレスを記載しました。　また Q として問い合せ先を紹介していますので、ご活用ください。なお、太字は都道府県、政令指定都市、中核市です。

北海道・東北地区

北海道	保健福祉部子ども未来推進局 子育て支援課	tel : 011-231-4111
札幌市	不妊専門相談センター	tel : 011-622-4500
函館市	保健所健康づくり 母子保健課	tel : 0138-32-1533
旭川市	子育て支援部 子育て相談課 母子保健係	tel : 0166-26-2395
青森県	こどもみらい課 家庭支援グループ	tel : 017-734-9303
青森市	保健所健康づくり推進課 健康支援室	tel : 017-743-6111
岩手県	保健福祉部 子ども子育て支援課	tel : 019-629-5459
盛岡市	保健所健康推進課 母子保健担当	tel : 019-603-8303
秋田県	健康推進課 母子・健康増進班	tel : 018-860-1426
秋田市	子ども未来部子ども健康課	tel : 018-883-1172
山形県	子ども家庭課 母子保健担当	tel : 023-630-2260
山形市	保健センター 母子保健第一係	tel : 023-647-2280
宮城県	保健福祉部 子育て支援課 助成支援班	tel : 022-211-2532
仙台市	子供未来局 子育て支援課	tel : 022-214-8189
福島県	こども未来局 子育て支援課	tel : 024-521-7174
郡山市	子ども部 子ども支援課	tel : 024-924-3691
いわき市	子ども家庭課 母子保健係	tel : 0246-27-8597

北海道 ●開設場所／旭川医科大学 医学部附属病院
（電話、面接方式）予約 **0166-68-2568**（火 11:00～16:00）
Q 子ども未来づくり推進室　tel : 011-231-4111（内線25-770）

青森県 ●開設場所／弘前大学医学部付属病院
（面接方式） 予約 各保健所相談窓口　※各保健所窓口は下記 子どもみらい課へ
Q 青森県健康福祉部　こどもみらい課　tel : 017-734-9303

岩手県●開設場所／岩手医科大学付属病院産婦人科外来
（面接方式）　予約 :**019-651-5111**（月－金 9:00～17:00）

秋田県 ●開設場所／秋田大学医学部附属病院
（電話、面接方式）　電話 : **018-884-6234**（水・金12:00～14:00）
面接予約 **018-884-6666**（月－金 9:00～17:00）
Q 秋田県健康福祉部健康推進課　tel :018-860-1426

山形県 ●開設場所／山形大学医学部附属病院
（電話、面接方式） 予約 **023-628-5571**（月・水・金 9:00～12:00）
Q 山形県健康福祉部　児童家庭課　母子保健担当　tel : 023-630-2259

宮城県●開設場所／東北大学病院内
（電話、面接方式）予約 **022-728-5225**（木 15:00～17:00）
Q 保健福祉部子育て支援課 家庭生活支援班　tel : 022-221-2633

福島県●開設場所／各保健福祉事務所
（電話、面接方式）Q 福島県こども未来局 子育て支援課　tel : 024-521-7174

関東地区

群馬県	こども未来部 児童福祉課	tel : 027-226-2606
前橋市	前橋保健センター　こども課	tel : 027-220-5703
高崎市	健康課	tel : 027-381-6113
太田市	健康づくり課（太田市保健センター）	tel : 0276-46-5115
栃木県	こども政策課	tel : 028-623-3064
宇都宮市	子ども部 子ども家庭課 子ども給付グループ	tel : 028-632-2296
栃木市	保険医療課	tel : 0282-21-2153
鹿沼市	保健福祉部 健康課	tel : 0289-63-8311
小山市	こども課	tel : 0285-22-9634
日光市	健康課	tel : 0288-21-2756
茨城県	保健福祉部子ども家庭課 児童育成・母子保健グループ	tel : 029-301-3257
つくば市	健康増進課	tel : 029-836-1111
埼玉県	保健医療部健康長寿課 母子保健担当	tel : 048-830-3561
さいたま市	保健福祉局 保健所 地域保健支援課	tel : 048-840-2218
川越市	保健医療部 総合保健センター 健康づくり支援課	tel : 049-229-4125
越谷市	保健医療部 市民健康課	tel : 048-978-3511
熊谷市	健康づくり課	tel : 048-528-0601
秩父市	福祉部 保健センター	tel : 0494-22-0648
千葉県	児童家庭課 母子保健担当	tel : 043-223-2332
千葉市	健康支援課	tel : 043-238-9925
船橋市	健康部健康増進課	tel : 047-436-2382
柏市	保健所 地域健康づくり課	tel : 04-7167-1256
東京都	少子社会対策部 家庭支援課 母子医療助成係	tel : 03-5320-4375
八王子市	健康部 保健対策課	tel : 042-645-5162
神奈川県	保健医療部健康増進課	tel : 045-210-4786
横浜市	こども青少年局こども家庭課 親子保健係 治療費助成担当	tel : 045-671-3874
川崎市	市民・こども局こども本部 こども家庭課	tel : 044-200-2450
相模原市	保健所 健康企画課	tel : 042-769-8345
横須賀市	こども健康課	tel : 046-824-7141
茅ヶ崎市	保健所 地域保健課 保健指導担当	tel : 0467-38-3314
厚木市	こども家庭課	tel : 046-225-2241
藤沢市	子ども青少年部 こども健康課	tel : 0466-25-1111

群馬県 ●開設場所／不妊専門相談センター
（面接方式） 予約 **027-269-9966**（月－金 9:00～17:00）
Q 群馬県こども未来部 児童福祉課　tel : 027-226-2606

栃木県 ●開設場所／とちぎ男女共同参画センター「パルティ」
（電話、面接、Eメール方式） 予約 **028-665-8099**（火－土、第４日曜日 10:00～12:30、13:30～16:00）　mail:funin.fuiku-soudan@parti.jp
Q 栃木県保健福祉部こども政策課　tel : 028-623-3064

茨城県 ●開設場所／茨城県産科婦人科医会
（面接方式） 予約 **029-241-1130**
Q 茨城県保健福祉部子ども家庭課　tel :029-301-3257

埼玉県 ●開設場所／埼玉医科大学総合医療センター
（面接方式） 予約 **049-228-3410**（月－金 9:00～17:00）
Q 保健医療部健康長寿課　母子保健担当　tel :048-830-3561

千葉県 ●開設場所／松戸健康福祉センター tel:043-361-2138、印旛健康福祉センター　tel :043-483-1134、長生健康福祉センター tel :0475-22-5167、君津健康福祉センター tel :0438-22-3744

東京都 ●開設場所／東京都不妊ホットライン
（電話方式）03-3235-7455(火曜 10:00～16:00)
Q 東京都少子社会対策部 子ども家庭支援課 母子保健係　tel :03-5320-4372

神奈川県 ●開設場所／平塚保健福祉事務所内
（電話、面接方式） 直接 **0463-34-6717**（相談日のみ 9:00～11:30　相談日はご確認ください） 面接予約 **045-210-1111（内4786）**（月－金 8:30～17:00）
Q 神奈川県保健医療部健康増進課　tel :045-210-4786

中部地区

山梨県	福祉保健部 健康増進課	tel : 055-223-1493
甲府市	健康衛生課	tel : 055-237-8950
大月市	福祉保健部 保健課	tel : 0554-23-8038
韮崎市	保健福祉センター	tel : 0551-23-4310
長野県	健康福祉部 保健疾病対策課	tel : 026-235-7141
長野市	健康課	tel : 026-226-9960
松本市	健康福祉部 健康づくり課	tel : 0263-34-3217
須坂市	健康福祉部 健康づくり課	tel : 026-248-1400
岡谷市	健康推進課	tel : 0266-23-4811
中野市	健康づくり課	tel : 0269-22-2111
千曲市	更埴保健センター	tel : 026-273-1111
佐久市	健康づくり推進課	tel : 0267-62-3189
新潟県	福祉保健部 健康対策課 母子保健係	tel : 025-280-5197
新潟市	保健所 健康増進課	tel : 025-226-8157
上越市	健康づくり推進課	tel : 025-526-5111
長岡市	子ども家庭課	tel : 0258-39-2300
富山県	厚生部 健康課	tel : 076-444-3226
富山市	福祉保健部 保健所 健康課	tel : 076-428-1153
小矢部市	小矢部市総合保健福祉センター内 健康福祉課	tel : 0766-67-8606
高岡市	児童育成課	tel : 0766-20-1376
氷見市	氷見市いきいき元気館内 市民部健康課	tel : 0766-74-8062
魚津市	魚津市健康センター	tel : 0765-24-0415
南砺市	健康課	tel : 0763-23-2011
射水市	健康推進課	tel : 0766-82-1954
石川県	健康福祉部 少子化対策監室 子育て支援課	tel : 076-225-1421
金沢市	健康総務課	tel : 076-220-2233
〃	泉野福祉保健センター	tel : 076-242-1131
〃	元町福祉健康センター	tel : 076-251-0200
〃	駅西福祉健康センター	tel : 076-234-5103
輪島市	健康推進課	tel : 0768-23-1136
珠洲市	福祉課 健康増進センター	tel : 0768-82-7742
加賀市	こども課	tel : 0761-72-7856
かほく市	健康福祉課	tel : 076-283-1117
白山市	健康増進課	tel : 076-274-2155
福井県	健康福祉部 子ども家庭課	tel : 0776-20-0341
福井市	福井市保健センター 母子保健係	tel : 0776-28-1256
勝山市	健康長寿課 健康増進グループ	tel : 0779-87-0888
敦賀市	健康管理センター	tel : 0770-25-5311
岐阜県	健康福祉部 保健医療課	tel : 058-272-1111
岐阜市	岐阜市保健所 健康増進課	tel : 058-252-7193
飛騨市	市民福祉部 健康生きがい課	tel : 0577-73-7483

山梨県 ●開設場所／不妊相談センター ルピナス
（電話、面接方式）　予約 **055-223-2210** (水 15:00～19:00)
Ⓠ 山梨県福祉保健部健康増進課　tel : 055-223-1493

長野県 ●開設場所／看護総合センターながの
（電話、面接、Eメール方式）　予約 **0263-35-1012** (火・木 10:00～16:00)
e-mail: funin@nursen.or.jp
Ⓠ 長野県健康福祉部 子ども・家庭課　tel : 026-235-7099

新潟県 ●開設場所／(新潟)新潟大学医歯学総合病院
（電話、面接、Eメール方式）　予約 **025-225-2184** (平日 10:00～16:00)
Ⓠ 新潟県福祉保健部健康対策課　tel : 025-280-5197

富山県 ●開設場所／富山県民共生センター「サンフォルテ」内
（電話、面接方式）
予約 **076-482-3033** (火・木・土 9:00～13:00、水・金14:00～18:00)
Ⓠ 富山県厚生部健康課　tel : 076-444-3222

石川県 ●開設場所／石川県医師会・日赤共同ビル1階
（電話、面接、Eメール方式）　予約 **076-237-1871** (月・水・木・金・土 9:30～12:30、火18:00～21:00)　e-mail: funin@pref.ishikawa.lg.jp
Ⓠ 石川県健康福祉部少子化対策監室 子育て支援課　tel : 076-225-1421

福井県 ●開設場所／福井県看護協会会館、福井大学医学部附属病院、NHO福井病院
（電話、面接方式）
予約 **0776-54-0080** (電話相談：月・水 13:30～15:30
面接：火 15:00～16:00　福井大学医学部附属病院、火 12:00～13:00
NHO福井病院)
Ⓠ 福井県健康福祉部 子ども家庭課　tel : 0776-20-0341

岐阜県 ●開設場所／岐阜県不妊相談センター（電話、面接、Eメール方式）
予約 **058-389-8258** (月・木・金・奇数月第３土曜10:00～12:00、13:00～16:00)　e-mail:c11223a@pref.gifu.lg.jp
Ⓠ 岐阜県健康福祉部保健医療課　tel : 058-272-1111

東海地区

静岡県	健康福祉部こども未来局 こども家庭課	tel : 054-221-3309
静岡市	子ども未来部 子ども家庭課	tel : 054-221-1161
浜松市	健康福祉部 健康増進課	tel : 053-453-6125
富士宮市	保健センター 母子保健係	tel : 0544-22-2727
島田市	健康づくり課 健康指導係	tel : 0547-34-3281
富士市	健康対策課 母子保健担当	tel : 0545-64-8994
沼津市	保健センター 健康づくり課	tel : 055-951-3480
袋井市	浅羽保健センター	tel : 0538-23-9222
〃	袋井保健センター	tel : 0538-42-7275
焼津市	健康増進課	tel : 054-627-4111
掛川市	保健予防課 母子保健係	tel : 0537-23-8111
御殿場市	保健センター 健康推進課	tel : 0550-82-1111
磐田市	子育て支援課	tel : 0538-37-2012
愛知県	健康福祉部児童家庭課 母子保健グループ	tel : 052-954-6283
名古屋市	子ども青少年局 子育て支援課	tel : 052-972-2629
豊橋市	保健所 こども保健課	tel : 0532-39-9153
岡崎市	保健所 健康増進課 母子保健2班	tel : 0564-23-6180
豊田市	子ども部 子ども家庭課	tel : 0565-34-6636
一宮市	中保健センター	tel : 0586-72-1121
〃	西保健センター	tel : 0586-63-4833
〃	北保健センター	tel : 0586-86-1611
春日井市	青少年子ども部 子ども政策課	tel : 0568-85-6170
三重県	健康福祉部 こども家庭局 子育て支援課	tel : 059-224-2248
四日市市	福祉総務課	tel : 059-354-8163
桑名市	子ども家庭課	tel : 0594-24-1172
鈴鹿市	保健福祉部 児童保育課	tel : 0593-82-7661

静岡県 ●開設場所／静岡県総合健康センター
（電話、面接方式）予約 **055-991-2006** (火,金曜 10:00～15:00)
Ⓠ 静岡県健康福祉部こども未来局こども家庭課　tel : 054-221-3309

愛知県 ●開設場所／名古屋大学医学部附属病院
（電話、面接方式）予約 **052-741-7830** (電話：月曜12:30～15:30・水曜10:00～13:00　第1・3土曜10:00～13:00　面接・火曜（医師）16:00～17:00、19:00～19:30　第1・3月曜（カウンセラー）16:00～16:50)
Ⓠ 愛知県健康福祉部児童家庭課　tel : 052-954-6283

三重県 ●開設場所／三重県立看護大学
（電話、面接方式）　予約 **059-211-0041**(火曜 10:00～20:00)
Ⓠ 三重県健康福祉部こども家庭室　tel : 059-224-2248

近畿地区

滋賀県	健康医療課	tel : 077-528-3610
大津市	大津市総合保健センター 母子保健グループ	tel : 077-528-2748
京都府	健康福祉部 こども未来課	tel : 075-414-4581
京都市	健康福祉局 保健衛生推進室 保健医療課	tel : 075-222-3411
府内全域	詳しくは各市町村へお尋ね下さい。	
奈良県	保健予防課 保健対策係	tel : 0742-27-8661
奈良市	健康増進課	tel : 0742-34-5129
和歌山県	健康推進課 母子保健班、各保健所	tel : 073-441-2642
和歌山市	和歌山市保健所 地域保健課	tel : 073-433-2261
大阪府	保健医療部 保健医療室 地域保健課	tel : 06-6944-6698
大阪市	子ども青少年局 子育て支援部	tel : 06-6208-9966
堺市	子ども青少年育成部 子ども育成課	tel : 072-228-7612
豊中市	保健所 健康増進課	tel : 06-6858-2800
高槻市	子ども部 子ども育成室 子ども保健課	tel : 072-661-1108
枚方市	保健予防課	tel : 072-807-7625
東大阪市	保健所 母子保健・感染症課	tel : 072-960-3805
兵庫県	健康福祉部健康局 健康増進課	tel : 078-341-7711
神戸市	こども企画育成部 こども家庭支援課	tel : 078-322-6513
姫路市	保健所 健康課	tel : 0792-89-1641
尼崎市	保健所 健康増進担当	tel : 06-4869-3053
西宮市	健康増進グループ	tel : 0798-26-3667

滋賀県 ●開設場所／滋賀医科大学附属病院
（電話、面接方式） 予約 **077-548-9083**(月ー金 9:00～16:00)
Q 滋賀県健康福祉部健康医療課 tel 077-528-3616

京都府 ●開設場所／妊娠出産・不妊ホットコール
（電話、面接方式）予約 **075-253-6180**(火・金9:45～13:15、14:00～16:00))
Q 京都府健康福祉部こども未来課 tel 075-414-4591
●開設場所／京都府助産師会館
（面接方式） 予約 **075-841-1521** (月-金 10：00～15：00)
Q 京都市保健福祉局保健衛生推進室保健医療課 tel **075-222-3411**

奈良県 ●開設場所／奈良県医師会館内
（電話、面接方式） 予約 **0744-22-0311**(金 13：00～16：00)
Q 奈良県保健予防課保健対策係 tel :0742-27-8661

和歌山県 ●開設場所／こうのとり相談：岩出保健所、湯浅保健所、田辺保健所
（電話、面接方式） 予約 岩出保健所 **0736-61-0049** 湯浅保健所 0737-64-1294
田辺保健所 **0739-22-1200** （月～金 9：00～17：45）
Q 和歌山県福祉保健部健康局健康推進課 tel :073-441-2642

大阪府 ●開設場所／ドーンセンター（大阪府立女性総合センター）
（電話、面接方式）予約 **06-6910-8655**（水（除第５水） 10:00～16:00、第４土
13：00～16：00（除4・8・12月））
Q 大阪府健康医療部保健医療室健康づくり課 tel :06-6944-6698

兵庫県 ●開設場所／男女共同参画センター
（電話、面接方式） 電話 078-360-1388(第1・3・4土曜 10:00～16:00)
面接予約 **078-360-8554** （第2土、第4水曜 14:00～17:00）
Q 兵庫県健康福祉部健康局健康増進課 tel :078-341-7711

中国地区

鳥取県	子育て王国推進室 子育て応援課	tel : 0857-26-7148
鳥取市	中央保健センター 母子保健係	tel : 0857-20-3196
島根県	健康福祉部 健康推進課	tel : 0852-22-6130
岡山県	保健福祉部健康推進課	tel : 086-226-7329
岡山市	保健所健康づくり課 母子歯科保健係	tel : 086-803-1264
倉敷市	健康づくり課 健康管理係	tel : 086-434-9820
呉市	呉市保健所 健康増進課	tel : 0823-25-3540
井原市	健康福祉部 健康医療課	tel : 0866-62-8224
新見市	新見市保健福祉センター 福祉部 健康づくり課	tel : 0866-72-6129
真庭市	健康福祉部 健康推進課	tel : 0867-42-1050
広島県	健康福祉局子育て・少子化対策課	tel : 082-513-3175
広島市	こども家庭支援課	tel : 082-504-2623
福山市	福山市保健所健康推進課	tel : 084-928-3421
山口県	健康福祉部 健康増進課	tel : 083-933-2947
下関市	保健所 成人保健課	tel : 083-231-1446
県内全	詳しくは各健康福祉センターへお尋ね下さい。	

鳥取県 ●開設場所／鳥取県立中央病院
（電話、面接、Eメール方式） 予約 **0857-26-2271**（月ー金 15:00～17:00）祝祭日を除く
Q 子育て支援総室 子育て応援チーム tel :0857-26-7572

島根県 ●開設場所／島根県立中央病院
（電話、面接、Eメール方式） 予約 **0853-21-3584**（月ー金 13:00～16:00）

岡山県 ●開設場所／岡山大学病院内「不妊、不育とこころの相談室」
（電話、面接、E メール方式） 予約 :**086-235-6542**（月・水・金 13:00～17:00）
Q 岡山県保健福祉部健康推進課 tel : 086-226-7329

広島県 ●開設場所／広島県助産師会内
（電話、面接、Eメール、FAX方式）予約 :**082-870-5445**（電話・火・水・金15：00～17：30、木・土 10:00～12:30、EメールはHPをご覧ください。祝日,年末年始除く）
Q 広島県健康福祉局子育て・少子化対策課 tel :082-513-3175

山口県 ●開設場所／総合医療センター
（電話、面接、Eメール方式）予約：**0835-22-8803**（毎日9：30～16：00 祝日,年末年始除く） Q 山口県健康福祉部健康増進課 tel : 083-933-2947

四国地区

香川県	子育て支援課	tel : 087-832-3285
高松市	保健センター	tel : 087-839-2363
三豊市	健康福祉部 子育て支援課	tel : 0875-73-3016
徳島県	保健福祉部 健康増進課	tel : 088-621-2220
愛媛県	健康衛生局 健康増進課	tel : 089-912-2400
松山市	健康づくり推進課	tel : 089-911-1870
四国中央市	保健センター	tel : 0896-28-6054
高知県	健康政策部 健康対策課	tel : 088-823-9659
高知市	母子保健課	tel : 088-855-7795

香川県 ●開設場所／香川県看護協会
（電話、面接、Eメール方式） 予約 :**087-816-1085**（月,水,金 13:30～16:30）
Q 香川県健康福祉部子育て支援課 tel : 087-832-3285

徳島県 ●開設場所／徳島大学病院
（面接方式） 予約 **088-633-7227**（月,木曜 13:30～17:00）
Q 徳島県保健福祉部健康増進課 tel : 088-621-2220

愛媛県 ●開設場所／心と体の健康センター
（電話、面接方式） 予約: **089-927-7117**（水 9:00～16:00）
Q 愛媛県保健福祉部健康増進課 tel : 089-912-2405

高知県 ●開設場所／高知医療センター内『ここから相談室』
（電話、面接方式） 予約：tel： **070-5511-1679** （電話・毎週水曜日、毎月第3土曜日 9:00～12:00、面接・毎月第1水曜日 13:00～16:20） ※祝祭日・年末年始は除く Q 高知県健康政策部健康対策課 tel : 088-823-9659

九州・沖縄地区

福岡県	保健医療介護部 健康増進課	tel : 092-643-3307
北九州市	子ども家庭部 子育て支援課	tel : 093-582-2410
福岡市	こども未来局 子ども発達支援課 各区の保健福祉センター 健康課	tel : 092-711-4178
久留米市	保健所健康推進課	tel : 0942-30-9731
佐賀県	健康福祉部 男女参画・こども局 こども家庭課	tel : 0952-25-7056
長崎県	後藤保健所 地域保健課	tel : 0959-72-1255
長崎市	こども健康課	tel : 095-829-1316
佐世保市	子ども未来部 子ども保健課	tel : 0956-24-1111
大分県	福祉保健部 こども未来課	tel : 097-506-2712
大分市	大分市保健所 健康課	tel : 097-536-2562
臼杵市	生涯現役部 保険健康課	tel : 0972-63-1111
竹田市	健康増進課	tel : 0974-63-4810
別府市	健康づくり推進課	tel : 0977-21-1117
宇佐市	子育て支援課 母子保健係	tel : 0978-32-1111
熊本県	子ども未来課	tel : 096-383-2209
熊本市	健康福祉子ども局 子ども支援課	tel : 096-328-2158
宮崎県	福祉保健部 健康増進課	tel : 0985-44-2621
宮崎市	宮崎市保健所 健康支援課	tel : 0985-29-5286
鹿児島県	保健福祉部 子ども福祉課	tel : 099-286-2775
鹿児島市	母子保健課	tel : 099-216-1485
霧島市	保健福祉部 健康増進課	tel : 0995-45-5111
沖縄県	保健医療部 健康長寿課	tel : 098-866-2209
那覇市	那覇市保健所 地域保健課	tel : 098-853-7962

福岡県 ● 宗像・遠賀保健福祉環境事務所　tel:0940-37-4070 、
嘉穂・鞍手保健福祉環境事務所　tel:0948-29-0277、
北筑後保健福祉環境事務所　tel:0946-22-4211

佐賀県 ●開設場所／佐賀中部保健福祉事務所
（電話、面接方式）予約 **0952-33-2298** (月－金 9:00～17:00)

長崎県 ●開設場所／県内8保健所
（電話、面接方式）予約 各保健所は下記子ども家庭課へ
Q こども政策局こども家庭課母子保健班　tel : 095-895-2445

大分県 ●開設場所／大分大学附属病院内
（電話、面接、Eメール方式）予約 **097-586-6368**（電話：火－土10:00～16:00、面接：金14:00～16:00、e-mail : hopeful@med.oita-u.ac.jp）
Q 大分県福祉保健部こども未来課　tel : 097-506-2712

熊本県 ● 開設場所／熊本県女性相談センター（熊本県福祉総合相談所内）
（電話、面接方式）予約 **096-381-4340**（月－金 9:00～16:00）

宮崎県 ●開設場所／不妊専門相談センター「ウイング」・中央保健所 tel : **0985-28-2668**
・都城保健所 tel:**090-8912-5331**(専用)・延岡保健所 tel:**080-1741-4772** (専用)
（電話、面接、Mail方式）予約 保健所により実施日が異なります。 9:30～15:30
e-mail : wing@pref.miyazaki.lg.jp

鹿児島県 ● 開設場所／一般相談窓口・県内13保健所
専門相談窓口・鹿児島大学病院 tel:099-275-6839
Q 鹿児島県保健福祉部子ども福祉課　母子保健係　tel : **099-286-2775**

沖縄県 ●開設場所／不妊専門相談センター（沖縄県看護協会）
（電話、面接、Eメール方式）予約 **098-888-1176**（月－土 13:30～16:30）
e-mail : woman.h@oki-kango.or.jp
Q 沖縄県保健医療部健康長寿課　tel : 098-866-2209

不妊に悩む方への特定治療支援事業の概要

対象治療法

体外受精、顕微授精（以下特定不妊治療と言う）

助成金対象者

特定不妊治療以外の治療法によっては、妊娠の見込みがないか、または極めて少ないと医師に診断された治療開始時に法律上の婚姻をしている夫婦

給付の内容

平成28年4月1日以降、新制度が全面実施されました。
初めてこの助成を受けた時の治療開始日時点で、
・39歳以下の方：43歳になるまでに通算6回まで
・40～42歳の方：43歳になるまでに通算3回まで
・43歳以上の方：助成はありません　　注：年度内回数制限なし。
助成金額については自治体ごと、また治療ステージにより違いがあります。また、男性不妊治療の助成もありますので、詳しくはお住まいの自治体にお問合せ下さい。

所得制限額

730万円（夫婦合算の所得額）

指定医療施設

事業実施主体において医療機関を指定
（下記URLで各自治体の指定医療機関が確認できます。）
http://www.mhlw.go.jp/bunya/kodomo/iryou-kikan/index.html

事業実施主体

都道府県、指定都市、中核市

助成内容を知って上手く利用していきましょうね！

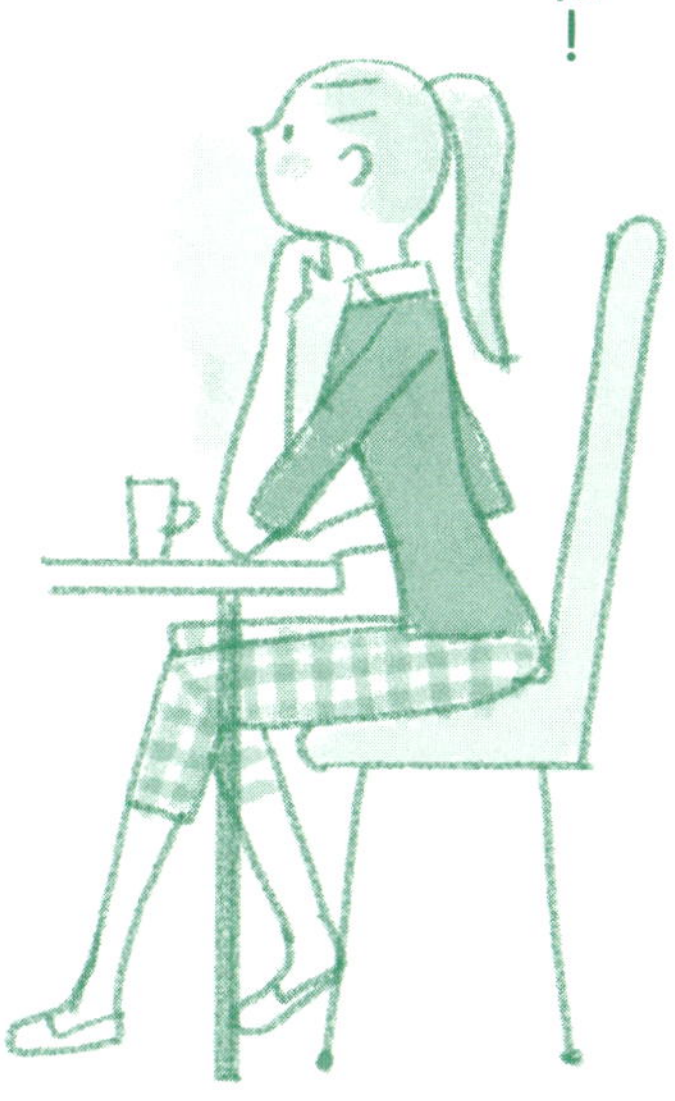

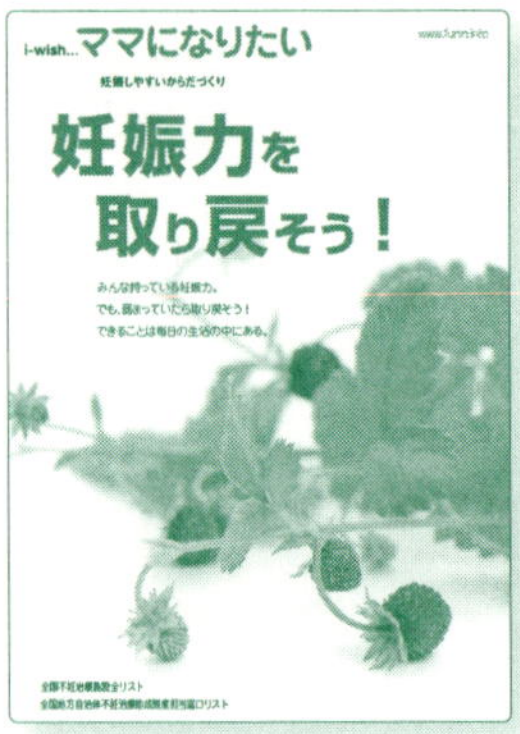

表紙画像：今号の表紙は、ワイルドストロベリーです。花言葉は、幸せな家庭。子宝を呼び込む植物としても愛されています。比較的育てやすいので、南向きの窓際で楽しんでみてはいかがでしょうか。
また、赤は愛情や勇気を連想させる色で、魔除けの意味もあり、あなた自身を守ってくれることでしょう。
「この本を手にとっていただいた方をどうぞ守ってください。そして、子宝を運んでください」と願いを込めています。

i-wish ママになりたい

妊娠力を取り戻そう！

発行日	平成29年 7月 25日発行
発行人	谷高　哲也
構成&編集	不妊治療情報センター・funin.info
発行所	株式会社シオン　電話 03-3397-5877 〒167- 0042　東京都杉並区西荻北2-3-9 グランピア西荻窪 6F
発売所	丸善出版株式会社　電話 03-3512-3256 〒101- 0051　東京都千代田区神田神保町2-17 神田神保町ビル 6F
印刷・製本	シナノ印刷株式会社

ISBN978-4-903598-56-7

i-wish ママになりたい　次回予定

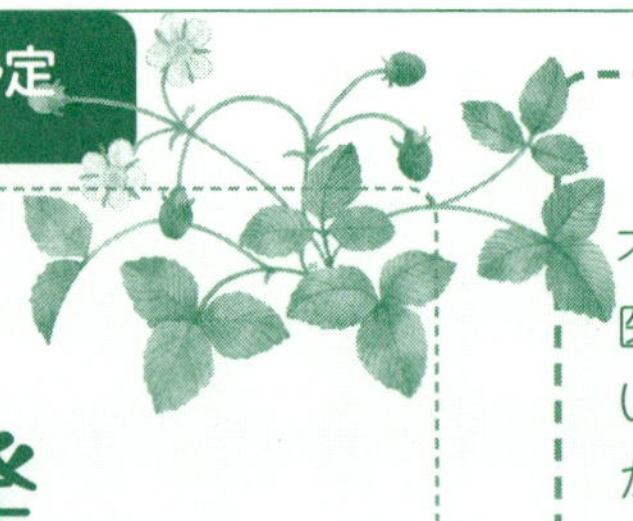

不妊治療と排卵誘発

排卵誘発には、どのような方法があるの？
治療段階にあった排卵誘発方法ってあるの？
私にあった排卵誘発方法は？
調節卵巣刺激法ってなに？
低刺激周期ってなに？

2017年10月上旬 発売予定

不妊治療では、一般不妊治療であっても高度生殖補助医療であっても卵子の質が妊娠への大きな鍵を握っています。そのため、どのような方法で卵子を育てるかが、とても重要です。
例えば一般不妊治療の場合は、多胎予防のために排卵される卵子の数にも注意が必要になってきます。また、高年齢になれば卵巣機能の低下や卵胞数の減少から、より細やかな排卵誘発方法が必要になってくるでしょう。次回では、自分にあった排卵誘発方法をみつけていただくための情報をお届けします。

定期購読のおすすめ

i-wish ママになりたい は、年に4回発行しております。
1年 4冊 ： 4,000円(税込)
お申し込みは、編集部　電話 03-3397-5877（平日9:30〜18:00）または、
i-wishショップ　http://funin.shop-pro.jp/?pid=8921272　からお願いします。